Pharmazeutische Lehr- und Gehilfenbriefe
aus dem 17. und 18. Jahrhundert

PHARMAZIEHISTORISCHE FORSCHUNGEN

Herausgegeben von Peter Dilg

Band 5

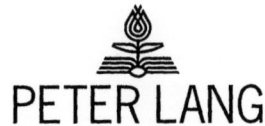

PETER LANG

Frankfurt am Main · Berlin · Bern · Bruxelles · NewYork · Oxford · Wien

Susanne Keller

Pharmazeutische Lehr- und Gehilfenbriefe aus dem 17. und 18. Jahrhundert

Mit einem Geleitwort von Peter Dilg

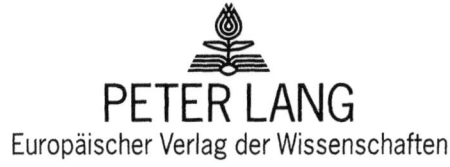

PETER LANG
Europäischer Verlag der Wissenschaften

Bibliografische Information Der Deutschen Bibliothek
Die Deutsche Bibliothek verzeichnet diese Publikation in der
Deutschen Nationalbibliografie; detaillierte bibliografische
Daten sind im Internet über <http://dnb.ddb.de> abrufbar.

Zugl.: Marburg, Univ., Diss., 2003

D 4
ISSN 0946-4158
ISBN 3-631-52043-3

© Peter Lang GmbH
Europäischer Verlag der Wissenschaften
Frankfurt am Main 2004
Alle Rechte vorbehalten.

Das Werk einschließlich aller seiner Teile ist urheberrechtlich
geschützt. Jede Verwertung außerhalb der engen Grenzen des
Urheberrechtsgesetzes ist ohne Zustimmung
des Verlages unzulässig und strafbar. Das gilt insbesondere für
Vervielfältigungen, Übersetzungen, Mikroverfilmungen und die
Einspeicherung und Verarbeitung
in elektronischen Systemen.

www.peterlang.de

Geleitwort

Der Pharmaziestudent von heute hat im Rahmen seiner universitären Ausbildung bekanntlich eine achtwöchige Famulatur und nach dem Hochschulbesuch ein einjähriges Praktikum abzuleisten, was ihm anschließend jeweils in Form einer nüchternen Bescheinigung bestätigt wird. Solange jedoch die Pharmazie noch keine akademische, sondern eine rein handwerklich ausgerichtete Profession gewesen ist, absolvierten die Berufsanfänger ihre Grundausbildung und die darauf folgende Gehilfen- oder Servierzeit unterschiedlicher Dauer ausschließlich in der Apotheke, wobei die damit verbundenen Lehr- und Wanderjahre die ‚Diszipel' und Gesellen gewöhnlich in mehrere Offizinen und bisweilen sogar in das Ausland führten. Über diese praktische Tätigkeit stellte man ihnen dann sogenannte Lehr- und Gehilfenbriefe aus, wie sie sich hauptsächlich aus dem 17. und 18. Jahrhundert erhalten haben: mehr oder minder aufwendig gestaltete Zeugnisse, die in vielfacher Hinsicht eine eingehende Untersuchung lohnen. Dies gilt zum einen für die Dokumente als solche, die nicht nur inhaltlich von Interesse sind, sondern häufig auch und gerade durch ihre künstlerische Ausstattung beeindrucken. Zum anderen vermitteln diese Atteste insgesamt ein instruktives Bild von den jeweils eingeschlagenen Wanderwegen und den ehemals bevorzugten Wanderzielen, anhand derer sich die berufliche Laufbahn der zwar stets namentlich verzeichneten, ansonsten aber meist unbekannten Lehrlinge und Gehilfen zumindest in Einzelfällen näher bestimmen läßt. Nicht zuletzt kann man diesen Zeugnissen mitunter sogar Angaben über die familiäre Herkunft der angehenden Apotheker entnehmen, die um so willkommener sind, als die Quellen zur älteren Sozialgeschichte der Pharmazie nicht eben reichlich fließen. All diese Aspekte sind denn auch Gegenstand der vorliegenden Arbeit, die es sich zum Ziel gesetzt hat, über das bereits von Fritz Ferchl und einigen anderen veröffentlichte Material hinaus weitere derartige Dokumente ausfindig zu machen, diese nach den angesprochenen Gesichtspunkten auszuwerten und so das spezielle Schriftgut der pharmazeutischen Lehr- und Gehilfenbriefe möglichst umfassend zu erschließen.

Marburg 2004   Peter Dilg

Meinen Eltern und Norbert gewidmet

Meinen Eltern und Norbert gewidmet

Inhaltsverzeichnis

1.	Vorbemerkung	11
2.	Allgemeines	13
2.1.	Begriffsbestimmungen	13
2.2.	Zu den gesetzlichen Grundlagen	14
3.	Diplomatische Aspekte	19
3.1.	Zu Form und Inhalt	19
3.2.	Siegel, Gebührenstempel und Wappen	29
3.3.	Schriftformen, Beschreibstoffe und Schreiber	42
4.	Künstlerisch-inhaltliche Gestaltung	57
4.1.	Allgemeines	57
4.2.	Religiös geprägte Motive	58
4.3.	Gestalten der griechischen und römischen Mythologie	69
4.4.	Personifizierte Tugenden	70
4.5.	Gelehrte	72
4.6.	Weitere figürliche Darstellungen	74
4.7.	Tiermotive	76
4.8.	Pflanzenmotive	81
4.9.	Apothekenspezifische Schmuckelemente	90
4.10.	Stadtansichten	94
5.	Regionale Besonderheiten	99
5.1.	Straßburg	99
5.2.	Augsburg	104
5.3.	Berlin	108
5.4.	Nürnberg	112

6.	Auswertungen	119
6.1.	Lehrzeit und Ausbildungsorte	119
6.2.	Gehilfenzeit und Tätigkeitsorte	123
6.3.	Wanderwege	129
6.4.	Wanderungen einzelner Gesellen	134
7.	Vergleichende Betrachtungen	161
7.1.	Ähnliche Gepflogenheiten anderer Berufsgruppen	161
7.2	Die praktische Ausbildung im 19. und 20. Jahrhundert	169
8.	Zusammenfassung	179
9.	Anhang	181
9.1.	Tabelle der Lehr- und Gehilfenbriefe in chronologischer Reihenfolge	181
9.2.	Tabelle der Empfänger in alphabetischer Reihenfolge	242
9.3.	Tabelle der Aussteller in alphabetischer Reihenfolge	248
9.4.	Tabelle der Ausstellungsorte in alphabetischer Reihenfolge	255
10.	Verzeichnisse	261
10.1.	Abbildungsverzeichnis	261
10.2.	Karten- und Diagrammverzeichnis	262
10.3.	Literaturverzeichnis	264
11.	Personenregister	277

1. Vorbemerkung

Bis zur Einführung des Hochschulstudiums für Pharmazeuten seit Beginn des 19. Jahrhunderts zählte die Apothekerkunst zu den rein praktisch ausgerichteten Berufen. Der Lehrling begab sich zu einem Patron in die Offizin, um dort das nötige Wissen zur Ausübung dieser Profession zu erwerben. Am Ende seiner Lehrzeit erhielt der Discipulus von seinem Herrn einen Brief, der ihm die erfolgreiche Beendigung seiner Ausbildung bescheinigte. Den damaligen Gepflogenheiten gemäß, machten sich die meisten frisch gebackenen Gesellen anschließend zu einer mehrjährigen Wanderschaft auf, deren Stationen wiederum durch Schriftstücke belegt wurden.

Gegenstand dieser Arbeit sind die zu diesen Gelegenheiten ausgestellten Lehr- und Gehilfenzeugnisse, die zunächst unter formalen, inhaltlichen und künstlerischen Aspekten behandelt werden. Hierauf wird versucht, aus dem gesammelten Material Schlüsse bezüglich der Ausbildung und der Wanderwege, aber auch der sozialen Verhältnisse, aus denen die Empfänger stammen, zu ziehen; Vergleiche mit anderen Berufen sowie die Betrachtung der Weiterentwicklung des Zeugniswesens runden die Untersuchung ab. Den Abschluß bildet ein Katalog der ausgewerteten Dokumente, der trotz umfangreichen Sammelns keinen Anspruch darauf erheben kann, alle noch existierenden Schriftstücke dieser Art erfaßt zu haben. Da in dieser Auflistung bereits der größte Teil der verwendeten Primärliteratur mit allen notwendigen Angaben enthalten ist, wurde auf ein eigenes Verzeichnis der Quellen verzichtet. Ziel der vorliegenden Arbeit ist zum einen die Zusammenstellung sowie die Interpretation der Lehr- und Gehilfenbriefe, zum anderen der Versuch, anhand dieser Zeugnisse einen Beitrag zur älteren Sozialgeschichte der Pharmazie zu leisten. Die Nachforschungen beschränkten sich dabei im wesentlichen auf die Zeit von 1650 bis 1800; aus dem 16. Jahrhundert sind nämlich nur vereinzelt solche Dokumente überliefert, die folglich keine hinlänglich gültigen Schlußfolgerungen zulassen, während mit der Einführung der universitären Pharmazeuten-Ausbildung die Lehr- und Gehilfenzeugnisse seit dem 19. Jahrhundert ihre Bedeutung verloren und in der bis zum Ende des 18. Jahrhundert bekannten aufwendigen Form nicht mehr ausgestellt wurden.

Zu diesem Thema veröffentlichte Fritz Ferchl 1928 unter dem Titel ‚Apotheker-Lehr- und Gehilfenbriefe aus drei Jahrhunderten' die bislang ausführlichste Arbeit, in der er auf 47 Seiten 100 Schriftstücke aufgelistet und mit beschreibenden Anmerkungen versehen hat. Außerdem gibt es einige Aufsätze verschiedener Autoren, die von dem einen oder anderen Dokument berichten, jedoch auf weitergehende Interpretationen verzichten. Ebenso sind diverse Abbildungen erschienen, wie z.B. im ‚Illustrierten Apotheker-Kalender' oder im ‚Apotheker-Kalender'; dazu enthält der zweibändige Bildkatalog zur Geschichte der Pharmazie von Wolfgang-Hagen Hein und Dirk Arnold Wittop Koning wertvolle Angaben. Ferner erwiesen sich das Reiselexikon von Daniela Mohr und die Arbeit von Sabine Buseck über das Deutsche Apothekenmuseum als sehr nützlich, um pharmaziehistorisch interessierte Sammler und deren Schätze aufzuspüren. Die bei Ferchl und in der übrigen Literatur publizierten Exemplare dienten daher als Basis für die hier vorgenommenen Untersuchungen. Darüberhinaus konnten allerdings zahlreiche weitere, bisher noch unveröffentlichte Originalbriefe in Museen, Archiven und im Privatbesitz ausfindig gemacht werden, die im Rahmen der vorliegenden Arbeit nun erstmals allgemein zugänglich sind.

An dieser Stelle möchte ich Herrn Prof. Dr. Peter Dilg, Marburg, recht herzlich für die Überlassung des Themas und die stets freundliche und konstruktive Unterstützung bei der Anfertigung dieser Arbeit danken. Mein Dank gilt auch Herrn Prof. Dr. Wolfgang-Hagen Hein († 4.April 2003), Bad Soden, der u.a. umfassendes Bildmaterial zur Verfügung stellte, Herrn Prof. Dr. Armin Wankmüller, Tübingen, für zahlreiche nützliche Hinweise sowie den Mitarbeiterinnen und Mitarbeitern der kontaktierten Institutionen und allen privaten Sammlern, die mir ihre Schätze zugänglich gemacht haben. Nicht zuletzt danke ich meinen Eltern und meinem Mann Norbert für vielfältige Unterstützung.

2. Allgemeines

2.1. Begriffsbestimmungen

Die Zeugnisse, die dem Lehrling bzw. dem Gehilfen am Ende seines Aufenthaltes in einer Offizin ausgestellt wurden, nennt man landläufig ‚Lehr-' oder ‚Gehilfenbrief'. Dabei hat die Bezeichnung ‚Brief' ihren Ursprung im lateinischen ‚breve scriptum' mit der Bedeutung ‚kurzes Schreiben'; nachweislich eingedeutscht wurde der Begriff im 9. Jahrhundert als ‚briaf', weiterhin ‚brief', u.a. niederdeutsch auch ‚breef'. Dieses ‚breve scriptum' kam als ‚Breve' (des Papstes) im 15. Jahrhundert zu uns. Die ursprüngliche Ausgangsbedeutung hat sich bis in die Gegenwart in Wendungen wie beispielsweise ‚Brief und Siegel geben' oder aber in Begriffen wie ‚Adels-, Pfand-, Kaufbrief' oder ‚verbrieftes Recht' erhalten.[1] Noch heute wird Meistern ein ‚Meisterbrief' als Bestätigung ihres Könnens, Facharbeitern ein ‚Facharbeiterbrief' ausgehändigt – Schriftstücke, die dem Leser die besonderen Leistungen des Empfängers bezeugen. Betrachtet man allerdings die hier untersuchten Texte der pharmazeutischen Dokumente, so stellt man fest, daß darin der Begriff ‚Brief' nicht vorkommt; es ist vielmehr die Rede von ‚Testimonium', ‚Attest' oder ‚Schriftlicher Schein', was in jedem Falle das Zeugnis über die jeweils beschriebene Leistung des Lehrlings oder Gesellen meint.

Von den im Rahmen dieser Arbeit untersuchten Dokumenten muß man die ‚Apotheker-Dienstbriefe' abgrenzen, die eine Art öffentlich-rechtlichen Vertrag darstellen, in dem sich der Apotheker zur fachgerechten Versorgung der Bevölkerung mit Arzneimitteln verpflichtete; dafür erhielt er von seinem Dienstherrn, meistens einer Stadt, eine monetäre Vergütung oder sonstige Vergünstigungen. Die Dienstbriefe gelten als Vorläufer der allgemeinen Apothekereide und -ordnungen, traten bisweilen aber auch gemeinsam mit diesen auf; dann ergänzten und bekräftigten sie die geltenden gesetzlichen Bestimmungen.[2] Weiterhin muß man die Lehr- und Gehilfenbriefe deutlich von den – vorwiegend in Österreich üblichen – pharmazeutischen Diplomen unterscheiden; diese ähneln zwar in Form und Ausgestaltung den hier bearbeiteten Urkunden, stammen jedoch zumeist aus der Zeit nach 1800 und bescheinigen den erfolgreichen Abschluß des Universitätsstudi-

---

1 Vgl. KLUGE (1999), 135.
2 Vgl. hierzu BARTELS (1983), 1-12.

ums.[1] – Schließlich ist im folgenden immer wieder von ‚Gehilfen' und ‚Gesellen' die Rede. Beide Begriffe wurden synonym verwendet, wie sowohl aus den Zeugnissen selbst als auch aus zeitgenössischen Quellen, etwa Apothekerordnungen, hervorgeht. Ähnlich verhält es sich mit den Termini ‚servieren' und ‚conditionieren' bzw. ‚Servierzeit' und ‚Condition', die jeweils die Tätigkeit in der Apotheke im Anschluß an die Lehrzeit bezeichnen. – Die Lehrlinge, auch ‚Diszipel' oder ‚Discipuli' genannt, haben in der Offizin ihre ‚Disciplin abgeleistet'oder mehrere Jahre ‚discipliniert', was nichts anderes heißt, als daß sie dort ihre Lehrzeit absolvierten.

Die Namen der Empfänger und der Aussteller der Lehr- und Gehilfenbriefe werden in der eingedeutschen Versionen benutzt. Die Originalschreibweise der jeweiligen Urkunde findet sich lediglich bei wörtlichen Zitaten.

2.2. Zu den gesetzlichen Grundlagen

Die Erteilung eines Lehr- bzw. Gehilfenbriefes entsprach zunächst einmal den üblichen Gepflogenheiten: Der Geselle mußte einem neuen Prinzipal nachweisen können, daß er seine Lehrzeit erfolgreich absolviert beziehungsweise bereits in anderen Apotheken gedient hatte. Was lag näher, als eine schriftliche Bescheinigung darüber auszustellen? Daneben gab es aber auch regional unterschiedliche gesetzliche Regelungen, die zum Teil das Vorweisen von Zeugnissen beim Antritt einer neuen Arbeitsstelle als Gehilfe oder bei der Übernahme einer Apotheke verlangten. In einigen wenigen Fällen war gar die Pflicht des Patrons, ein solches Dokument bei Beendigung des Arbeitsverhältnisses auszufertigen, sogar explizit festgelegt. Einige Beispiele mögen diesen Sachverhalt verdeutlichen: Schon die Nürnberger Medizinalordnung von 1592 forderte, daß die Apotheker nur solche Gesellen anstellen durften, „welche gute testimonia uffzuweisen, daß sie bey andern erfahrnen Apotheckern servirt und sich ehrlich und wohl verhalten haben".[2] Die entsprechenden schriftlichen Atteste mußten den zuständigen Herren Doctores

---

1 Eine umfangreiche Sammlung solcher Diplome befindet sich im Provinzialat der Barmherzigen Brüder in Wien. Die dort verwahrten Schriftstücke stammen überwiegend aus Wien und Prag.
2 Zit. nach BARTELS (1966), 195. – Im Nürnberger Apothekereid aus der ersten Hälfte des 17. Jahrhunderts wird eine Vorstellung der anzunehmenden Gesellen innerhalb von 4 bis 6 Wochen vereinbart. Vgl. PHILIPP (1962), 128.

vorgelegt werden. – Ähnlich heißt es in der Medizinalordnung der Stadt Mainz aus dem Jahre 1618:

„10. Ferners sollen sich die Apotecker mit tueglichen und fleissigen Gesellen versehen, welche gute testimonia aufzuweisen, daß sie bey andern erfahrnen Apoteckern serviert und sich wol gehalten haben. Auf solche vorgewiesene Zeugnuss solle der Apotecker seinen Gesellen in Beysein eines aus den verordneten Medicis und einer Ratsperson auf unser Reformirte Apotecken und Taxordnung mit geleister Handgeluebte deroselben unverbruechlich nachzukommen anzunehmen Macht haben."[1]

Damit wurde also ein Nachweis der bisherigen Arbeitsstationen erwartet. Eine Notiz im Stadtratsprotokoll vom 5. April 1664 sagt aus, daß man in Mainz auch in späteren Jahren neben dem Ergebnis der Prüfung durch den Physikus niedergeschrieben hat, ob Lehr- und Gehilfenzeugnisse beigebracht wurden.[2] – Vergleichbares galt in Regensburg. In der Neuen Apothekerordnung von 1642 wurde bestimmt, daß derjenige, der in der Stadt eine Offizin führen wollte, sich zunächst dem Examen durch die Doktores zu unterziehen sowie seine Servier- und Wanderjahre durch Dokumente zu belegen habe.[3] – In München mußte derjenige, der Arbeit suchte, seine Zeugnisse vorlegen und sich zusätzlich einem Examen durch zwei bis drei Ärzte unterziehen – eine Vorschrift, die freilich nicht immer befolgt wurde, so daß Kurfürst Ferdinand Maria 1673 in einem offiziellen Schreiben noch einmal daran erinnerte:

„...daß nemblich die Apothecker keine Gesellen, so erst von den Lehrjahren herkommt, ad medicamentorum praeparationem anstellen, sondern selbige hinfüro, dem vor diesem allhie gewesten Brauch gemeß bei den visitatoribus sich anmelden, ihre Testimonia disciplina und wo sie zuvor gedient und sich aufgehalten haben, allda vorweisen und das Examen ausstehen, ob sie sufficient seien oder nit."[4]

In Augsburg brauchten die Gesellen dagegen zur gleichen Zeit keine weiteren Prüfungen zu bestehen, wenn sie ihre Dokumente dem zuständigen Gremium vorgelegt hatten.[5] – Das königlich-preußische Medizinaledikt von 1725 forderte von allen Apothekern, die sich in Preußen niederlassen wollten, den Nachweis des

---

1 Zit. nach DADDER (1961), 206f.
2 Vgl. DADDER (1961), 156.
3 Vgl. HABRICH (1970), 51f.
4 Zit. nach MÜLLER-FASSBENDER (1969), 126.
5 Vgl. MÜLLER-FASSBENDER (1969), 209.

Lehrbriefes und weiterer Atteste, wonach sie mindestens sieben Servierjahre absolviert haben mußten;[1] durch dieses Gesetz entstanden im übrigen zwei Gruppen von Apothekern: Nämlich die Apotheker erster Klasse, die vor ihrer Prüfung durch das zuständige Provinzialkollegium Vorlesungen am Collegium medicum in Berlin gehört hatten, und die Apotheker zweiter Klasse, die keine derartige akademische Vorbildung besaßen.[2] – Die Medizinalordnung der Herzogtümer Jülich, Kleve und Berg von 1773 schrieb für die Zulassung zur Approbationsprüfung ‚Attesta' vor, aus denen hervorging, daß der Prüfling mindestens sechs lang Jahre als Geselle gedient hatte; zudem wird auch hier eine ‚genaue Untersuchung des Gehilfen in allen Teilen der Apothequerkunst' gefordert.[3]

Wenn also von Rechts wegen schriftliche Zeugnisse gefordert wurden, um eine Anstellung zu bekommen, so kann man daraus indirekt auch eine Pflicht zur Erteilung derartiger Dokumente ableiten, da es andernfalls für den Gehilfen keine Möglichkeit, im Geltungsbereich derartiger Gesetze zu arbeiten. Einige Ordnungen schrieben denn auch ausdrücklich vor, daß dem Lehrling nach Beendigung seiner Lehrzeit ein ‚Testimonium' zu erteilen sei. So besagt beispielsweise die Kurfürstlich-Brandenburgische Medizinalordnung von 1693, daß sich der Discipulus am Ende seiner Lehre dem Stadtphysikus oder dem Collegium Medicum vorstellen müsse, um nach abgelegter Prüfung ein Zeugnis zu erhalten[4]; es ist allerdings in diesem Fall nicht eindeutig zu erkennen, ob damit der vom Apotheker ausgefertigte Lehrbrief oder eine zusätzliche amtliche Bescheinigung gemeint war. In der Hochfürstlichen Münsterischen Medizinalordnung von 1749 heißt es: "[...] wann tauglich einen Gesellen abzugeben [...] das Zeugnus nebst dem principali von den medico mit untergeschrieben ihm ausgefertiget[...]"[5]; dabei fällt als Besonderheit auf, daß neben der Unterschrift des Apothekers auch diejenige des Arztes verlangt wird, da sonst die meisten Dokumente tatsächlich nur den Namen des Lehrherrn tragen. – Die Gräflich-Lippische Medizinalordnung aus dem Jahre 1789 schrieb ebenfalls am Ende der Lehrzeit eine Prüfung durch den Physikus vor, der auf Wunsch eine Bescheinigung darüber auszustellen hatte. Zusätzlich ist aber das Recht auf den Lehrbrief, ausgefertigt durch den Lehrherrn, festgelegt. Außerdem mußten für die Approbation als Apotheker drei beziehungsweise fünf Konditionsjahre nachgewiesen werden, je nachdem ob der betreffende Kandidat eine „Haupt-

---

1 Vgl. Königliches Preußisches Medicinaledict (1725), 25.
2 Vgl. SCHWARZ Teil 2 (1976), 50f.
3 Vgl. INGENDOH (1985), 70.
4 Vgl. STÜRZBECHER (1966), 54.
5 Hochfürstliche Münsterische Medizinalordnung (1749), 13.

oder kleinere Apotheke" übernehmen wollte.[1] Noch die ‚Revidirte Ordnung nach welcher die Apotheker in den königlichen preußischen Landen ihr Kunstgewerbe betreiben sollen' von 1801 bestimmte die Ausstellung eines Dokumentes, die allerdings erst nach Prüfung des Discipulus durch den Physikus erfolgte.[2]

Es gab allerdings im 17. und 18. Jahrhundert auch Regionen, in denen die Vorlage von Attesten nicht gesetzlich verankert war, was jedoch nicht besagt, daß dort in der Praxis keine Lehr- und Gehilfenbriefe erteilt wurden. So heißt es etwa in der Kurfürstlich-Trierischen Arzneiverordnung von 1680, daß ein angehender Apotheker zunächst vom Leib- oder Stadtmedikus geprüft und approbiert werden solle, bevor er anschließend darüber eine Urkunde erhalte; Provisoren, Gesellen und Lehrlinge müßten ihm ebenfalls vorgestellt werden und beweisen, daß sie des Lateinischen mächtig und in der Sprache der ‚terminorum medicorum' erfahren und tüchtig waren.[3] Von beizubringenden schriftlichen Nachweisen früherer beruflicher Tätigkeiten ist in dieser Verordnung jedoch nicht die Rede. – Auch die Hochfürstlich Braunschweigisch-Wolfenbüttelsche Medizinalordnung von 1721 verzichtete auf eine ausdrückliche Forderung von Zeugnissen; neue Gesellen und Lehrlinge sollten lediglich beim Leib- oder Stadtmedikus angemeldet und vom Apotheker zu christlicher, gewissenhafter, treuer und fleißiger Aufgabenerfüllung angehalten werden.[4] – Es bleibt also festzustellen, daß die Pflicht zur Ausfertigung der Lehr- und Gehilfenbriefe zwar nicht in jedem Fall gesetzlich geregelt war, sich diese Dokumente aber für die Praxis als sinnvoll erwiesen, um die Qualifikation des jeweiligen Gesellen zu belegen.

---

1 Vgl. MEYER v. FROREICH (1979), 38 und 41.
2 Vgl. Revidirte Ordnung nach welcher die Apotheker in den königlichen preußischen Landen ihr Kunstgewerbe betreiben sollen (1801), 11.
3 Vgl. SCHMITZ (1960), 171.
4 Vgl. Hochfürstlich Braunschweigisch-Wolfenbüttelsche Medizinalordnung (1721), 11.

3. Diplomatische Aspekte

3.1. Zu Form und Inhalt

Betrachtet man den rein formalen Aufbau der Lehr- und Gehilfenbriefe, so finden sich in der Tat deutliche Parallelen zur Schrifturkunde. Letztere ist definiert als ein „unter Beobachtung bestimmter Formen ausgefertigtes und beglaubigtes Schriftstück über Vorgänge von rechtserheblicher Natur"[1]. Der klassische Aufbau einer Urkunde gliedert sich in folgende schematische Teile:

1. Invocatio: Anrufung Gottes
2. Intitulatio: Angabe des Ausstellers mit Namen und Titel, vielfach verbunden mit einer Devotionsformel, die ausdrückt, daß der Aussteller seine Position der Gnade Gottes verdankt
3. Inscriptio: Angabe der Person(en), an die sich die Urkunde richtet, manchmal verbunden mit einer Grußformel
4. Arenga: allgemeine redensartliche Begründung
5. Promulgatio: Verkündungsformel
6. Narratio: Erzählung der Ereignisse, die der Ausstellung der Urkunde vorangegangen sind
7. Dispositio: Ausdruck der Willenserklärung und materieller Inhalt der Rechtshandlung
8. Sanctio: Strafandrohung
9. Corroboratio: Angabe der Beglaubigungsmittel der Urkunde
10. Subscriptiones: Unterschriften der Zeugen, des Ausstellers, des Schreibers
11. Datum

Invocatio, Intitulatio und Inscriptio werden unter dem Begriff ‚Protokoll', dagegen Subscriptiones und Datum unter der Bezeichnung ‚Eschatokoll' zusammengefaßt. In der Diplomatik unterscheidet man zwei große Gruppen von Urkunden: zum einen das ‚Diplom', das als besonders feierliche Willensbekundung eines Inhabers öffentlicher Gewalt[2] betrachtet wird und in der Regel den oben angeführten For-

---

1 BRANDT (1992), 82.
2 Damit sind in erster Linie päpstliche, kaiserliche oder königliche Aussteller gemeint.

melapparat komplett beinhaltet; zum anderen das ‚Mandat', eine schlichte Geschäftsurkunde, für die meist die Briefform gewählt wurde – daher alternativ die Bezeichnung ‚litera'– und die rechtliche Regelungen von einmaligen, vorübergehenden ‚Alltagsgeschäften' beinhaltet. Meistens sind sie von Personen ausgefertigt, die keine öffentliche Gewalt repräsentieren. In diesem Zusammenhang trennt man sich häufig von Teilen des Urkundenschemas, so daß nur Intitulatio, Inscriptio, Dispositio, Corroboratio und Datum als formale Bestandteile übrigbleiben.[1] – Die beschriebene Form charakterisiert viele Dokumente des 17. und 18. Jahrhunderts. Als Beispiele seien ein Führungszeugnis von 1710 (Abb.1) und ein Totenschein aus dem Jahre 1795 (Abb.2) wiedergegeben.

Abb. 1: Führungszeugnis für Apotheker Christian Müller. Mark-Breidt, 8. August 1710

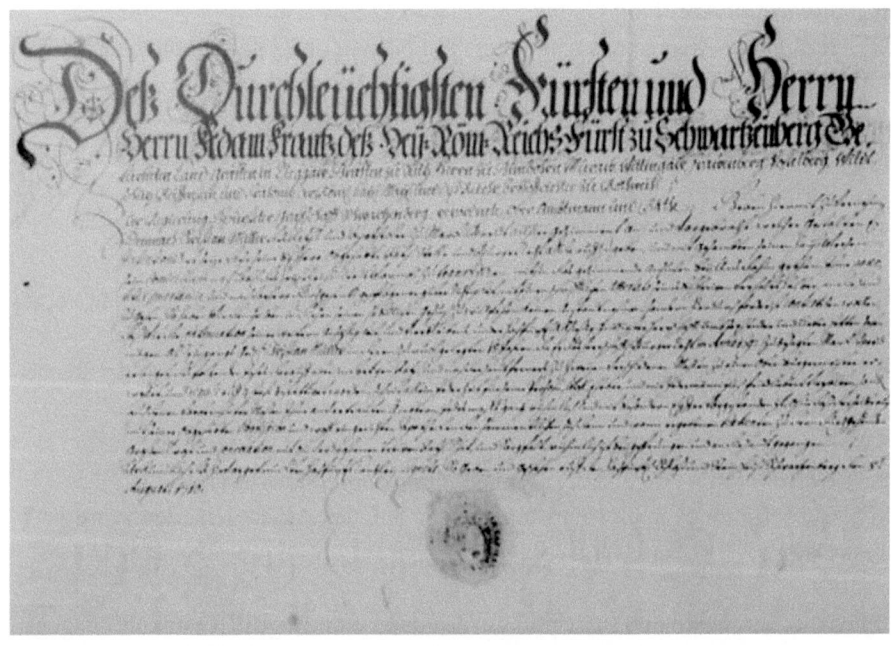

Der Apotheker Christian Müller erhielt bei seinem Umzug von Mark-Breidt nach Worms eine Urkunde[2], der zu entnehmen ist, daß er sich während seiner 18jährigen Bürgerschaft redlich verhalten und alle ihm angetragenen Aufgaben wohl ausge-

---

1 Vgl. BRANDT (1992), 90-92.
2 Original im Stadtarchiv Worms, M25482.

führt hat. Die ‚Intitulatio' benennt den Aussteller, hier den Oberen Amtmann und die Räte der Grafschaft Schwarzenberg; diese "geben zu vernehmen" (Promulgatio), daß Christian Müller, Apotheker zu Mark-Breidt, seinen Wohnsitz wechseln möchte und daher um eine ‚attestatio' seines Wohlverhaltens bittet (Narratio). Deshalb wird ihm dieses Dokument ausgestellt, demgemäß Müller ehrbar und friedliebend gelebt hat (Dispositio), zur Beglaubigung das hochfürstliche Siegel aufgedrückt (Corroboratio) sowie die Datierung angefügt. Die Unterschrift fehlt.

Abb. 2: Totenschein. Wien, 14. Februar 1795

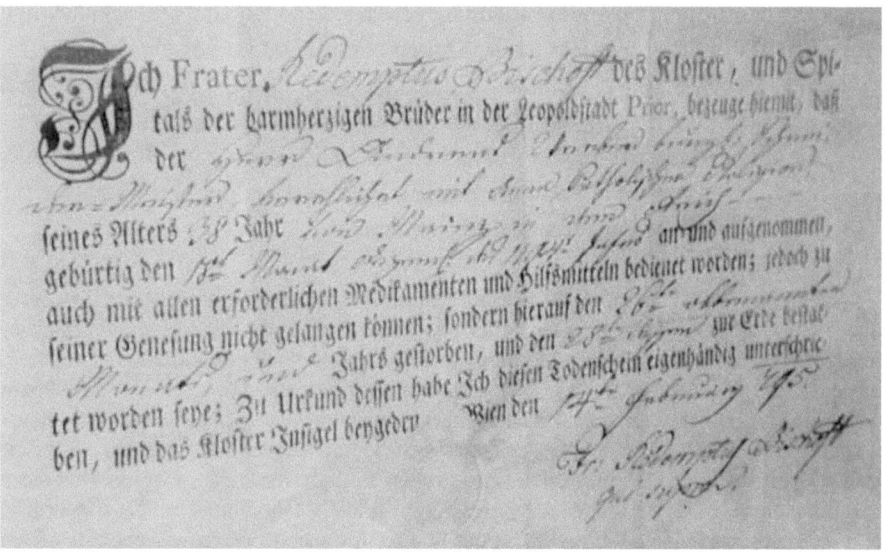

Der Totenschein ist ähnlich, wenn auch knapper, aufgebaut. Bei dem abgebildeten Exemplar handelt es sich um einen Vordruck, in den an den freigelassenenen Stellen die jeweiligen persönlichen Daten handschriftlich eingetragen wurden. Der Text lautet:

„Ich Frater Redemptus Bischoff des Kloster[s], und Spitals der barmherzigen Brüder in der Leopoldstadt Prior, bezeuge hie[r]mit, daß der Herr Andreas Reeber bürger[licher] Schneidermeister vereh[e]licht mit Anna katholischer Religion seines Alters 38 Jahr[e] von Mainz in dem Reich gebürtig den 18. Monat[stag] Dezemb[er] des 1794ten Jahres an- und aufgenommen, auch mit allen erforderlichen Medikamenten und Hilfsmitteln bedienet worden; jedoch zu seiner Genesung nicht gelangen können; sondern hierauf den 26ten obbenannten

21

Monats und Jahrs gestorben, und den 28.ten zur Erde bestattet worden seye; Zu Urkund dessen habe Ich diesen Todenschein eigenhändig unterschrieben, und das Kloster Insigel beygedru[ckt]Wien den 4. February 1795. Frater Redemptus Bischoff qui supra".[1]

Nach der Nennung des Ausstellers „Frater Redemptus Bischoff" (Intitulatio) erhält der Leser Angaben zu der Person, die verstorben ist: ein katholischer Schneidermeister namens Andreas Reeber. Ferner wird mitgeteilt, daß man nach seiner Einlieferung alles Menschenmögliche getan habe, um ihn zu retten, jedoch vergebens (Narratio); er sei gestorben und zwei Tage später beigesetzt worden (Dispositio). Diese Urkunde wurde also zur Bescheinigung dieses Sachverhaltes ausgestellt. Als Beglaubigungsmittel (Corroboratio) dienen das Klostersiegel und die eigenhändige Unterschrift des Priors; zudem ist das Dokument mit Datum versehen.

Um den schematischen Aufbau und die Formulierungen der pharmazeutischen Lehr- und Gehilfenbriefe aus dem 17. und 18. Jahrhundert zu verstehen und Parallelen zur allgemeinen Urkundenform zu belegen, sollen nun einige für die jeweilige Zeit typische Beispiele erläutert werden. Zunächst sei der Gehilfenbrief für Wilhelm Schwarz aus dem Jahr 1615 besprochen:

„ Wir bürgermeister undt rath der stadt Schweinfurt bekennen hiemitt, das unss fürweyser dies, Guilhelmus Schwartz von Osnabrück apoteckergesell uf die dreyviertel jahr in unserer apothecken für ein provisorn gedienet undt bis auf endts bemeldt datum an solchem seinen dienst verharret. Wann wir aber berürte unsere apotecken in andere wege besteldt undt versehen, undt dahero seiner dienst lenger nicht behuff, er auch seine wolfarts anderwerts zu suchen undt ein mehrers zu erfahren vorhabens, als haben wir ine seiner uns geleisten pflicht undt aidt, damit er uns bishero zugethan undt verwandt gewesen hinwieder allerdings erledigt, undt ime darüber diesen schriftlichen schein under endts angedrucktem unserm secret insiegel ertheilt. Darauf er also mit unserm guten wissen undt willen abgeschieden. So geschehen undt geben den ersten monatstag Septembris nach Christi unsers lieben herrn und seeligmachers gepurth im sechzehenhundert undt fünfzehenden jahr."[2]

Zu Beginn nennt sich der Aussteller selbst, nämlich "Wir, bürgermeister und rath der stadt Schweinfurt". Dem Namen des Empfängers, Wilhelm Schwarz, wird zur näheren Identifizierung der Geburtsort Osnabrück angefügt, während man das Geburtsdatum sowie Angaben zu Aussehen und Alter nicht findet. Das Zeugnis bestätigt, daß besagter Mann ein dreiviertel Jahr lang bis zum Ausstellungstag als Provi-

---

1 Original im Provinzialat der Barmherzigen Brüder, Wien. Dort ist es im hausinternen Museum als Ausstellungsstück zu sehen.
2 Gehilfenbrief für Wilhelm Schwarz, Schweinfurt 1615. Vgl. Nr. 7 in Tabelle 9.1.

sor gearbeitet hat. Da man die betreffende Apotheke anderweitig besetzte und seiner Dienste nicht mehr bedurfte, wurde er entlassen, zumal er seine Kenntnisse an anderem Ort zu vertiefen wünschte. Als Nachweis für die geleistete Arbeit und nicht zuletzt als Bezeugung seines ehrenhaften Ausscheidens erhielt er diesen Schein. Die Beglaubigungsformel am Schluß enthält eine genaue Datierung, wohingegen das ehemals angehängte Siegel verlorengegangen ist.

Während die Formulierungen dieses ersten Beispiels schlicht und schnörkellos sind, beschreibt der Apotheker im folgenden Zeugnis weit ausführlicher die Fähigkeiten und Verdienste seines Gesellen:

„Ich, Johann Conrad Foelen deß Raths undt Churfürstlicher Mäintzischer Hoff:Apotecker zu Mäintz Urkunde und Bekenne hiermit gegen Jedermänniglichen, Demnach Fürweißer dießes Der Ehrngeachte und Kunsterfahrne Johann Anthonius Krafft in der Freyen Reichs-Statt Ravensburg gebürtig in meiner Apotecken Sechs Monath lang für einen Gesellen gedienet, daß Er in solcher Zeit in denen Ihme in bemelter meiner Apoteck committirten laboribus und Verrichtungen getrew und fleißig, Wie einem Uffrichtigen und Ehrliebenden Apotecker Gesellen wohl anstehet, sich verhalten, alßo Daß nicht allein die Herrn Medicinae Doctores und Visitatores alhier, sondern auch Ich darob ein gutes Vergnügen gehabt; Demnach aber Derßelbe sich in der Apotecker Kunst weiter zu Üben und zu perfectioniren an andere orth zu erheben Vorhabens ist, und mich nicht allein umb erlaßung seines Diensts, sondern auch beglaubte Attestation seines WohllVerhaltens gezimmendt erßucht und gebetten; So habe Ihme der gebühr nach Wohlmeinendt gratificiren wollen; Wan dan nun Eingangs gedachter Johann Anthonius Krafft, Apotecker Gesell, die bemelte Zeit über seine bey der Apotecken Ihme ahnvertrauete Verrichtungen wohl expedirt, und in Ubrigene seinem Wandell sich ehrlichen Verhallten; Solchem nach bezeuge ich nicht allein seine Trewe und Fleiß, Sondern eß gelanget auch an Alle und Jede Standts gebühr nach Mein fleißig und dienstlich Bitten, Sie wollen mehrerwehnten Johann Anthonius Krafft seines guten und ehrlichen Verhalltens und Wandells halben Zu fernerer Beförderung Ihnen bestens recommendirt sein laßen, Welches derßelbe neben mir der gebühr nach Zu erwiedern Jederzeit geflissen sein und bleiben würdt; Deßen zu kräfftiger zeugnus habe Ich solchen seinen Abschiedt und Testimonium äigenhändig unterschrieben, und mit meinem gewöhnlichen Pittschafft bekräfftiget. So geben und geschehen in der Churfürstlichen Haubt- und residentz Statt Maintz, den zwölften Monathstag Octobris im Jahr nach Jeßu Christi Unßers erlößers und Seligmachers Gnadenreichen Geburth, eintausent sechshundert Achtzig und fünff."[1]

In diesem – hier in der originalen Schreibweise wiedergegeben – Zeugnis für Johann Antonius Krafft aus dem Jahr 1685 werden allein eineinhalb Zeilen benötigt, um den Mainzer Apotheker Johann Conrad Foelen vorzustellen. Die Formulierung „Bekenne hiermit gegen Jedermänniglichen" unterstreicht den öffentlichen

---

1 Gehilfenbrief für Johann Antonius Krafft, Mainz 1685. Vgl. Nr. 35 in Tabelle 9.1.

Charakter dieses Zeugnisses. Darauf folgt die Beschreibung des Gehilfen Krafft aus Ravensburg, wobei die Bezeichnung als ‚kunsterfahren' in Schriftstücken dieser Art den Gehilfen vorbehalten war, während Lehrlinge nur als ‚kunstliebend' galten. Da er sich "getrew und fleißig, Wie einem Uffrichtigen und Ehrliebenden Apotecker Gesellen wohl anstehet" verhalten habe, fällt die Beurteilung seiner Arbeit positiv aus. Im weiteren Verlauf teilt Foelen den Entlassungsgrund mit, denn Krafft wollte auf eigenen Wunsch an anderen Stationen sein Können vervollkommnen. Noch einmal werden dessen Treue, Fleiß und gebührender Lebenswandel hervorgehoben und Krafft dem zukünftigen Dienstherrn wärmstens empfohlen. Der Text schließt mit der Corroboratio und einer ausführlichen Datierung.

Bei dem nächsten Beispiel handelt es sich um den Lehrbrief für Caspar Justus Griepenkerl aus dem Jahr 1744:

„Ich Bodo Christoph Sander Bürger und Apotecker der fürstl[ichen]Residens und Festung Wolffenbüttel thue kraft dieses kund und zu wissen, daß der Ehrbare und kunst-liebende Caspar Justus Griepenkerl, gebürtig auß Paine im Hoch-Stifft Hildesheim in meiner Apotecke sechs Jahr, nach einander, deß vom Oster-Vest 1738 biß Oster-Vest 1744, vor einen Lehr-discipal gedienet und sich wehrender Lehr-Jahre so verhalten wie es einen ehrliebenden discipal wohl anstehet und gebühren wollen, daß ich darob ein gutes Vergnügen gehabt. auch dahero es seine Gelegenheit zu lassen wollen Ihm gerne noch länger in meinen Diensten behalten. die weil er sich aber vorgenommen, auch andere Apotecken an frembden Orthen zu besuchen und mehr Experiens seiner Kunst zu erlangen, deß habe ihm der Billigkeit nach hierin nicht abhalten, sondern vielmehr hiezu beförderlich sein wollen. Belanget derowegen an alle Herrn Apotecker, auch sämbtliche dieser unserer Kunst Liebhabern sind anverwandten, mein dienst-fleißiges ersuchen, Sie wollen ihm, Zeiger dieses Caspar Justus Griepenkerl, sich aufs beste laßen recommendiret sein, und in allen was zu beforderung seiner Kunst und persohn geschehen mag, dieses meine recommendation, so er sich bey mir würdig gemacht beyhülflich sein,welches er von nicht allein gegen diejenigen, so ihm selber in ihre Apotecken aufnehmen, mit getreuen und fleißigen diensten, sondern auch allen seinen Wohlthätern mit schuldiger Dankbarkeit zu verdienen, sich wird angelegen sein lassen. deßen ich mich auch erbiethe, nach eines jeden gebühr mit gleicher Willfährigkeit und dienste zu erstatten. Zu urkund deßen habe ich dieses mit eigener Hand unterschrieben und mit meinem gewöhnlichen Pettschaft bekräfftiget. So geschehen in der fürstlichen Residentz-Stadt Wolffenbüttel im Jahr Christi Eintausend siebenhundert vierzig und vier. auff Oster-Vest. Bodo Christoph Sander m[anu]p[ro]p[ria]."[1]

---

1 Lehrbrief für Caspar Justus Griepenkerl, Wolfenbüttel 1744. Vgl. Nr. 134 in Tabelle 9.1.

Auch hier beschreibt sich der Aussteller, Bodo Christoph Sander, zunächst selbst, bevor er seinem als kunstliebend und ehrbar bezeichneten Lehrling, Caspar Justus Griepenkerl, die Ausbildung von Ostern 1738 bis Ostern 1744 bestätigt. Mit aus den vorherigen Dokumenten schon bekannten Worten lobt ersterer die Fähigkeiten seines Lehrlings und empfiehlt ihn als treuen und fleißigen Mitarbeiter. Wieder gilt als Grund des Abschieds das Verlangen nach weiterer Perfektionierung. Die Datierung nennt hier das Osterfest 1744, das im betreffenden Jahr am 5. April gefeiert wurde[1].

Zu Ende des 18. Jahrhunderts findet man vereinzelt Lehr- und Gehilfenbriefe für Apotheker, die sich nicht mehr streng an die bis dahin beachteten Vorgaben halten, sondern kleine Änderungen in der Reihenfolge der formalen Bestandteile aufweisen: Der Aussteller nennt sich lediglich per Unterschrift am Ende, wohingegen der Empfänger gleich zu Anfang namentlich angesprochen wird. Die Wortwahl in der Beurteilung bleibt aber weiterhin ähnlich der bisher bekannten, nur erscheint sie etwas präziser und knapper. Die Datierung erfolgt mit Angabe von Tag, Monat und Jahr, ohne auf einen Festtag Bezug zu nehmen oder Christi Geburt ausdrücklich zu erwähnen. Die zeitlichen Übergänge vom streng schematischen zum formlosen Stil sind fließend und auch regional unterschiedlich ausgeprägt. Anhand des Lehrbriefes für Christian Plaz aus dem Jahr 1786 läßt sich das Ergebnis dieser Entwicklung darstellen:

„Vorzeiger Dieses Herr Christian Plaz des Ehrengeachteten Herrn Christoph Plaz des innern Stadt Raths Mitglied in Wertheim, zweiter Sohn, hat in der hiesigen Buchischen Hof-Apothecke bey mir vier Jahr lang disziplinirt und sich in solcher Zeit getreu und fleißig bezeiget, daß ich, seiner Verrichtungen halber, wohl zufrieden bin; nachdem Er aber zur Fortsetzung seiner erlernten kunst anderwärts zu begeben sich entschied. So habe Ihm, seines Wohlverhaltens wegen, dieses testimonium ertheilet. Es gelanget demnach an alle, so dieser löblichen kunst zugethan, mein respective dienstfreundliches Bitten, sie wollen diesem allem völligen Glauben beymeßen und oberwähnten Herrn Christian Plaz seines Wohlverhaltens wegen alle Beförderung erzeigen und wiederfahren lassen. Er wird solches nicht nur mit allem Dank erkennen, sondern auch ich will es mir nach Möglichkeit anwiederum zu verschulden stets angelegen seyn lassen.Zur Urkund deßen habe ich dieses Zeugnis eigenhändig unterschrieben, und mit meinem gewöhnlichen Pettschaft besiegelt. So geschehen Wertheim, den 24.ten März Anno 1796. Fockelmann Provisor."[2]

Christian Plaz – gleich zu Beginn der Urkunde genannt – absolvierte also vier Lehrjahre in der Buchischen Hofapotheke in Wertheim. Provisor Fockelmann lobt

---

1 Vgl. LIETZMANN (1984), 68.
2 Lehrbrief für Christian Plaz, Wertheim 1796. Vgl. Nr. 279 in Tabelle.9.1

ihn als einen getreuen und fleißigen Diszipel und übergibt ihm daher dieses Dokument, das ihn seinen zukünftigen Patronen wärmstens ans Herz legt und dabei auf überflüssige Aussagen verzichtet.

Analog zu den bisher behandelten deutschsprachigen Dokumenten verhält es sich mit den lateinischen, die – zahlenmäßig deutlich weniger vertreten – inhaltlich vergleichbar sind. Als Beispiele seien hier zwei Texte wiedergegeben, davon als erstes der Gehilfenbrief für Friedrich Wilhelm Gottfried aus dem Jahr 1673.

„Ego Johannes Wolffgang Gebhard pharmacopaeus rei publicae ulmensis juratus ac singulis cujuscunque conditionis[!] fuerint, praesertim artis pharmaceuticae addictis notum facio, et hac mea manu propria attestor, praesentem humanissimum virum juvenem D[omi]n[um] Fridericum Wilhelmum Gotfridt Osnabruga Westphalum, per Annum officinae meae pharmaceuticae inservisse, et se ut decet semper fidelem nec minus sedulum et diligentem praestitisse, ita ut ob suam diligentiam et probitatem, nihil quod conqueri possim, habeam dexteritatemque suam in praeparandis medicamentis inque medicamentorum compositione artificiali ita comprobasse ut eundem dignum iudicaverim, qui ob summam sedulitatem atque diligentiam et fidelem praestitam operam, ac commendabilem probitatem hisce aliis commendaretur, inprimis [!] jam discedentem et alio majoris experientiae consequendae gratia migrantem, virtus enim honestaque vita praemio et encomio suo digna cum sit, iis immerito ejusdem recommendatio denegatur, qui bene peractis vocationis et officii sui, laboribus eandem promeruerunt, imo[!] Socrate ita judicante Thus Diis, et Laus bonis tribuenda videtur. Quapropter hoc fidelitatis testimonium ipsi denegare nec debui nec volui. Omnis itaque ac singulos quorum ope et subsidio opus hic noster praesens habere videbitur, praesertim laudatissimae artis pharmaceuticae patronos rogatos volo, praenominatum d[omi]n[um] Fridericum Wilhelmum Gottfridt[!], de meliori nota sibi commendatum habere, pro viribus promovere omniaque benevolentiae officia exhibere dignentur. Ego vicissim ut par est in aliis promovendis me quoque facilem praestabo, et pro virium modulo lubens mihi etiam commendatos promovebo. harum infidem hasce literas commendatitias[!] et testimoniales propria mea manu subscribere sigilloque meo consueto munire volui, quae datae sunt Ulmae Suevorum[!] Anno reparatae salutis humanae supra millesimum[!] sexcentesimum[!] septuagesimo tertio calendarum Octobris. Johannes Wollfgang[!] Gebhardt[!] Pharmacopoeus m[anu]p[ro]p[ria]. Pro maiori verificatione attestor Ego Henricus Berchfeldt Medicinae et Chirurgie doctor et physicus juratus. Ulm m[anu] p[ro]p[ria]"[1]

Der Ulmer Apotheker Johannes Wolfgang Gebhard bescheinigt darin dem jungen Friedrich Wilhelm Gottfried aus Osnabrück, daß dieser sich während seines einjährigen Aufenthaltes in der Offizin gut betragen und beste Arbeit geleistet habe. Seine Geschicklichkeit bei der Zubereitung der Medikamente sowie der große Fleiß, die Rechtschaffenheit und Sorgfalt in all seinen Handlungen seien es wert, mit ei-

---

1 Lehrbrief für Friedrich Wilhelm Gottfried, Ulm 1673. Vgl. Nr. 28 in Tabelle 9.1.

nem Zeugnis belohnt zu werden. Ein Zitat des Sokrates, wonach den Göttern Weihrauch, den Tüchtigen Lob zuteil werden solle, unterstreicht die getroffenen positiven Aussagen. Empfehlungen an den nächsten Arbeitgeber schließen sich an, bevor Corroboratio, Datum und Subscriptio das Schriftstück beenden.

Etwas kürzer gehalten ist das Dokument für Franz Andreas Vischer aus dem Jahr 1749, für das ebenfalls die lateinische Sprache gewählt wurde:

„Celsissimi et reverendissimi domini domini Leopoldi episcopi et S[acri] R[omani] I[mperii] principis Brixinensis ex comitibus a Spavr etc. etc. Ego Christophorus Michael Zoller Pharmacopaeus Aulicus tenore praesentium attestor et fidem facio, honestum ac ingenuum Juvenem Franciscum Andream Vischer Collmanensem Tyrolensem in officina mea per quattuor annos et medium sub disciplinis meis hac arte pharmaceutica omni cum laude versatum fuisse, simulque indefessam industriam, ac solertiam et vigilantiam tam in laboribus chymicis quam galenicis debitam ac requisitam laudabilem satisfactionem exhibuisse; mores vero quod attinet ad omnem pietatem ac honestatem eundem composuisse. Cum vero alio se conferre suamque fortunam prosequi statuerit omnes ac singulos, ad quos pervenerit[!] imprimis vero eximiae artis huius cultores debito cum respectu enixe rogatos volui quatenus praefatum juvenem Franciscum Andream Vischer harum[!] intuitu sibi commendatos habere non dedignentur quod vicissim specialis officii studium data quavis occasione compensare pro viribus studebo. In quorum fidem Testimoniales istas propria manu subscripsi conductoque sigillo corroboravi. Dabam in Residentia Episcopali Brixinae die sexta mensis Februarii. Anno millesimo septingentesimo quadragesimo Nono. Christophorus Michael Zoller. Pharmacop[aeus] Aulic[us] m[anu]p[ro]p[ria]."[1]

Christoph Michael Zoller, Hof-Apotheker in Brixen, bildete demnach den Tiroler Franz Andreas Vischer viereinhalb Jahre in seiner Offizin aus. Während dieser Zeit erwies sich sein Diszipel als fleißig und sorgfältig bei der Bewältigung der ihm aufgetragenen Arbeiten sowie als fromm und ehrbar, was – wie in den vorangegangenen Beispielen – auch hier ausdrücklich hervorgehoben wird. Am 6. Februar 1749 erteilte ihm Zoller dieses Zeugnis, damit er an anderem Ort sein Glück versuchen könne.

Vergleicht man die hier angeführten Beispiele – stellvertretend für alle bekannten derartigen Dokumente – zunächst bezüglich ihrer Formulierungen und des schematischen Aufbaus, so fällt auf, daß sie sich sehr ähneln. Mit Ausnahme der Schriftstücke, die vom Ende des 18. Jahrhundert stammen, besitzen die meisten eine Intitulatio, in der sich der ausstellende Apotheker namentlich nennt. Darauf

---

1 Lehrbrief für Franz Andreas Vischer, Brixen 1749. Vgl. Nr. 143 in Tabelle 9.1.

folgt die Promulgatio; in den oben angeführten Beispielen fallen darunter Wendungen wie ‚bekenne hiermit' oder ‚tue kraft dessen kund und zu wissen'. Die Dispositio bezeichnet die Fakten, welche die Urkunde bescheinigen soll, nämlich den Zeitraum, in dem sich der Betreffende in der Apotheke aufgehalten hat, und den jeweiligen Status als Lehrling oder als Geselle. Ferner beinhaltet sie den Grund der Entlassung des Empfängers sowie Empfehlungen, die der Apotheker dem Scheidenden mit auf den Weg gab. Geschlossen wird der Text mit der Corroboratio, also der Beglaubigung durch Datum, Siegel und Unterschrift. Da also die pharmazeutischen Lehr- und Gehilfenbriefe – formal gesehen – zahlreiche Parallelen zu den Urkunden aufweisen, liegt der Schluß nahe, daß es sich bei diesen Schriftstücken tatsächlich um solche handelt und zwar um ‚Literae', weil sie von Personen ausgefertigt sind, die keine öffentliche Gewalt repräsentieren; zudem werden darin ‚rechtserhebliche Vorgänge' erfaßt, da die Bescheinigung der Lehr- bzw. der Gehilfenzeit für die angehenden Apotheker berufsnotwendig und mancherorts sogar gesetzlich vorgeschrieben[1] war. Die Eingruppierung in diese Art des Schrifttums, bei dem bestimmte formale Kriterien eingehalten werden müssen und das somit wenig Spielraum für individuelle Wortwahl läßt, erklärt denn auch die Gleichförmigkeit der hier untersuchten Dokumente. Die stets ähnlichlautenden Formulierungen, die zur Beschreibung der Qualitäten der Gesellen und Lehrlinge verwendet wurden, zeigen daher eine gewisse Tradition bei der Ausstellung dieser Briefe und verweisen zudem auf die Beachtung von Vorschriften, wie sie bereits seit dem späten Mittelalter in Apothekerordnungen und -eiden festgelegt worden sind, lassen aber auch zugleich Zweifel an der Glaubwürdigkeit solcher Beurteilungen aufkommen. Deshalb hat Wilhelm Meissner 1826 nicht von ungefähr Mißstände im Umgang mit diesen Zeugnissen angeprangert. Zwar war er von der Idee der schriftlich fixierten Referenzen zur Einschätzung eines neuen Gehilfen sehr wohl überzeugt, doch lehrte ihn die Erfahrung, daß viele mit guten Empfehlungen ausgestattete Mitarbeiter sich im nachhinein als unfähig erwiesen. Als Grund für diese Fehlentwicklung führte Meissner u. a. den guten Willen an, jemandem wegen kleiner Unzulänglichkeiten nicht jegliche weitere berufliche Tätigkeit zu verbauen. Er rief daher zur gewissenhaften Nutzung derartiger Zeugnisse und zum Abschied von althergebrachten Formen auf.[2]

Ein ebenfalls wiederkehrendes Element stellt die Begründung für die Entlassung aus dem Dienst dar. Manche mußten gehen, weil ein anderes ‚Subjekt' in Dienst genommen werden sollte (Zweibrücken 1790) oder weil der Geselle in die

---

1 Vgl. hierzu Kap. 2.2.
2 Vgl. MEISSNER (1826), 17-25.

Heimat zurückkehren wollte (Nürnberg 1759). Doch fast immer wird der Wunsch des Ausscheidenden nach weiterem Lernen und nach Vervollkommnung seiner Kunst genannt. Dies ist sicherlich das wichtigste Motiv, denn als Voraussetzung für die spätere Übernahme einer eigenen Apotheke mußten Erfahrungen in verschiedenen Offizinen nachgewiesen werden. Nicht zu unterschätzen ist deshalb auch der Vermerk, daß die Entlassung in Ehren und auf Wunsch des Gehilfen – und nicht etwa aufgrund eines Vergehens wie Diebstahl oder Untreue – erfolgte. Vergleicht man schließlich die jeweilige äußere Form der Lehr- und der Gehilfenbriefe, so unterscheiden sich beide nicht wesentlich voneinander. Einige Lehrbriefe enthalten Details zur Herkunft und Familie des Discipulus, während sich die Texte der Gehilfenbriefe meist mit der Angabe des Geburtsortes begnügen. Gleichartig sind sie auch in der Benutzung der Datierungsformeln. Die Entscheidung, in der Datumsangabe die Geburt Christi ausdrücklich zu erwähnen oder schlicht Tag, Monat und Jahr zu nennen, scheint mehr durch regional und zeitlich differente Gepflogenheiten begründet zu sein als durch die Art des auszustellenden Zeugnisses. Ähnliches gilt für die Wahl der Sprache: Die lateinischen Dokumente stammen überwiegend aus Süddeutschland, Österreich, Böhmen und Mähren, ansonsten bevorzugte man das Deutsche[1].

3.2. Siegel, Gebührenstempel und Wappen

Zu den diplomatischen Untersuchungen gehört u. a. die Prüfung der jeweils verwendeten Siegel. Das Wort ‚Siegel' ist dem lateinischen Wort ‚sigillum', der Verkleinerungsform von ‚signum', entlehnt und bezeichnet sowohl den Siegelstempel (das Typar, die Matrize, das Petschaft) als auch den eigentlichen Abdruck in Wachs, Lack oder anderen Materialien. Jedes Siegel ist einem bestimmten Inhaber zugeordnet und kann mehrere Funktionen übernehmen. Benutzt wurde es zur Versiegelung, also zum Verschluß von Schriftstücken umd vor allem zur Besiegelung: Ersteres schützte vor unbefugtem Öffnen und so vor möglichen Verfälschungen, während letzteres die Beteiligung des Sieglers an der Erstellung des betreffenden Schriftstückes belegt; damit konnte eine rechtsverbindliche Willenserklärung des Siegelinhabers abgegeben oder aber die Handlung eines Dritten bezeugt werden. Grundsätzlich durfte jeder, der uneingeschränkt rechtsfähig war, in eigener Sache

---

1 Gegenstand dieser Arbeit sind Dokumente aus dem deutschsprachigen Raum. Zu anderssprachigen Zeugnissen, z.B. aus Frankreich, vgl. DORVEAUX (1901).

siegeln. Die rechtliche Bedeutung der Siegel war jedoch unterschiedlich, denn nur die Inhaber eines ‚Sigillum authenticum' konnten in fremder Sache beglaubigen und damit dem jeweiligen Dokument öffentliche Beweiskraft verleihen; zu diesem Personenkreis gehörten der Papst, Kaiser und Könige, kirchliche und weltliche Fürsten, alle Klöster und Konvente, Städte, die ein landesherrlich bestätigtes Siegel führten, sowie Richter in Gerichtsangelegenheiten. Bis heute wird in fremder Sache durch das Aufbringen eines ‚Amtssiegels' gesiegelt.[1] Im Rahmen des Apothekenwesens dienten Siegel u. a. zur Qualitätssicherung: Man drückte es als Zeichen der Echtheit direkt auf das Arzneimittel auf, wie beispielsweise bei den Terra sigillata,[2] den sogenannten Siegelerden. Falls das nicht möglich war, verschlossen Aufsichtskommissionen oder der Herstellende selbst die Aufbewahrungsgefäße – besonders solche für kostbare Arzneien wie etwa den Theriak – mit einem Siegel.[3]

Um das Siegel z.B. auf ein zu beglaubigendes Dokument aufzubringen, wird der Stempel in eine weiche Masse, die anschließend erhärtet, eingedrückt. Das älteste zu diesem Zweck benutzte Material ist neben Ton das Wachs, wobei reines Bienenwachs – versetzt mit Harz, Terpentin oder Leinöl – der gebräuchlichste Stoff war. Ab der zweiten Hälfte des 16. Jahrhunderts kannte man in Deutschland den Siegellack, der eine größere Härte besaß, sich deshalb besser als Wachs handhaben ließ und dieses somit ab etwa Mitte des 18. Jahrhunderts zunehmend verdrängte. Zunächst gab es den Lack in Rot, selten auch in Schwarz oder Braun, bis ab dem 19. Jahrhundert auch Lacke in anderen Farben angefertigt wurden. Als weiterer Siegelstoff diente die Oblate – eine aus ungesäuertem Weizenmehl gebackene Scheibe, die man anfeuchtete, auf das betreffende Dokument preßte und anschließend mit dem Stempelabdruck versah.

Bezüglich der Aufbringung der Siegel lassen sich aufgedrückte und angehängte Siegel unterscheiden. Zur Befestigung der letzteren benutzte man Pergamentstreifen, Lederstücke, Bindfäden, farbige Schnüre, Kordeln oder Bänder. Für Papierurkunden waren aufgedrückte Siegel sinnvoll, während man für pergamentene Dokumente angehängte bevorzugte. Um eine ausreichende Stabilität zu erreichen und ein Ausreißen zu verhindern, wurde zuvor der untere Rand des Pergamentes umgebogen. Das Siegel selbst schützte oft eine Kapsel aus Holz oder Elfenbein, selten aus Blech.

---

1 Vgl. hierzu BRANDT (1992), 132-138.
2 Vgl. hierzu FRELLER (1997).
3 Vgl. HÄFLIGER (1952), 40.

Die Gestaltung der Siegel ist vielfältig; grundsätzlich unterscheidet man vier Klassen:

1. Schriftsiegel
2. Bildsiegel
3. Porträtsiegel
4. Wappensiegel (nur Wappenbild, nur Helmzier oder komplettes Wappen).

Bürger benutzten vielfach Wappen oder wappenartige Darstellungen, manchmal in Verbindung mit einem Zeichen ihrer Erwerbstätigkeit oder mit dem Anfangsbuchstaben ihres Namens als Siegelbild. Städte verwendeten häufig Abbildungen von Wahrzeichen, wie Kirchen, Türmen oder anderen Monumenten. Zünfte wählten oft Schutzpatrone gemeinsam mit Handwerkszeug oder Symbolen ihrer Berufe als Motive.[1]

Unter diesem Aspekt betrachtet, haben sich auch die Aussteller der pharmazeutischen Lehr- und Gehilfenbriefe an die üblichen Gepflogenheiten gehalten. Fast ausnahmslos tragen die Dokumente Siegel zur Beglaubigung des Inhaltes. Manchmal sind freilich nur noch Reste des Siegelbandes oder die Einschnitte im Pergamentbogen als Hinweise auf ein ehemals vorhandenes Siegel zu sehen. Da mit der Zeit der Lack abbröckelt, lassen sich die ausgewählten Motive bisweilen nur noch in Bruchstücken erkennen. Im allgemeinen verwendete man aufgedrückte sowie anhängende Siegel in Holz-, Elfenbein- oder Blechkapseln; vereinzelt kommen aber auch Papierwachssiegel vor. Dazu wurde ein Stück Papier, meist quadratisch oder blütenförmig, auf das Wachs gelegt und anschließend mit dem Typar geprägt; so klebte die zusammengefaltete Urkunde nicht am Siegel fest. In der Korroborationsformel der Lehr- und Gehilfenbriefe für Apotheker wird – den Gewohnheiten der Zeit entsprechend – vielfach das ‚eigene Petschaft' erwähnt, d.h. das persönliche Siegel des Ausstellers im Gegensatz zu einem solchen der Obrigkeit (‚Sigillum authenticum'). Die meisten Attestate tragen als einziges Siegel das persönliche, einigen sind noch diejenigen von Zeugen hinzugefügt. Die Ausnahme bilden Dokumente, denen mehr als eines anhängen, wie z. B. der Lehrbrief für Johann Christoph Ebermaier (Hildesheim 1756). Dieser besitzt sechs Kapseln, die alle mit verschiedenfarbigen breiten Bändern befestigt sind. Aussteller war der Rat der Stadt Hildesheim, als dessen Mitglieder folgende Personen den Inhalt beglaubigten: Stadtphysikus Friederich Gerken, Senator Christian Vortmann, Georg Conrad

---

1 Vgl. hierzu EWALD (1914), 155-182 und 211-213. Vgl. ferner KITTEL (1970), 116-185.

Burghoff, Christian Heinrich Syring und Friedrich Wilhelm Vollmann sowie der bestallte Hofapotheker Johann Gottfried Binnius. Das Lehrzeugnis für Abraham Wilhelm Wiebeking (Celle 1751) ist immerhin noch mit drei Siegeln – zwei in je einer Elfenbein-, das dritte in einer Holzkapsel – versehen. Es unterzeichneten und ‚bekräftigten mittels Petschaft' der Apothekenrevisor Berger, der Stadtphysikus Johann Friedrich Conrad sowie Christian Heinrich Ruge als königlicher Hofapotheker und Ausbilder. Auch wenn das erstgenannte Dokument vom Rat der Stadt Hildesheim ausgestellt worden ist, siegelten die Unterzeichneten mit ihren persönlichen Siegeln, ebenso wie der Stadtphysikus und Apothekenrevisor im zweiten Fall. Daraus läßt sich wohl folgern, daß die Siegel auch auf diesen Zeugnissen nur zur Beglaubigung des Inhaltes und der Echtheit gebraucht wurden und nicht zur Bekräftigung einer ‚königlichen', also öffentlichen, Willensbekundung.

Die Gestaltung der Siegel präsentiert sich vielfältig, wobei es sich häufig um Wappen- oder Bildsiegel handelt. Zu den Wappensiegeln zählt dasjenige des Apothekers Greuhm aus Straßburg (1756), das den Gehilfenbrief für Johann Carl Christian Sprenger schmückt. Der umlaufende Schriftzug lautet „Johannes Andreas Greuhm". In der Mitte befindet sich ein gespaltener Wappenschild, der vom Betrachter aus gesehen rechts[1] ein Andreaskreuz und links zwei Kronen trägt; darüber hinaus gibt es keine weiteren Verzierungen, auch ein Wappenhelm fehlt. – Ähnlich verhält es sich mit dem Siegel des Apothekers Joseph Friedrich Sigel aus Vaihingen (1754), das er dem Gehilfenbrief für Johann Friedrich Megenhardt aufdrückte. Man erkennt auf der Innenfläche einen viergeteilten Schild mit zwei verschiedenen Motiven: links oben und rechts unten je drei vertikale Balken, rechts oben und links unten je ein Eichenblatt. Oberhalb des Schildes sind mit links „J" und rechts „F S" die Initialen des Apothekers plaziert; auch hier fehlt der Helm. – Sebastian Christman aus Linz (1691) verwendete sein Petschaft auf einem Gehilfenzeugnis für Johann Friedrich Oertel. Bestimmt wird der Abdruck in rotem Wachs durch einen dreigeteilten Schild und einen angedeuteten Helm. Die beiden oberen Felder des Schildes beinhalten je einen oben offenen Halbkreis mit abgehenden Strahlen, unten in der Mitte sieht man einen springenden Hirschen. Links und rechts neben der Helmzier erscheinen die Initialen des Apothekers „S" und „C". – Ein Beispiel für ein anhängendes Wappensiegel liefert dagegen die Beglaubigung des Lehrbriefes für Georg Friedrich Stecher (Biberach 1789). Die Holzkapsel ist an einem brei-

---

1 Die heraldisch korrekte Beschreibung geht von der Position des Schildhalters aus. Vgl. BRANDT (1992), 123. Der Einfachheit halber werden jedoch hier und im folgenden die Erläuterungen aus der Sicht des Betrachters vorgenommen.

ten rosafarbenen Band befestigt. Der Name des Ausstellers, Johann Jacob Christian Egen, erscheint als umlaufender Schriftzug auf dem Abdruck des Petschaftes. Der Schild beinhaltet ein schräg gelegtes Band mit vier Längsbalken. Auf dem reichverzierten Helm sitzt ein Mann mit ausgebreiteten Armen und einer quer über die Schultern getragenen Tasche, der an einen Landmann bei der Aussaat erinnert.

Zu erwähnen sind aber nicht nur Wappensiegel, sondern auch solche, die bildliche Darstellungen und/oder Initialen zeigen. Eine bemerkenswerte Aufteilung besitzt das Siegel von Justus Gerhard Brauer aus Diepholz (1792): Die Fläche besteht aus zwei gegeneinandergelehnten Ovalen. Drei Blumen, vermutlich Lilien, füllen das linke Feld aus, im rechten steht ein großes „B", die Initiale des Nachnamens des Apothekers. Oberhalb der beiden Ovale ist eine Krone als Verbindung angebracht. – Ebenfalls persönlich auf den Besitzer abgestimmt ist das Petschaft von Burckhard Ludwig Roßler aus Frankfurt/Main (1736): Von Zierranken umgeben, sieht man in der Mitte ein dreigeteiltes Herz, wobei jedes Feld einen Anfangsbuchstaben des vollen Namens („B, L, R") enthält. Nach oben ragt ein Balken heraus, der von einer waagerechten Linie gekreuzt wird und in einem aufgesetzten Dreieck mündet. – Albert Anton Schlichteweg, Apotheker in Hetstedt, versah das Zeugnis für seinen Lehrling Johann Gottfried Poppe (Hetstedt 1733) mit einem Typarabdruck, der im unteren Teil einen knieenden Menschen mit einer Fackel in den Händen, im oberen Bereich eine Art ovalen Strahlenkranz zeigt; dazwischen sind seine Initialen „A, A, S" in Form eines Dreiecks angeordnet. – Die Apothekerswitwe Johanna Elisabeth Schild geb. Vogelsang endlich führte in ihrem Petschaft das Bild eines Mannes, der die eine Hand in die Hüfte stemmt und mit der anderen einen Baumstamm hält. In roten Lack gedrückt, prangt dieses Zeichen auf dem Zeugnis für Johann Carl Christian Sprenger (Kassel 1753).

Eine außergewöhnliche Siegelkapsel besitzt der Gehilfenbrief für Johann Georg Stecher (Nürnberg 1726). Auf den Außenseiten ist eine szenische Darstellung aufgebracht, bei der es sich um eine Krönungszeremonie zu handeln scheint: Links sitzt auf einem Thron ein Herrscher, versehen mit den Machtinsignien Zepter und Reichsapfel; daneben steht der Papst, erkennbar an der Tiara, der gerade einem Kind eine Krone aufsetzt. Am rechten Bildrand beobachtet ein weiterer Mann mit Mantel und Degen den Vorgang. Der über den Köpfen verlaufende Schriftzug ist nicht eindeutig zu lesen. Die Rückseite ziert die Büste eines Mannes mit Perücke in Seitenansicht, der einen vornehmen Eindruck macht. Der umlaufende Schriftzug ist ebenfalls nur unvollständig zu entziffern. – Der Gehilfenbrief für Johann Friedrich Oertel (Regensburg 1689) aus Thierstein weist eine Besonderheit auf. Im Text bezeugt der Apotheker Christian Bieler, daß er den Brief eigenhändig unterschrieben und mit seinem gewöhnlichen anhängenden Siegel bekräftigt habe. Statt des zu erwartenden Siegels ist jedoch nur ein aus grüngrauer Kordel kunstvoll geschlungener, runder flacher Knoten zu sehen. Ob ursprünglich eine Kapsel daran befestigt war, läßt sich nicht mehr feststellen; es sind jedenfalls keine Reste von Wachs oder ähnlichem vorhanden.

Insgesamt betrachtet ist die Gestaltung der Bildsiegel der Apotheker nicht einheitlich; sie sind vielmehr so individuell wie die Persönlichkeiten ihrer Inhaber. Man darf annehmen, daß die äußere Form zum einen von der beruflichen und gesellschaftlichen Position, zum anderen durch die jeweilige familiäre Tradition beeinflußt worden ist; denn häufig wurden die Siegel von Generation zu Generation vererbt und unverändert oder nur mit kleinen Zusätzen versehen weiter benutzt.[1] Die Entstehung der Bilder und ihre ursprüngliche Bedeutung lassen sich freilich nicht immer nachvollziehen. Zusammenfassend kann man jedenfalls sagen, daß die meisten Zeugnisse die Siegel der ausbildenden Apotheker und nur wenige diejenigen offizieller Organe tragen.

Auf einigen Attestaten sind zusätzlich zu den Siegeln der Aussteller noch Gebührenstempel oder -marken aufgebracht. So mußten beispielsweise für den Lehrbrief des Adam Ewald Steffen (Schievelbein 1772) vier Groschen bezahlt werden, die man mit zwei Stempeln zu je zwei Groschen quittiert hat. – Einen Reichstaler, bestätigt durch eine Gebührenmarke, kostete das Zeugnis für Johann Peter Pust (Tondern 1781). Die oberhalb des Textes rechts von der Mitte aufgeklebte Marke zeigt eine königliche Krone, darunter ein verschlungenes Monogramm und ein Wappen. Links davon steht „No 10" geschrieben, rechts „Ein Reichsthaler". Komplettiert wird das Ganze durch die Jahreszahl „1781" unter der Spitze des Wappenschildes sowie links unten durch eine unleserliche Unterschrift als Beglaubigung. – Zwei runde Gebührenstempel in den oberen Ecken zieren die Urkunde für Carl Friedrich Hieltscher (Militsch/Schlesien 1782): Der linke weist vier Groschen als bezahlten Betrag aus, der rechte besteht aus dem preußischen Adler mit Krone. – Auch der Brief für Ernst Benjamin Hoffmann (Großglogau 1795) trägt zwei solche Aufdrucke, links mit dem Schriftzug „sechs Groschen" versehen, rechts mit einem ineinander verschlungenen „KP". – Zwei runde Stempel mit dem preußischen gekrönten Adler und der Aufschrift „zwei Groschen" bzw. „vier Groschen" finden sich links auf dem Zeugnis für Peter Bock (Xanten 1788); rechts ergänzt ein weiterer runder Abdruck mit einem gekrönten Monogramm („RW") das Bild. – Eine wappenartige Form besitzt dagegen der Gebührenstempel auf dem Attest für Chri-

---

1 Vgl. EWALD (1914), 111f.

stoph Carl Schwalbe (Oelsnitz/Vogtland 1819). Im Wappenschild werden „Zwei Groschen" Entgelt bescheinigt, darunter ist ein Blütenzweig angebracht. – Bei den entrichteten Beträgen handelt es sich um das sog. Stempelgeld: Schriftstücke von öffentlicher Bedeutung durften nur auf bestimmtem Papier ausgefertigt werden. Für diese Bögen mußte man bezahlen, was eine beliebte zusätzliche Einnahmequelle für den Staat darstellte.

Es fällt auf, daß die Exemplare, die Gebührenstempel tragen, aus ganz bestimmten Regionen stammen, nämlich aus Preußen (Schievelbein, Militsch, Großglogau, Xanten, Oelsnitz), dem heutigen Dänemark (Tondern) und aus Österreich (Innsbruck). Diese Beobachtung deckt sich mit den Gepflogenheiten bei der Ausstellung von Kundschaften[1] für zünftige Handwerke. Obligatorisch war für derartige Urkunden der Gebührenstempel in Preußen, Baden, Bayern, Österreich sowie in Böhmen und Mähren; gelegentlich findet man ihn auch auf Formularen aus Hessen und dem Banat. Abweichend davon sind allerdings die hier untersuchten Zeugnisse für Apothekergesellen aus Bayern und Baden nicht mit Gebührenmarken versehen. Klaus Stopp berichtet, daß es diese Unkostenbeiträge für die Kundschaften des zünftigen Handwerks in Preußen etwa ab 1767 gegeben hat; desgleichen stellt er eine Preissteigerung für diese Region fest: Von 1767 bis 1770 kostete ein Zeugnis vier Groschen, im Jahr 1810 wurden sechs Groschen berechnet.[2] Diese Angaben stimmen mit den Beobachtungen bei den Lehr- und Gehilfenbriefen für Apotheker in etwa überein: Das älteste gefundene, mit preußischen Gebührenstempeln versehene Dokument stammt aus dem Jahre 1772. Die oben genannte Preissteigerung von vier auf sechs Groschen läßt sich indes nur zum Teil auf die Apothekerurkunden übertragen: In den Jahren 1772 und 1782 lag der Unkostenbeitrag bei vier Groschen; 1788 und 1795 stieg er auf sechs Groschen, hingegen erhielt Christoph Carl Schwalbe im Jahr 1819 in Oelsnitz sein Attestat noch zum Preis von zwei Groschen. Ob letztendlich der Empfänger oder der Aussteller dieses Entgelt bezahlen mußte, bleibt im übrigen fraglich.

Im Gegensatz zu den Siegeln, die auf fast allen Dokumenten ursprünglich angebracht waren, sind nur etwa zehn Prozent der hier bearbeiteten Zeugnisse mit Wappen versehen. Dazu zählen nicht die Dokumente, deren Siegel heraldische Zeichen beinhalten, sondern solche, die zusätzlich zu den Siegeln Wappen als Schmuck tragen. Die wichtigsten Bestandteile des Wappens stellen ‚Schild' und ‚Helm' dar, wobei ersteres das eigentliche Wappenbild zeigt. Dieses entsteht aus

---

1 Unter 'Kundschaften' versteht man die Zeugnisse, die Gesellen zünftiger Handwerke erhielten, um die jeweiligen Arbeitsstationen ihrer Wanderschaft zu dokumentieren.
2 Vgl. STOPP 1 (1982), 187f.

der Kombination von Farben und Figuren. Die Farben sind essentiell, denn es gibt zwar Wappen ohne Figuren, aber keines ohne Farben; verwendet werden Gold und Silber (=Metalle), Schwarz, Rot, Blau und Grün. Als gemeine Figuren können alle Gegenstände, Lebewesen und Dinge der Natur und Kultur erscheinen, sofern sie sich abbilden lassen; zu den bekanntesten und häufigsten zählen Adler, Löwe, Greif und Lilie. Zum vollständigen Wappen gehört außerdem die dem Helm aufgesetzte Helmzier.[1] Aufgrund der vielfältigen Gestaltungsmöglichkeiten erweist sich die Identifikation einzelner Wappen denn auch oft als schwierig. Ob es sich dabei um ein Zeichen von Fürsten- oder Königshäusern handelt, erkennt man allerdings noch relativ leicht am Vorhandensein und Aussehen einer Krone: Könige führen eine fünfreifige Krone mit Perlenbesatz, während deutschen Fürsten und Herzögen zweireifige Kopfbedeckungen zugeordnet sind.[2] Große Staats- oder Herrscherwappen besitzen manchmal zusätzliche heraldische Prachtstücke wie Schildhalter, Mäntel und/oder Banner mit Wahlsprüchen.[3]

Eng verbunden mit den Wappen ist zwangsläufig das Wappenrecht, d.h. zum einen das Recht, überhaupt ein solches zu führen und zum anderen, ein bestimmtes zu beanspruchen. Nachdem Wappen ursprünglich als militärische Erkennungszeichen auf den Rüstungen der Ritter verwendet wurden und somit den Adeligen vorbehalten waren, kristallisierte sich zur Blütezeit der Heraldik im 13. bis 15. Jahrhundert der Gebrauch zu rechtlichen und dekorativen Zwecken heraus, so daß sich ihrer auch Teile des Bürgertums bedienten. Zu Beginn der Neuzeit trat eine weitere Differenzierung ein, indem die zum Wappenführen Berechtigten Kronen, Hüte oder besondere Amtssymbole als Zeichen ihres außerordentlichen Ranges hinzufügten. Neben den natürlichen verfügen auch juristische Personen, also Staaten, Länder, Provinzen, Städte, Ämter usw. über ihre eigenen Wappen. Allerdings lassen sich dekorative und rechtliche Verwendung nicht immer strikt trennen. Wenn eine Person an ihrem privaten Besitz, wie Haus, Porzellan o. ä., ein Wappen anbringt, ist dies im allgemeinen mehr als Zierde denn als Kenntlichmachung des Eigentums gedacht. Fahnen mit Landesemblemen oder Grenzsteine mit Wappen signalisieren dagegen eindeutig Besitzansprüche, so daß der Rechtszweck überwiegt. Das Recht an einem bestimmten Wappen ist privatrechtlicher Natur und analog zu dem an einer Haus- und Hof- oder Fabrikmarke u.ä.. In den Besitz eines solchen Zeichens gelangt man durch Geburt oder Heirat, durch Annahme eines noch nicht belegten Wappens, Verleihung oder Erwerb (Kauf, Schenkung, Mitbe-

---

1 Vgl. BRANDT (1992), 122-124.
2 Vgl. NEUBECKER (1977), 178f.
3 Vgl. HAUPTMANN (1914), 54.

rechtigung).[1] Zum Führen eines Wappens gehört auch, daß Untergebene es im Auftrag und mit Erlaubnis des Inhabers z. B. in Siegeln oder als Schmuck auf Gegenständen oder Papieren benutzen können.[2]

Im Rahmen der Pharmazie erschienen Wappen zur Blütezeit der Wappenkunst an Gebäudefassaden, an und über der Apothekentür oder als Aushängeschild. Vor der Einführung der amtlichen Hausnummern trug eine Apotheke in der Regel Name, Hauszeichen und Wappen als Erkennungsmerkmale. In ihrem Innern benutzte man letzteres als Besitznachweis und Schmuck, z.B. an Aufhängegittern in der Rezeptur. Die gewählten Wappenbilder zeigen neben den allgemein üblichen verschiedene berufsspezifische Motive: Fabelwesen und Tiere, Arzneipflanzen, Geräte des Berufslebens oder auch antike Gottheiten der Heilkunst, Christus als Apotheker sowie Kosmas und Damian.[3]

Auch auf den hier untersuchten Lehr- und Gehilfenbriefen finden sich Wappendarstellungen. Dabei handelt es sich jedoch bis auf ganz wenige Ausnahmen nicht um die persönlichen Wappen der jeweils ausstellenden Apotheker, sondern um solche von Obrigkeiten. Diejenigen, die diese Wappen auf den von ihnen unterzeichneten Dokumenten verwendeten, waren durchweg privilegierte Hof- oder Stadtapotheker; sie standen also in einem Dienstverhältnis zum Wappenführenden und stellten damit die Zeugnisse in ihrer Eigenschaft als Untergebene aus. Wenige fügten ihr privates Familienwappen hinzu, die meisten begnügten sich mit ihrem individuellen Siegel als Beglaubigung. Vermutlich war das Aufbringen eines eigenen Wappens zu aufwendig, denn dazu mußte ein Druckstock erstellt werden, der vermutlich teuer und nicht rentabel war, da er zu selten benutzt wurde. Ein Siegel, das auch das persönliche Wappen beinhalten konnte, hatte dagegen einen weit größeren Verwendungsradius. Folgende Beispiele sollen den Gebrauch von Wappen auf den pharmazeutischen Urkunden belegen.

Als königlicher Hofapotheker in Leipzig durfte Johann Melchior Schumacher die entsprechenden Symbole auf dem Lehrbrief für Tobias Johannes Eggers (Leipzig 1744) verwenden: nämlich aus Sicht des Betrachters links das Wappen des Königreiches Polen, u. a. mit einer fünfreifigen Krone versehen, und rechts dasjenige des sächsischen Kurfürsten (Abb. 3a). – Das gleiche kurfürstlich-sächsische Wappen findet man auf dem Zeugnis für Christian Friedrich Müller (Freiberg 1784), wo es eher unauffällig in eine Stadtansicht von Freiberg eingefügt ist. – Auch der Leib- und privilegierte Stadtapotheker Christian Gottlieb Weinlig in

---

1 Vgl. BRANDT (1992), 127-129.
2 Vgl. HAUPTMANN (1914), 59f.
3 Vgl. HÄFLIGER (1952), 33-36.

Dresden (1775) benutzte hochherrschaftliche Zeichen. Oben über der Schrift thront ein Adler, der zu seinen Füßen zwei Wappen hält; nämlich das des polnischen Königreiches und das des Souveräns von Bayern; dies ist nicht verwunderlich, denn Weinlig war Untergebener der Frau „Marien Antonien gebohrner kayserlich-Chur-Bayerischen Prinzeßin verwittibten königlichen Prinzeßin in Polen und Littauen etc. Chur-Fürstin und Herzogin zu Sachsen". – Das bayrische Wappen, ein geviertes Schild mit diagonal angeordneten bayrischen Rauten und springenden Löwen, findet sich nochmals auf einer Urkunde aus Vilshofen (1770), die Johannes Joseph Schneller in seiner Eigenschaft als dortiger Stadtapotheker ausgestellt hat. – Arend Jacob Wabst nennt sich selbst „hochfürstl[icher] Braunschw[eigischer]Lüneburg[ischer] wohlbestalter Hof-Apotheker" und war somit ein Untertan des Herzogs von Braunschweig. Als solcher benutzte er dessen Wappen auf dem Lehrbrief für Johann Julius Friedrich Röhl (Braunschweig 1768) in prunkvoller Ausstattung: Es zeigt oben auf dem mit Hermelin besetzten Mantel, der von zwei Wappenhaltern getragen wird, eine zweireifige Krone mit Perlenbesatz; den oberen Schildrand begrenzen fünf Helme mit unterschiedlicher Zier. – Selbst die Witwe des „in der hochfürstl[lich] Schwarzburg[ischen] Residenz Rudolstadt privilegierten Stadt- und Landapotheckers" Erhard Elias Adam Luck aus Rudolstadt, Dorothea Katharina Luck , stellte 1775 für ihren ältesten Sohn ein Zeugnis aus, auf dem oberhalb des Textes, von Wappenhaltern mit Standarte flankiert, das Schwarzburgische Staatswappen angebracht ist. – Der herzogliche Hofapotheker in Stuttgart, Philipp Johann Ehrengott Gmelin, benutzt auf dem Dokument für Philipp Friedrich Palm (Stuttgart 1777) das Zeichen des Herzogs von Württemberg; allerdings ist es nicht farbig dargestellt, sondern im gleichen bräunlichen Ton wie die Schrift und alle Verzierungen (Abb. 10). Johann Friedrich Achatius Vogel verwendete 1727 ebenfalls das Wappen seines Herren, des Grafen Johann Reinhard zu Hanau-Rieneck. Auf dem von Vogel ausgestellten Dokument ist es links in der Ecke plaziert, fällt aber durch die vergleichsweise kräftige Kolorierung auf. – Sehr prunkvoll erscheint dagegen das Wappen, welches das Attest für Friedrich Theodor Kramer (Hachenburg 1764) ziert. Hof- und Stadtapotheker Johann Henrich Schumacher positionierte das Wappen seines Herren Wilhelm Georg Graf zu Sayn und Wittgenstein in prächtiger Ausstattung oben auf dem Bogen.

Wie bereits angedeutet, kamen neben den Herrscher- auch Stadtwappen zur Verwendung, weshalb auf dem Lehrbrief für Jacob Christian Traber (Kitzingen 1776) sogar zwei Wappen prangen: Das obere repräsentiert den Fürstbischof zu Würzburg. Versehen mit einem Mantel und zwei Löwen als Wappenhaltern, besitzt es als zusätzliche Beigabe ein Schwert und einen Bischofsstab, dessen Krümmung nach außen zeigt; ersteres symbolisiert die eigene Gerichtsbarkeit und war seit dem 18. Jahrhundert in den Wappen der Bischöfe gebräuchlich.[1] Direkt unter diesem imposanten Wappen nimmt sich dasjenige der Stadt Kitzingen eher bescheiden aus: Es zeigt Boote und Brückenteile als Wahrzeichen der Stadt. Der Aussteller Johann Philipp Daniel Billing unterschrieb als „Apotheker der Hochfürstl[ichen] Würtzburgischen Oberamtsstadt Kitzingen". – Marbach war 1773 zwar herzoglich-württembergische Amtsstadt; dennoch benutzte Johann Heinrich Walter auf dem Dokument für Johann Conrad Staudenmeier (1773) nur das Stadtwappen, denn er agiert dabei in seiner Funktion als Stadt- und nicht in der als Hofapotheker. – Das Lehrzeugnis für Johannes Jacobus van der Pohl (Köln 1771) ist oben mit dem Wappen der Freien Reichsstadt Köln geschmückt. Es wird von einem doppelköpfigen Adler gehalten und belegt die Tätigkeit des Ausstellers als Stadtapotheker (Abb. 3b). – Die hier relevanten Dokumente aus Nürnberg (1732 und 1759) weisen dagegen eine Besonderheit auf: Zwei von ihnen zeigen ein aus drei Wappen gebildetes Dreieck oberhalb des Textes; dabei handelt es sich oben um das Reichswappen, vom Betrachter aus gesehen links um das große Nürnberger Stadtwappen und rechts um das kleine Nürnberger Stadtwappen (Abb. 3 c). Die Kombination dieser drei war in Nürnberg über Jahrhunderte gebräuchlich, und man findet sie auf verschiedenen Gegenständen – beispielsweise auf dem 1484 gedruckten Titelblatt der ‚Nürnbergischen Reformation' oder auf einem Glaspokal aus dem 17. Jahrhundert.[2]

Besondere Aufmerksamkeit verdienen schließlich die wenigen Lehr- und Gehilfenbriefe, auf denen die Apotheker ihre persönlichen Wappen angebracht haben. Ein Beispiel dafür ist das Gehilfenzeugnis für Johannes Matthias Zaubzer (Donauwörth 1790). Neben dem Wappen der Stadt Donauwörth und dem des bayrischen Souveräns – diesmal mit einer fünfreifigen Krone versehen – ist rechts noch ein weiteres angebracht, bei dem es sich um das Wappen der Familie Zaubzer handelt.[3] Es besteht aus einem geteilten Schild, dessen obere Hälfte blau und dessen untere weiß ist. Von unten sprießen drei Blumen hervor, deren rote Blüten in den oberen Teil hineinragen. Auf dem Helm sieht man den Oberkörper eines Mannes in blauer Uniform, der die eine Hand in die Hüfte stemmt und mit der anderen drei weitere Blumen gleicher Art hält (Abb. 3 d). Diese Verwendung des Familienwappens ist insofern ungewöhnlich, als Johannes Matthias Zaubzer der Empfänger des Briefes

---

1 Vgl. HAUPTMANN (1914), 52.
2 Vgl. PFEIFFER (1970), Abb. 50 und 95.
3 Vgl. FERCHL (1927), 50.

und nicht dessen Aussteller war. Möglicherweise wurde die Ausfertigung dieses speziellen Zeugnisses von der Familie initiiert und finanziert; vielleicht stand der unterzeichnete Apotheker Johann Andreas Mayer in einem nicht näher definierten Dienst- oder Abhängigkeitsverhältnis zu den Zaubzers. – Als ein weiteres Exempel sei der Lehrbrief für Joseph Maria Neipper (Augsburg 1758) angeführt, der ebenfalls mit mehreren Wappen geschmückt ist. Als Hofapotheker benutzte Johann Christoph Theophil Neumeyr diejenigen der Reichsstadt Augsburg und des Bischofs. Sein persönliches Wappen besteht aus einem geteilten Schild, dessen oberes Feld nochmals gespalten ist. Diese beiden Flächen beinhalten jeweils einen Kreis, während das untere einen auf den Hinterbeinen stehenden Löwen umschließt; ein Helm fehlt.

Bemerkenswert ist, daß die mit Wappen versehenen Lehr- und Gehilfenbriefe fast ausnahmslos aus dem 18. Jahrhundert stammen; ferner fällt die Verzierung aller betreffenden Dokumente auf. Über die Gründe kann man nur spekulieren: So darf man einmal annehmen, daß Hof- und Stadtapotheker florierende Geschäfte betrieben und damit finanziell in der Lage waren, aufwendig gestaltete Zeugnisse in Auftrag zu geben. Zum anderen stellten solche Dokumente wegen des aufgebrachten Obrigkeitswappen eine Art Visitenkarte für den Apotheker dar, wobei eine kostbare Ausstattung der Urkunde zudem den eigenen Wohlstand betonte. Schließlich könnte dafür der allgemeine Hang zu übermäßigem Prunk verantwortlich gewesen sein, der in diversen Bereichen die künstlerische Gestaltung im 18. Jahrhundert prägte und für den sich die heraldischen Motive aufgrund ihrer Farben- und Formenvielfalt geradezu anboten.

Abb. 3: Wappen

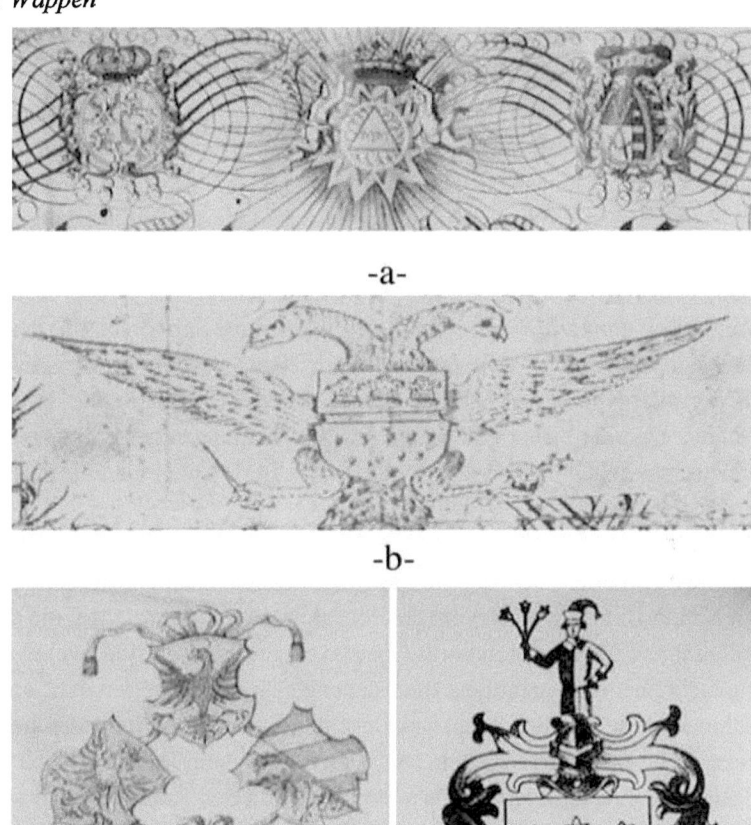

a: Vom Betrachter aus gesehen links: Wappen Königreich Polen; rechts: Wappen Sächsischer Kurfürst. Leipzig 1744.
b: Wappen der Freien Reichsstadt Köln. Köln 1771.
c: Dreierkombination: oben Reichswappen, links das große Stadtwappen Nürnbergs, rechts das kleine Stadtwappen Nürnbergs. Nürnberg 1732.
d: Familienwappen Zaubzer. Donauwörth 1790.

3.3. Schriftformen, Beschreibstoffe und Schreiber

Schriftformen

Vom 16. bis zum 18. Jahrhundert vollzog sich in Europa der Übergang von den Renaissance- zu den klassizistischen Schriften. Die wichtigsten Typen waren die Barock-Antiqua und die barocke Kursive, die Fraktur sowie die lateinische und deutsche Schreibschrift. In Deutschland schufen Künstler meisterhafte Musterschriften, so daß die Schreibkunst des Barock eine Reihe bedeutender Namen verzeichnet.[1] Nach dem Dreißigjährigen Krieg wurden die Schnörkel, mit denen man die Buchstaben verzierte, teils maßlos übertrieben, weshalb zu Beginn des 18. Jahrhunderts der Nürnberger Meister Michael Baurenfeind versuchte, Neuerungen einzuführen: Statt der bisher gewohnten fülligen Rundungen des Barock beherrschten nun zusammengedrückte Längsschleifen das Bild, wobei man die Oberlängen sehr stark betonte.[2]

Ähnlich wie die Schrift als ganzes änderte sich auch die Gestaltung der Initialen, also der besonders hervorgehobenen Anfangsbuchstaben. So benutzte z. B. Johann Neudörffer d. Ä. zu Beginn des 16. Jahrhunderts Buchstaben, die der Antiqua entlehnt und in ein unsichtbares Quadrat eingeschlossen sind, wobei die Verzierung nicht über das eigentliche Buchstabengerüst hinausgreifen darf; übermäßiger Schmuck war nämlich nicht gewünscht, weshalb innerhalb des gedachten Vierecks weiße Felder frei blieben. Mit dem Wandel zum Barock verließ man bei der Gestaltung von Initialen diesen streng konstruierten Rahmen; zwar blieb das Quadrat bestimmend für die Größe, doch wurde die Gestaltung der Buchstaben selbst aufwendiger. Zu Beginn des 17. Jahrhunderts brach der Meister Christoph Fabius Brechtel[3] mit dieser Tradition: Er verwendete deutsche Frakturbuchstaben und ließ die bis dahin gültigen geometrischen Gesetze außer Acht. Sein Leitgedanke spiegelt sich in folgender Aussage wider: „Die ‚Zier- und künstlichen Beistrich' sind freilich nötig für den deutschen Buchstaben, sie ‚bekleiden' ihn erst und bedecken die nüchterne Nacktheit der bloßen Form, die dem Deutschen nur wenig

---

1 Vgl. hierzu KAPR (1959), 55-64.
2 Vgl. STURM (1961), 106.
3 Brechtel gab 1603 in Nürnberg die ‚Nomenclatura pharmaceutica' heraus – ein Werk, das in Buchform einseitig bedruckte Bögen mit den für die Signierung von Apothekenstandgefäßen notwendigen Schriftzügen enthält, die bei Bedarf ausgeschnitten und aufgeklebt werden konnten.Vgl. hierzu DRESSENDÖRFER (1995).

bedeutet"[1]. Brechtel benutzte einen Hauptstrich und verzierte das Gerüst mit Durchzügen und Fiederungen; damit war der Grundstock dafür gelegt, Schmuckinitialen zu entwerfen, ohne dabei Rücksicht auf deren Lesbarkeit zu nehmen. Im weiteren Verlauf des Jahrhunderts entwickelten sich verschiedene Techniken, die Haupt- und Zierstriche nebeneinander verwendeten; zudem neigte man manch einen Buchstaben aus der Senkrechten in eine leichte Schräglage. Trotz der Bemühungen von Michael Baurenfeind zu Beginn des 18. Jahrhunderts, in Bezug auf die Initialen zu einer Mäßigung der Formen zurückzukehren, wurde mehr denn je gegen die aus der Zeit Neudörffers d. Ä. überlieferten Regeln verstoßen und die Unterscheidung von Haupt- und Nebenlinien fast unmöglich; außerdem gehörten auch Blattornamente, Ranken und andere Motive zum Standard. Obwohl gegen Ende des 18. Jahrhunderts die Tendenz zunehmend zu einer Vereinfachung ging, hielten sich die spätbarocken Initialen vereinzelt bis in das 19. Jahrhundert.[2]

Auch bei der Betrachtung der pharmazeutischen Lehr- und Gehilfenbriefe kann man diese allgemeine Entwicklung der Schriftformen erkennen, der sich die Schreiber dieser Zeugnisse im großen und ganzen angepaßt haben. Hinsichtlich der Einführung bestimmter Typen gibt es allerdings keinen starren Zeitrahmen, vielmehr sind die Übergänge fließend. Exemplarisch für die Verwendung von deutscher Kurrent ist eine der ältesten, im Original erhaltenen Urkunden für angehende Apotheker; nämlich der im Jahre 1613 ausgestellte Gehilfenbrief für Wilhelm Schwarz (Abb. 4).

Die Schreibschrift zeigt noch gotische Elemente wie die Rechtsgerichtetheit der Oberlängen bei *b, h,* und *l* bzw. die Linksgerichtetheit des Schaftes von *d* und *v;* an einigen Stellen sind schwungvoll ausladende Anstriche sowie langgezogene Abstriche zu sehen. Die Wörter der ersten Zeile bestehen im übrigen aus Buchstaben, die an Fraktur erinnern. – Beispiele für die Verwendung verschiedenartiger Schriftformen zur gleichen Zeit liefern zwei Bescheinigungen für Friedrich Wilhelm Gottfried. Die erste, ausgestellt 1673 in Ulm, ist in lateinischer Sprache formuliert und dementsprechend in Antiqua gehalten. Die Unterlängen vor allem von *p* und *s* sind langgezogen; die Anstriche mancher Großbuchstaben strecken sich bis in die nächste Zeile. Insgesamt wirkt das Bild harmonisch und von weichen Linien bestimmt. Vor allem die Initiale des ersten Wortes fällt auf: Eingebaut in ein gedachtes Quadrat, scheint sie mit Zirkel und Lineal konstruiert und erinnert an die

---

1 Zit. nach DOEDE (1938), 22.
2 Vgl. hierzu DOEDE (1938), 17-34. Vgl. auch TSCHICHOLD (1961), der anhand von Bildtafeln die Entwicklung der Schrift beschreibt.

schon von Neudörffer verwendeten Lettern.[1] Das nur ein Jahr früher erstellte Dokument für Gottfried (Regensburg 1672) vermittelt einen völlig anderen Eindruck. In deutscher Sprache verfaßt, wählte der ausführende Schreiber für die ersten drei Zeilen Frakturbuchstaben, die in jeder Reihe kleiner werden. Die Anschwünge der Versalien in der ersten Zeile ragen weit über den Textblock hinaus und sind durch Zierstriche verstärkt. Die Frakturinitiale reicht bis zur Hälfte des Bogens und besitzt zweifarbiges Schnörkelwerk. Der übrige Text ist in deutscher Kurrent geschrieben. Wie bei dem oben erwähnten Zeugnis von 1613 findet sich auch hier ein Schriftbild mit weichen Bögen und Schwüngen. Für einige lateinische bzw. dem Lateinischen entlehnte Begriffe wie ‚commendation' oder ‚medicamenti chymici' wurde die Antiqua benutzt.

Abb. 4: Gehilfenbrief für Wilhelm Schwarz. Augsburg 1613

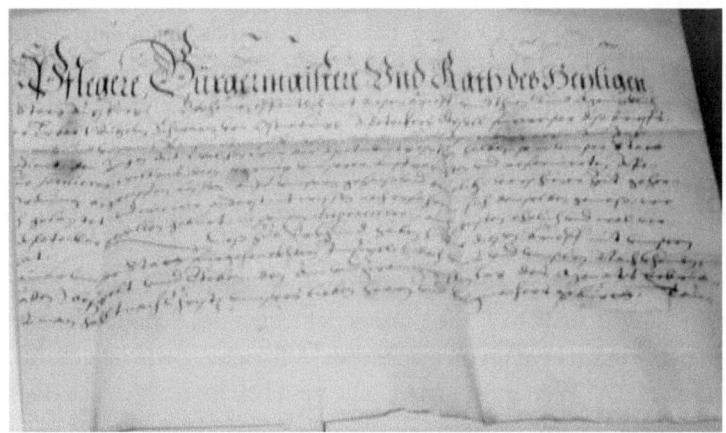

Gegen Ende des 17. und zu Beginn des 18. Jahrhunderts findet man auf den bearbeiteten Lehr- und Gehilfenbriefen zunehmend Initialen, die mit verschiedenartigen Zierstrichen versehen sind. Die Fraktur dominiert die einleitenden Zeilen, während der folgende Text überwiegend in deutscher Kurrent erscheint. Zudem variiert die Größe der Buchstaben: Die Anfangssätze sind durch große Lettern ausgezeichnet, hingegen ist der sonstige Text im Verhältnis dazu klein geschrieben. Dieses Gestaltungsmittel der unterschiedlichen Schriftgrößen setzte sich im Laufe der Zeit immer mehr durch. Fast alle Briefe des 18. Jahrhunderts weisen eine solche Differenzierung auf, wobei die Zahl der hervorgehobenen Zeilen und die Art der Aus-

---

1 Vgl. KAPR (1956), 35f.

führung freilich schwanken. So wählte etwa der Schreiber des Lehrbriefes für Johann Gottfried Poppe von 1733 (Abb. 5) vier verschiedene Schriftgrößen:

Abb. 5: Lehrbrief für Johann Gottfried Poppe. Hetstedt 1733

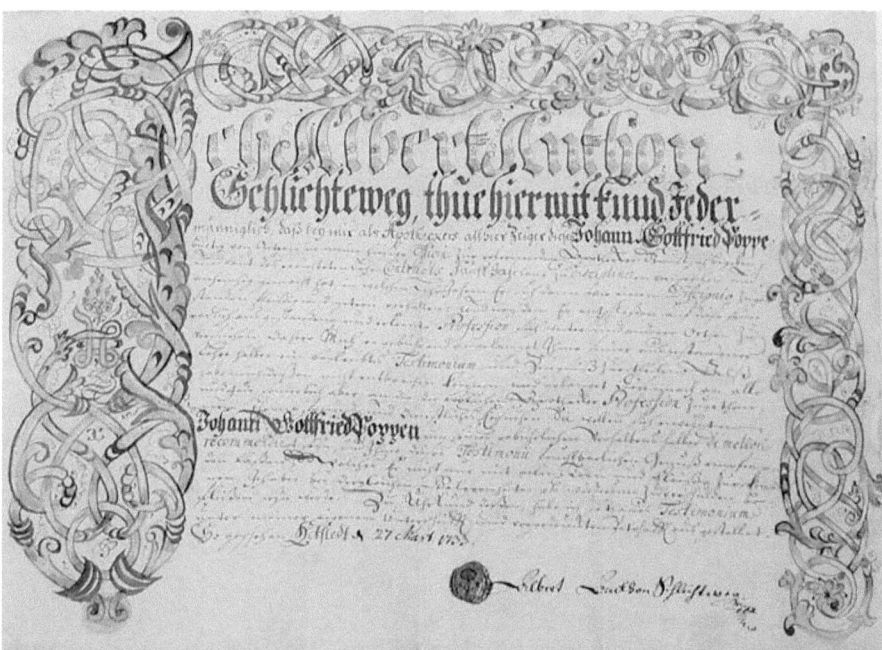

Die erste Zeile besteht aus Frakturbuchstaben, die – oben und unten dunkler gefärbt – in der Mitte jeweils mit vierblättrigen, stilisierten Blüten versehen sind. Die Initiale als solche ist fast nicht zu erkennen, sondern verschwindet in einem Block von wild gedrehtem Rankenwerk. Die zweite Zeile zeigt ebenfalls Frakturbuchstaben, die jedoch aufgrund ihrer gleichmäßigen Braunfärbung und der geringen Abstände deutlicher zu entziffern sind. In der nächsten finden sich sorgfältig ausgeführte Buchstaben; der Name des Empfängers ist hier wie auch im weiteren Verlauf des Textes in Fraktur geschrieben, die Größe der Schriftzeichen hat sich allerdings um die Hälfte verringert. Nochmals um die Hälfte verkleinert, ist der Rest der Urkunde in deutscher Kurrent verfaßt, wobei für lateinische Begriffe lateinische Schreibschrift verwendet worden sind.

Obwohl man schon in der Mitte des 18. Jahrhunderts vereinzelt schlichtere Dokumente finden kann, wie das Zeugnis für Heinrich Christoph Ebermaier von 1757

(Abb. 6)[1] belegt, setzte sich der Trend zur aufwendigen Gestaltung der untersuchten Urkunden weiter fort, wofür der Lehrbrief für Georg Friedrich Stecher von 1789 ein signifikantes Beispiel bietet (Abb. 7). Wie schon bei den vorgenannten Dokumenten wurden auch hier Fraktur und Kurrent gleichermaßen gebraucht. Auffällig sind die Initialen der ersten zwei Zeilen, die neben den üblichen Schnörkeln diverse kalligraphische Elemente aufweisen: Die durch die Anfangsbuchstaben laufenden Schwunglinien bilden ein Gitter, das mit verschiedenen Motiven ausgefüllt ist: mit einem Schachbrettmuster oder mit paarweise angeordneten Punkten, aber auch mit kleinen Blumen. Durch die Lettern ist optisch eine Art Balken gelegt; dabei sind in die Mitte der vertikalen Schäfte der einzelnen Buchstaben kleine Kugeln eingefügt, so daß der Eindruck entsteht, die Linien seien verknotet. Die Schäfte der zweiten Zeile werden hingegen durch dünne Querstriche in kleine Segmente geteilt.

Abb. 6: Gehilfenbrief für Heinrich Christoph Ebermaier. Nordhausen 1757

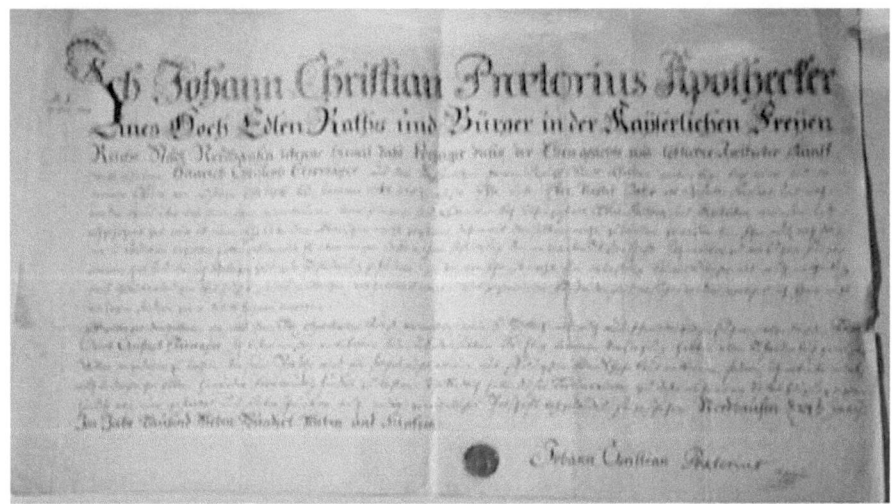

---

1 Insgesamt fällt dieses Zeugnis durch seine für die damalige Zeit ungewöhnliche Schlichtheit in der Gestaltung auf – vielleicht ein Zeichen dafür, daß es an künstlerisch tätigen Schreibern im Norden mangelte.

Bei diesem Lehrbrief scheint es sich allerdings um eines der letzten Exemplare mit reicher Ausstattung zu handeln, denn nur wenige Jahre später wurden die Ornamente deutlich reduziert, wie etwa das Zeugnis für Carl Christian Lorenz (Schneeberg 1798) zeigt: Von den drei einleitenden Zeilen besteht die erste vollständig aus Frakturbuchstaben mit doppelt geführten Schäfte, deren Inneres wieder durch kleine Striche segmentiert ist. Um die Initialen sind leichte, anmutig wirkende Linien drapiert.

Abb. 7: Lehrbrief für Georg Friedrich Stecher. Biberach 1789

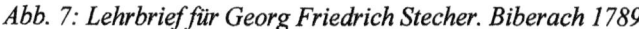

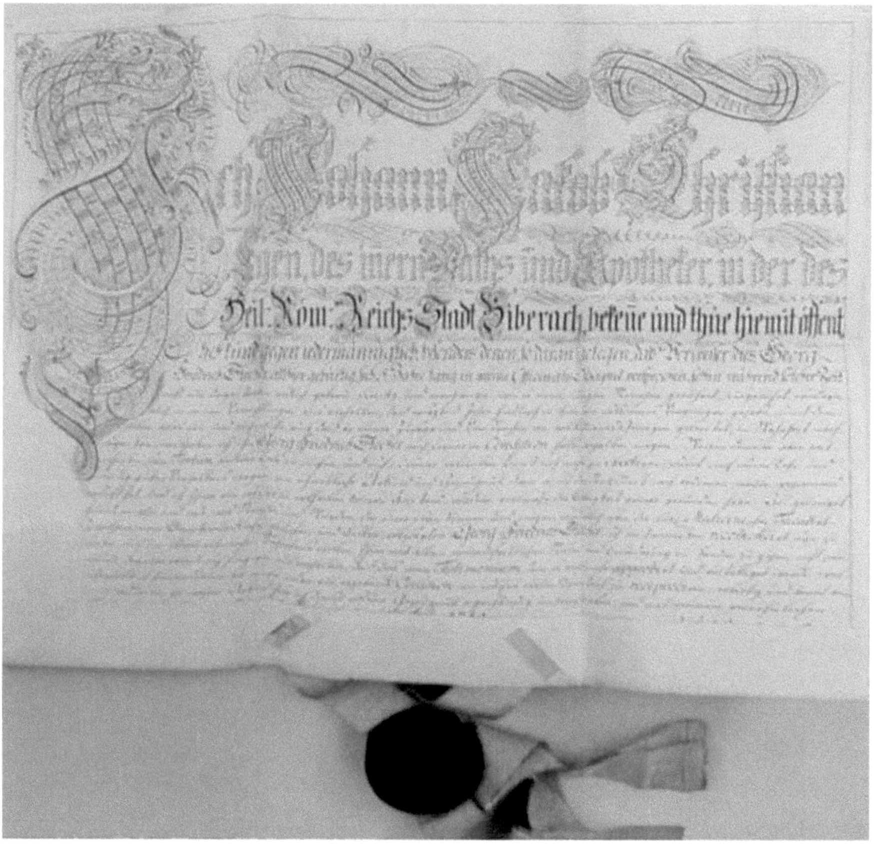
Heil: Röm: Reichs Stadt Biberach bekenne und thue hiemit offent

Für die zweite Zeile benutzte der Schreiber durchweg schwarzfarbene Fraktur. Auch die dritte Zeile ist – wie im übrigen jeder Eigenname – in Fraktur geschrieben, während für den restlichen Text deutsche Kurrent verwendet wurde. Einige ausladende Anstriche erinnern noch an die vorangegangene Mode; doch ist das

Gesamtbild schlichter gehalten als noch einige Jahre zuvor, womit sich bereits klassizistischer Einfluß bemerkbar macht. – Zu Beginn des 19. Jahrhunderts tendierte die Entwicklung weiter zur Vereinfachung, wie u. a. die Urkunde für Carl Gottfried Riedel (Grimma 1806) belegt. Lediglich die erste Zeile besteht noch aus großen, mit kleinen Karos und Punkten geschmückten Frakturbuchstaben, die zweite aus tiefschwarz gehaltener Fraktur, während die dritte in lateinischer Kurrent verfaßt ist. Der restliche Text wurde in deutscher Kurrent geschrieben, wobei Eigennamen und einige Fremdwörter mittels lateinischer Kurrent hervorgehoben sind. Durch den relativ großen Zeilenabstand wirkt die Schrift recht aufgelockert, die Mischung aus lateinischer und deutscher Gebrauchsschrift ergibt jedoch ein unruhiges Gesamtbild. – Abschließend sei angemerkt, daß für den Eindruck im Ganzen wie für die Gestaltung im Detail nicht allein die jeweils benutzte Schriftform verantwortlich ist, sondern auch und vor allem die Person des jeweiligen Schreibers, d.h. dessen individuelle Hand einen entscheidenden Einfluß darauf hat, ob der Text gut zu lesen und das Dokument schön anzusehen ist.

Beschreibstoffe

Neben den Schriftformen verdienen selbstverständlich auch die Beschreibstoffe Beachtung. Zu den ältesten zählen Wachstafeln und Papyrus. Bereits seit dem 4. Jahrhundert v. Chr. benutzte man ferner Pergament als Material, um Schriftliches festzuhalten. Es besteht aus Häuten, vornehmlich von jungen Schafen, Kälbern und Ziegen, die in Kalklauge gebeizt, danach enthaart und geglättet werden; zuletzt erhalten sie eine Behandlung mit Kreideschlamm, der nach dem Trocknen alle Poren verschließt. In Deutschland gab es schon im 12. Jahrhundert einen berufsmäßigen ‚Pergamenarius' in Regensburg. Deutsches Pergament galt aufgrund seiner hervorragenden Qualität als das beste und feinste und wurde vor allem von Augsburg und Nürnberg aus in alle Welt exportiert.[1] Pergament bietet ideale Eigenschaften zum Beschreiben, denn es ist haltbar, biegsam, gut zu radieren und besitzt eine Fläche, die Bewegungen der Feder in alle Richtungen erlaubt. Wegen der aufwendigen Verarbeitung und Beschaffung war es jedoch kostbar, so daß zunehmend das Papier an Bedeutung gewann. Es besteht aus verfilzten Pflanzenfasern und ist – bei etwa gleich guten Eigenschaften – einfacher und preiswerter zu produzieren. Zur Herstellung bereitet man einen Brei aus Hadern (Woll- oder Leinenlumpen) und Wasser und schöpft diesen mit einem Sieb aus einer großen Wanne,

---

1 Vgl. RENKER (1950), 23f.

Bütte genannt; die dabei sich bildende dünne verfilzte Schicht wird ausgestrichen und getrocknet.[1] Die erste Papiermühle Deutschlands wurde 1390 vor den Toren der Stadt Nürnberg errichtet. Trotz aller die Haltbarkeit betreffenden Vorurteile setzte sich gegen Ende des 15. Jahrhunderts das Papier schließlich durch.[2] Für den amtlichen und urkundlichen Gebrauch blieb Pergament jedoch nach wie vor unverzichtbar, und noch im 18. Jahrhundert war es vielerorts für bestimmte Urkundengruppen vorgeschrieben.

Dementsprechend sind im 17. und 18. Jahrhundert die pharmazeutischen Lehr- und Gehilfenbriefe sowohl auf Pergament als auch auf Papier geschrieben worden. Bis zum Ende des Untersuchungszeitraums überwiegt die Zahl der Pergamentzeugnisse, doch ab der Mitte des 18. Jahrhunderts gewinnt das Papier mehr und mehr an Bedeutung. Das Zahlenverhältnis liegt etwa bei zwei Drittel Pergamenturkunden zu einem Drittel Papier. Wenn man die Größen dieser Dokumente betrachtet, so scheinen keine einheitlichen Vorgaben existiert zu haben. Fast alle Zeugnisse – pergamentene und papierene – sind auf rechteckigen Bögen ausgefertigt, die man im Querformat nutzte, während nur einige wenige Schreiber das Hochformat wählten. Bei den papierenen Attesten weisen manche die Maße von etwa 33x22 cm auf; viele sind dagegen ca. 40x30 cm oder 40x25 cm, bisweilen auch 58x38 cm groß. Innerhalb dieser Grenzen bewegen sich die Längen und Breiten mit kleinen Abweichungen nach oben oder unten. Ursache der unterschiedlichen Format könnten die verschiedenen Bezugsquellen für das Papier sein, denn wahrscheinlich fertigte jeder Produzent Bögen individueller Art an. Was die mittelalterlichen Pergamenturkunden betrifft, so hat man festgestellt, daß im 9.-11. Jahrhundert noch das Hochformat mit Seitenverhältnissen von 4:3, 5:4 oder 6:5 vorherrschte, während sich ab dem 12. Jahrhundert viele Varianten finden, überwiegend im Querformat, da in erster Linie die Größe des Ausgangsmaterials für den Zuschnitt verantwortlich war.[3] Bei den pharmazeutischen Lehr- und Gehilfenbriefen fallen – insgesamt gesehen – die Pergamenturkunden jedenfalls größer als die papierenen aus. Zu den kleineren zählen Formate wie 37x20 cm oder 33.5x32 cm, in der Mitte liegen Maße von 40x 25cm, 48x27 cm, 50x30 cm oder 54x38cm, darüber hinaus reichen Formate bis zu 69x42 cm, 76x 56cm oder gar 80,5x49 cm. Die meisten Zeugnissegehören der mittleren Kategorie an. Möglicherweise wurden ursprünglich große Bögen je nach Bedarf in mehrere kleine geteilt.

---

1 Vgl. BRANDT (1992), 69f.
2 Vgl. hierzu RENKER (1950), 41-45.
3 Vgl. RÜCK (1991), 22f.

Der Erhaltungszustand der immerhin schon mehrere hundert Jahre alten Papiere und Pergamente ist durchweg gut. Neben den Materialeigenschaften der Beschreibstoffe mag dies daran liegen, daß die untersuchten Schriftstücke in Museen oder Archiven unter idealen Bedingungen gelagert oder aber als Schätze in Privatsammlungen mit besonderer Sorgfalt gehütet werden; teilweise wurden sie sogar professionell konserviert. Die Kanten der Dokumente sind manchmal etwas lädiert, man erkennt fast immer Spuren von Faltungen. Einige Exemplare weisen am Rand winzig kleine Löcher auf, die wohl vom Spannen der Haut zum Trocknen herrühren.[1] In etlichen Fällen hat Feuchtigkeit Spuren in Form von Rändern und Flecken hinterlassen. Zudem vergilbt das Papier im Laufe der Jahre; Papierfraß kommt aber kaum vor.

Abgesehen von einzelnen vorgedruckten Formularen sind alle bearbeiteten Briefe mit – meist schwarzer – Tinte[2] von Hand geschrieben worden. In die wenigen vorgefertigten Zeugnisse wurden die persönlichen Daten ebenfalls mit Tusche eingetragen; durch den Einfluß von Licht und Alterung ist sie freilich vielfach verblaßt, so daß sie bräunlich schimmert. Zusätzlich zur schwarzen Grundfarbe verwendeten die Schreiber weitere Farbpigmente, vor allem Gold, um Initialen, Eigennamen oder andere wichtige Wörter zu verzieren und hervorzuheben. Als Schreibgeräte dienten Feder und Pinsel. Manchmal kann man noch mit Bleistift vorgezeichnete Linien erkennen, die eine exakte Ausrichtung der Schrift auf dem Papier oder Pergament unterstützen sollten.

Schreiber

Die Untersuchung der Lehr- und Gehilfenbriefe für die angehenden Apotheker zeigt, daß die meisten von ihnen keine vorgedruckten Formulare[3], sondern handgeschriebene Unikate sind; das wirft die Frage auf, wer diese Urkunden hergestellt hat. Bei vielen handelt es sich zudem um handwerkliche Meisterstücke, die große Fingerfertigkeit und Übung in der Schönschreibkunst erkennen lassen. Nur einige Zeugnisse, deren Text und Unterschrift von derselben Hand stammen und die keinerlei Verzierungen aufweisen, wurden von den jeweiligen Apothekern selbst

---

1 Vgl. TROST (1991), 10f.
2 Im 17. und 18. Jahrhundert benutzte man überwiegend Eisen-Gallus-Tinten. Zu bestimmen, welche Sorte man in jedem Einzelfall verwendete, würde allerdings den Rahmen dieser Untersuchung sprengen.
3 Das erste bekannte vorgedruckte Formular eines pharmazeutischen Gehilfenbrief wurde 1780 in Straßburg benutzt.

ausgefertigt. Ansonsten bereitet die Identifizierung der Urheber größte Schwierigkeiten, da die Attestate, von wenigen Ausnahmen abgesehen, keine Signaturen tragen.

Vom 16. bis zum 19. Jahrhundert gab es vielerorts professionelle Schreibmeister. Ungeachtet der Erfindung des Buchdruckes verlangten nämlich Rechts- und Geschäftsdokumente, zumeist als Einzelstücke aufgesetzt, eine formschöne Gestaltung, die nach wie vor von Kalligraphen vorgenommen wurde. Mit der zunehmenden Verbreitung von Druckerzeugnissen erhöhte sich zugleich der Bedarf an Schreib- und Leseunterricht. Zu diesem Zweck erstellten viele Schreibmeister als Anschauungsmaterial sog. Schreibmeisterbücher, die zum einen als Werbung für ihr eigenes Können, zum anderen als Vorlage für den Unterricht dienten; das älteste stammt von Johann Neudörffer d. Ä. (1497-1563) und erschien im Jahre 1519 in Nürnberg. Solche Bücher bilden verschiedene Schriftmuster ab, erklären schrittweise die Konstruktion und Verzierungen der Buchstaben und enthalten Entwürfe für Briefe, Einladungen, Quittungen, Verträge u.a.m.; zusätzlich erläutert das eine oder andere die zum Schönschreiben benötigten Gerätschaften wie Tinte, Streusand und diverse Federn. Im Laufe der Zeit – vor allem im 18. Jahrhundert – entstanden weitere Mustersammlungen dieser Art im deutschen Sprachraum, aber auch in Italien, Frankreich und in den Niederlanden.[1] Obwohl die Schreibmeisterbücher als solche meist signiert und damit einem bestimmten Autor zuzuordnen sind, ist ein Vergleich der hier bearbeiteten Urkunden mit den dort abgebildeten Schriftproben nur bedingt aussagekräftig. Man kann zwar spekulieren, welches Buch eventuell benutzt wurde, doch wer es kopierte, bleibt offen; denn häufig waren diese Anleitungen lange Jahre in Gebrauch und jedem Schreibenden zugänglich: So diente beispielsweise ein bereits 1733 erschienenes Musterbuch noch einem mit 1817 datierten Schriftstück als Vorlage.[2] Neben der Tätigkeit im Unterricht boten die Schreibmeister ihre Dienste als Notare[3] an, bevor sich eine gesonderte Gruppierung von Angestellten in Kanzleien etablierte; schon im 17. und dann vor allem ab dem 18. Jahrhundert lassen sich ehemalige Schreibmeister in diesen Positionen nachweisen. Sie brachten u. a. die Beschwerden der Bürger zu Papier oder regelten schriftliche Angelegenheiten der Verwaltung. Möglicherweise

---

1 Vgl. hierzu SPRENGER (1998), 8-15 sowie 35-75. Eine Reihe von Abbildungen aus verschiedenen Schreibmeisterbüchern findet sich auch bei JESSEN (1923). – LEBERECHT (1925) nennt einige Schreibmeister namentlich und beschreibt ihre Bücher.
2 Vgl. SPRENGER (1998), 29.
3 Der Begriff des Notars ist hier im Sinne eines ‚öffentlichen Schreibers' gemeint.

stammen deshalb einige der Lehr- und Gehilfenbriefe – sofern deren Aussteller der Rat einer Stadt war – aus der Feder solcher Personen. Fürsten besaßen hingegen ihre eigenen Kanzleien, deren Mitarbeiter künstlerische Formen des Schreibens perfekt beherrschten.[1] Diese Kunstfertigkeit, die auch das eine oder andere Zeugnis eines Hofapothekers aufweist, könnte eventuell darauf hindeuten, daß manche Briefe ihren Ursprung in derartigen Schreibstuben haben. Ferner gibt es einzelne handgeschriebene Dokumente für Gesellen anderer Handwerksberufe, die in ihrer Gestaltung denjenigen für Apotheker ähneln und darüber hinaus einen Vermerk tragen, daß sie von einem öffentlichen Schreiber beglaubigt worden sind: Dies gilt z. B. für das Lehrzeugnis des Perückenmachers Johann Nikolaus Eisenach (Erfurt 1768)[2], in dem es heißt: "Joannes Conradus Fiedler notar[ius] Caesar[eus] publicus Juratus tam testis requisitus, m[eam]fidem.m[anu]m[ea]". Diese Formel stammt eindeutig von der gleichen Hand wie der übrige Text, so daß man den kaiserlichen Notar als Schreiber des ganzen Dokumentes ansehen kann. Ebenso verhält es sich mit dem Brief für Christoph Melchers, der von den Krameramtsgildemeistern der Stadt Münster Paul Ludolf Rolinck und Albert Henrich Rost unterzeichnet worden ist (Münster 1807)[3]: Auch hier signierte mit Johann Franz Schirmer ein kaiserlicher Schreiber und bestellter Gildesekretär die Urkunde, deren Schriftbild ebenfalls deutlich erkennen läßt, daß Text und Beglaubigungsvermerk von der gleichen Hand, nämlich von besagtem Notar, geschrieben wurden. Man darf deshalb vermuten, daß solche öffentliche Angestellte auch Zeugnisse für Apotheker ausgefertigt haben. Diese Annahme untermauert ein Dokument aus Murten/ Schweiz (1773): Darin tritt der Stadtschreiber Joh[ann] Rud[olf] Sißaula sogar als Aussteller auf und bescheinigt, daß der Geselle Friedrich Christian Reisig vierundeinviertel Jahr bei Herrn Hauptmann Gurnell als Apothekergeselle gedient hat.

Unter den ausgewerteten Briefen finden sich immer wieder Exemplare aus derselben Stadt, die einander sehr ähneln und somit die Vermutung erlauben, sie könnten von ein und demselben öffentlichen Schreiber stammen. Dazu zählen z. B. die beiden Dokumente aus Jena (1736, 1760) oder zwei Zeugnisse aus Bern (1740, 1741), aber auch einige aus Straßburg (1796, 1814) und Berlin (1742, 1743 [2x], 1760, 1766), die an anderer Stelle eingehender behandelt werden. Es liegt daher der Schluß nahe, daß manche dieser Schreiber solche Aufträge nicht nur aus-

---

1 Vgl. hierzu HEISINGER (1927), 64-70.
2 Original im Stadtarchiv Münster, A VI-9.
3 Original im Stadtarchiv Münster, A VI-9.

nahmsweise, sondern häufiger – vielleicht auch für andere Professionen – ausgeführt haben. So lebten z.B. schon im 15. Jahrhundert in Augsburg rund 30 Personen, die sich mit Schreibarbeiten im weitesten Sinne ihren Lebensunterhalt verdienten und zum größten Teil im öffentlichen Bereich verankert waren.[1]

Eine weitere Überlegung zur Identität der Schreiber gründet auf der Tatsache, daß Mitglieder bestimmter Berufsgruppen zusätzliche Einnahmequellen suchten, um ihre magere Besoldung aufzubessern. Dazu gehörten u. a. Lehrer, von denen manche ihre kalligraphischen Fähigkeiten nutzten, um nebenberuflich als Schreiber zu arbeiten.[2] Junge Schulanwärter überbrückten nach ihrer Ausbildung die Zeit bis zu einer festen Anstellung u. a. auch als Notare.[3] Ebenso scheint es bei den Pfarrern gewesen zu sein, von denen der eine oder andere einem kleinen Zubrot durch die Fertigung von Schriftstücken nicht abgeneigt war. Die Möglichkeit, daß Urkunden für Apotheker durch solche nebenberuflich tätigen Personen geschaffen worden sind, belegen denn auch einige der im Anschluß angeführten Beispiele namentlich bekannter Schreibmeister. Da diese jedoch keine öffentlichen Positionen bekleideten, sind weitere biographische Informationen nur in Ausnahmefällen zu erhalten. Auch die Zuordnung einzelner Urkunden zu einem bestimmten ‚Nebenerwerbskalligraphen' ist schwierig, weil es keine Hinweise auf deren individuelle Stilmerkmale gibt.

Als erster namentlich bekannter Schreiber sei Johann Caspar Hornschuch genannt, der 1776 den Lehrbrief von Johann Philipp Daniel Billing aus Kitzingen für Jacob Christian Traber aus Harburg schrieb. Zu seiner Person sind den Unterlagen des Familienarchivs Hornschuch einige gesicherte Daten zu entnehmen. Demnach wurde er am 15. Juli 1737 als Sohn des Schulpräzeptors, Kantors und Gerichtsschreibers Johann Jacob Hornschuch und der Anna Dorothea Hornschuch, geb. Hey geboren. Bereits im Kindesalter zum Prediger bestimmt, genoß er eine fundierte christliche und musikalische Ausbildung, ebenso Unterricht in der lateinischen Sprache. Später absolvierte er sein theologisches Studium u. a. an der Universität Erlangen. Nach einem halben Jahr Vikariat in Taschendorf erhielt er 1763 einen Ruf als Hofkaplan und Pfarrer nach Ziegenbach. Dort heiratete er Maria Christina Charlotta Knoll; aus der Ehe gingen fünf Kinder hervor. 1774 wechselte er zur Pfarradjunktur nach Billingshausen, wo er am 13. April 1794 starb. Sein korrekter Name war Hornschuch, doch viele der erhaltenen Schriftstücke unterschrieb er mit ‚Hornschuh' – so auch den oben genannten Lehrbrief. In den Unter-

---

1 Vgl. SCHNEIDER (1995), 10.
2 Vgl. DÜLMEN 3 (1999), 170.
3 Vgl. ENDRES (1989), 148.

lagen aus dem Familienarchiv wird seine Tätigkeit als Schreiber nicht erwähnt[1]; dennoch muß er als solcher gearbeitet haben, denn das besagte Dokument erforderte viel künstlerisches Geschick. Zudem existiert im Stadtarchiv Kitzingen ein weiteres Zeugnis, das die Signatur von Johann Caspar Hornschuch trägt: Nämlich ein Lehrbrief für einen Spezereienhändler aus dem Jahre 1758. Ähnlichkeiten in Schrift und Gestaltung sind unverkennbar; in beiden Fällen schmückt außerdem eine Stadtansicht von Kitzingen die Urkunde. Allerdings wurden wohl verschiedene Vorlagen verwendet, da sich die Darstellungen in wichtigen Details unterscheiden. Ferner ist die Schrift des Lehrbriefs von 1758 noch etwas ungelenk im Vergleich zu dem späteren Zeugnis, so daß es sich dabei vielleicht um eine seiner ersten Arbeiten handelt.

Über den Schreiber des Briefes von Johannes Joseph Schneller für Franz Xaver Artman (Vilshofen 1770) gibt es nur wenige biographische Daten. Joseph Grienberger war der Sohn des gleichnamigen Handelsmanns und seiner Frau Maria Juliana. Belegt ist, daß er am 7. Februar 1760 in Straubing einige Immobilien und ein Geschäft ‚samt Handlungsgerechtigkeit' erwarb. Am 24. Mai 1760 schloß er einen Ehevertrag mit der Witwe des Branntweinbrenners Westermeyer, Maria Elisabeth. Aus dieser Verbindung ging ein Sohn hervor, dem er 1790 sein Geschäft mit dem gesamten Warenlager und allen Schulden gegen eine monatliche Rente übertrug. Zusätzlich zu seiner Kaufmannstätigkeit war er Mitglied des Rates der Stadt Straubing.[2] Auch Grienberger ist – wie Hornschuch – nicht offiziell als Schreiber in Erscheinung getreten, sondern hat diese Arbeit wohl nebenberuflich ausgeübt. In diesem Zusammenhang ist zu erwähnen, daß das Dokument zwar Vilshofen, wo Schneller seine Apotheke betrieb, als Ausstellungsort benennt, aber von Grienberger in Straubing ausgefertigt wurde. Zudem trägt die Urkunde keine eigenhändige Unterschrift des Lehrherrn; ebenso fehlt das Siegel, das allerdings im Laufe der Jahre verlorengegangen sein könnte. Vielleicht erstellte Grienberger dieses Zeugnis nachträglich, ohne daß Schneller es je in den Händen hielt.

Der Schreiber, der den Arbeitsnachweis für Johann Bernhard Rosenfeld (Naumburg 1758) entworfen hat, verrät dem Leser nicht nur seinen Namen, sondern auch seinen Beruf. Er hieß Christian Adolph Ehrhardt und war als Rektor in Laucha tätig. Am 26. Oktober 1728 als Schüler im fünfzehnten Lebensjahr in die Landesschule Pforta aufgenommen, ist er dort am 7. Januar 1734 abgegangen. Seine Abschlußarbeit mit dem Titel „De laudibus Augustissimae domus Austriacae"

---

1 Vgl. HORNSCHUCH (o. J.), 2-4.
2 Vgl. ROHRMAYR (o. J.) und KEIM (1934), 38 und 51 sowie KEIM (1938), 40.

wird im dortigen Schularchiv verwahrt.[1] Auch hier muß aufgrund fehlender Nachweise einer hauptamtlichen Schreibertätigkeit angenommen werden, daß Ehrhardt solche Aufträge nebenberuflich erledigte. Jedenfalls beweist das erwähnte Dokument seine Übung und Fingerfertigkeit.

Bei dem vierten namentlich bekannten Schreiber handelt es sich um Johann Joseph Thomas Siegler aus Hammelburg. Er fertigte am 4. Februar 1744 den lateinischen Lehrbrief für Georg Conrad Schmid aus, der beim Schönbornschen Hofapotheker Franz Anton Niedermayer in Wiesentheid gelernt hatte. Seinen Namen tut er mit einem ovalen Schriftzug am rechten unteren Rand des Dokumentes kund: „Johannes Josephus Thomas Siegler von Hammelburg Rh[ ] pinxit". Es fällt auf, daß die eigenhändige Unterschrift des Apothekers fehlt. Zudem stammt der Schreiber aus der Geburtsstadt des Lehrlings.

Die Urkunde für Johann Heinrich Linck (Frankfurt/Main 1754) ist mit der Signatur „Fec[it]. J. M. Schirmer" versehen – ein Schreiber, zu dem sich keine näheren Daten finden ließen. Auch zu Constantin Christoph Jenckel, der in Lüneburg 1760 das Zeugnis von August Friedrich Dempwolff für Heinrich Christoph Ebermaier fertigte, konnte nur ermittelt werden, daß er Schreib- und Rechenmeister in Lüneburg gewesen war und von 1764 bis 1778 als Mieter in einer Ratswohnung in der Reitende-Diener-Straße gelebt hat. – Zwei der drei Lehrbriefe für die Brüder Klunge aus Eisenach tragen ebenfalls ein Schreiberautogramm. Beide Dokumente wurden von „Carl Fried: Christ: Grobecker" gefertigt. Die Urkunde für Johann Christoph Gotthelf Klunge (1762) signierte er in der Mitte des Blattes unterhalb des Textes, dasjenige für Johann Friedrich August Klunge (1766) in der linken unteren Ecke. Da zwischen dem Datum der ersten und dem der zweiten Urkunde vier Jahre liegen, darf man annehmen, daß Grobecker über längere Zeit vor Ort solche Arbeiten ausgeführt hat. Das Bürgerbuch der Stadt Eisenach erwähnt seinen Namen jedoch nicht.

Abweichend von den bisher genannten Dokumenten gibt das Lehrzeugnis für Johann Friedrich Oertel (Hof/ Vogtland 1721) lediglich die Initialen des Schreibers preis. In die Datierung „des Eintausend siebenhundert und ein und zwanzigsten Jahr" eingearbeitet, verewigt er sich mit den Buchstaben „G.K". Wiederum kann man über die Person und deren soziale wie berufliche Stellung keine Angaben machen. Dennoch muß es sich auch hier um einen Spezialisten gehandelt haben, da das sehr aufwendige Dokument mit vielen kalligraphischen Schmuckelementen ausgestattet ist. – Der Lehrbrief für Franz Nikolaus Lieblein (Würzburg 1732)

---

1 Lt. schriftlicher Auskunft der Landesschule Pforta, Oktober 1998.

schließlich wird von Walter Brod in seinem Buch über Fränkische Schreibmeister und Schriftkünstler dem Miniatur- und Wappenmaler Wolfgang Högler zugeschrieben, der aus dem Salzburgischen stammt und 1754 in Würzburg gestorben ist.[1] Ein Monogramm oder eine Signatur trägt die Urkunde jedoch nicht.

---

1 Vgl. BROD (1968), 42.

4. Künstlerisch-inhaltliche Gestaltung

4.1. Allgemeines

Neben der Untersuchung der Lehr- und Gehilfenbriefe nach diplomatischen Kriterien ist eine Betrachtung der künstlerischen Gestaltung angezeigt, deren graphische Ausführung allerdings so vielfältig ist, daß hier nur einige typische Beispiele beschrieben werden können. Als beeinflussende Faktoren für den Aufwand, der zur Anfertigung dieser Dokumente betrieben wurde, lassen sich u. a. die finanzielle Situation des Ausstellers, das handwerkliche Geschick des jeweiligen Schreibmeisters und vermutlich auch das Wohlwollen des Apothekers gegenüber dem Empfänger geltend machen. Die Verwendung kalligraphischer Initialen mit mehr oder weniger Verzierungen um den Text herum findet man auf vielen Lehr- und Gehilfenbriefen; die meisten sind einfarbig schwarz oder schwarz-golden gehalten, doch kommen auch vereinzelt Kolorierungen vor. Die Gestalter der Briefe scheinen zum großen Teil vom sog. ‚horror vacui'- Gedanken des Barock geprägt gewesen zu sein, wonach freie Flächen tunlichst zu vermeiden waren. ‚Lückenfüller' wie Girlanden, Schnörkel und andere kleine Zierformen gehörten zum Vorrat an Ornamenten und wurden auch in anderen Kunstrichtungen wie Architektur oder Möbelbau, ebenso wie in der Malerei verwendet.[1] Zahlreiche Dokumente tragen darüber hinaus Schmuckelemente unterschiedlicher Art, in denen sich die Kunststile des 17. und 18. Jahrhunderts in ihrer ganzen Breite widerspiegeln. Religiös beeinflußte Motive kommen ebenso vor wie Abbildungen aus verschiedenen Lebensbereichen des Menschen.[2]

---

1 Vgl. KLEIN (1996), 283.
2 Hingewiesen sei in diesem Zusammenhang auf das ‚Barocke Welttheater' des Daniel Pfisterer (begonnen 1716): Es zeigt auf wirkungsvolle Weise, wie die Menschen im 18. Jahrhundert ihr Umfeld wahrnahmen und dieses teils real, teils allegorisch abbildeten. Man findet einzelne Parallelen zu den für die pharmazeutischen Urkunden gewählten Motiven, was einmal mehr belegt, daß die Darstellungen auf den Lehr- und Gehilfenbriefen vom damaligen Zeitgeist geprägt waren. Vgl. PFISTERER (1996).

4.2. Religiös geprägte Motive

Im 18. Jahrhundert machte sich in Philosophie und Wissenschaft mehr und mehr eine profane Orientierung bemerkbar. Ihre soziale Kraft bezog diese Bewegung vornehmlich aus einer Formierung der intellektuell-aufgeklärten, bürgerlichen Gesellschaft, die eine Befreiung von der religiös-kirchlichen Dominanz einleitete und versuchte, auf der Grundlage weltlicher Vernunft und Moral eine neue Lebensordnung zu errichten. Dennoch blieb das Leben der Menschen vom Glauben bestimmt. Nachdem in der katholischen Kirche im Anschluß an die Reformation zunächst Christus in den Mittelpunkt der Frömmigkeit gerückt war, setzte sich bald die Heiligen- und Marienverehrung wieder durch. Diese Entwicklung wurde vom Klerus bewußt gefördert, denn sie diente als ein Mittel, namentlich die einfachen Leute an die Kirche zu binden; doch trugen alle sozialen Gruppen den auflebenden Kult mit. Vor allem Maria erlangte neue Popularität. Man betete zu ihr als Gottesmutter, als Königin des Friedens und der Barmherzigkeit; Marien-Altäre erhielten zentrale Standorte in den Kirchen, als wichtigstes Fest galt das der Unbefleckten Empfängnis. Heilige spielten ebenfalls wieder eine große Rolle im täglichen Leben. Städte und Stände hatten ihren je eigenen Patron, der besonders verehrt wurde, zudem war jeder Katholik auf den Namen eines Heiligen getauft, der ihm Schutz gewähren sollte. Galten die Heiligen doch nicht nur als Vorbilder christlicher Lebensführung, sondern auch als Fürsprecher vor Gott in großen und kleinen Nöten.[1] Eine Differenzierung von Elite- und Volkszeremonien erfolgte seit dem späten 17. Jahrhundert, als ‚rationale' Frömmigkeitsformen in der Oberschicht zunehmend Anklang fanden, während die ‚einfachen' Menschen an den traditionellen Praktiken festhielten; vor allem die Landbevölkerung neigte nach wie vor zu magisch-abergläubischen Vorstellungen.[2]

Unter diesen Gesichtspunkten wundert es nicht, daß auch bei der Gestaltung der Lehr- und Gehilfenbriefe auf christliche Elemente zurückgegriffen wurde. Die Schreiber benutzten dafür Symbole Gottes sowie Bilder von Engeln, ferner Bibelzitate, Sinnsprüche und Verse, die zu Gottvertrauen auf allen Wegen aufrufen und moralisches Verhalten anmahnen. Unter dem Aspekt der religösen Ausrichtung des Alltags sind aber auch einzelne Pflanzen- oder Tierbilder zu interpretieren. Von den Gottessymbolen fanden das gleichseitige Dreieck und die göttliche Hand Verwendung; während die Taube mit Strahlenkranz als Motiv nur ein einziges Mal –

---

1 Vgl. DÜLMEN 3 (1999), 73-75.
2 Vgl. DÜLMEN 3 (1999), 57.

nämlich auf dem Zeugnis für Johann Jacob Pfister (Nürnberg 1719)[1] – begegnet. Das Dreieck gilt als ältestes Symbol der Dreifaltigkeit[2], also der Einheit von Vater, Sohn und Heiligem Geist, in ihrer Allgegenwärtigkeit und Allwissenheit. Frühen Christen diente es als Merkmal des Glaubens, im Mittelalter – in Verbindung mit einem Kreis – als Meditationsgegenstand. Vom 17. bis zum 19. Jahrhundert war dieses Zeichen in der religiösen wie in der profanen Kunst besonders stark verbreitet. In der Mitte mit einem Auge versehen oder mit dem Namen Gottes in hebräischer Schrift, ist es meist von einem Strahlenkranz umgeben. Mit dem Auge Gottes geschmückt, erscheint das Dreieck auf dem Lehrzeugnis für Franz Xaver Artman (Vilshofen 1770). Mit den genannten hebräischen Schriftzeichen und einem Kreis, von dem Strahlen ausgehen, prangt es ferner auf der Urkunde für Friedrich Leberecht Supprian (Aschersleben 1740) und auf dem Dokument für Tobias Johannes Eggers (Leipzig 1744), wobei auf letzterem zusätzlich ein zwölfeckiger Stern den Kreis einfaßt. Ein weiteres göttliches Symbol stellt die Hand dar, die aus dem Himmel ragend eine Apothekerwaage hält (Nassau-Saarwerden 1750). Beide Zeichen auf diesem Brief dienten wohl dazu, den Apothekergesellen die Allgegenwärtigkeit Gottes zu verdeutlichen und ihnen zu zeigen, daß er sie jederzeit auf ihren Wegen schützt.

Verbreitet war auch die Ausschmückung der Lehr- und Gehilfenbriefe mit Engeln und Putten. Sie gelten als Gefährten des Menschen, die ihn bei seinem irdischen Tun begleiten. Dabei kann man den Putten freilich nicht immer eine religiöse Bedeutung zumessen, da sie auch nur als reines Stilelement in zahlreichen Kunstwerken der Renaissance, des Barock und des Rokoko begegnen. Dargestellt als niedliche, nackte, verspielte, häufig übermütige und schelmische Figuren, mit oder ohne Flügel, boten sie dem Schreiber eine Möglichkeit, das unbekleidete Kind in allen Phasen seiner spielerischen Bewegungen zu beobachten und im Bild festzuhalten.[3] In den bearbeiteten Urkunden erfüllen diese himmlischen Gestalten unterschiedliche Funktionen. Sie sind Wappenhalter, tragen Spruchbänder oder führen apothekenübliche Gerätschaften in den Händen, was hier an einigen Beispielen demonstriert werden soll. So zeigt das Lehrzeugnis für Johann Heinrich Linck (Frankfurt/Main 1754) rechts und links neben einer Stadtansicht zwei Posaunenengel[4] mit gefiederten Flügeln und bekleidet mit einem wehenden Gewand; aus ihren

---

1 Der Aussteller war schließlich Apotheker zum „Heiligen Geist".
2 Vgl. hierzu LCI 1 (1968), 526-537.
3 Vgl. SCHMIDT (1981), 136f.
4 Die Darstellung von Engeln als ‚Posaunenengel' geht auf Matth. 24, 31 zurück, wo es heißt: „Er wird seine Engel unter lautem Posaunenschall aussenden." Vgl. auch BÜCHMANN (1993),44.

Instrumenten kommen Wortsilben hervor: Links „FORT", rechts spiegelbildlich „FORTU", was man wohl zu ‚Fortuna' ergänzen muß und als Glück-Wunsch interpretieren kann. – Ähnlich sehen die Engel auf dem Zeugnis für Christoph Gottfried Sachs (Karlstadt 1774) aus; statt der Posaunen halten sie indes ein Textband mit der Einleitung des Textes. – Auch auf der Urkunde für Jacob Christian Traber (Kitzingen 1776) finden sich rechts und links in den oberen Ecken Engel: Der eine mit Posaune, der andere mit einer Trompete; sie sind bis auf einen leichten, wehenden Lendenschurz nackt und dem Aussehen nach den Kinderengeln zuzuordnen. – Ebenfalls als Putto kann man die Figur auf dem Dokument für Johann Christoph Seiz (Ostheim 1785) bezeichnen: Eine nackte, flügellose Kindergestalt trägt mit aller Kraft eine Salbenbüchse, die im Verhältnis zum Körper viel zu groß erscheint. – Ein schönes Beispiel für die Verwendung von Putten als Stilelement des Rokoko ohne religiöse Bedeutung bietet das Zeugnis für Johannes Matthias Zaubzer (Donauwörth 1790): Oben halten vier geflügelte Engelchen das kurfürstlich-bayrische Wappen, unten arbeitet rechts und links je eines an Mörser und Destillierofen. Das Bild mutet leicht und unbeschwert an und erinnert an spielende Kinder. – Außergewöhnlich ist hingegen die Darstellung der zwei weiblichen Figuren auf dem Lehrbrief für Andreas Möllenhoff (Lippstadt 1759). Jeweils mit einer lässig in der Hand getragenen Posaune und mit kleinen Flügeln ausgestattet – was die Identifizierung als Engel nahelegt – wirken die Gestalten fast anrüchig: Die linke hat einen nackten Oberkörper mit rot eingezeichneten Brüsten; um ihre Hüfte schlingt sich ein grüner Rock. Die rechte trägt ein kurzärmeliges blaues Kleid; ihr linkes Bein schaut hervor und ist am Oberschenkel mit einem roten Strumpfband geschmückt. Vielleicht hatte der Maler bei der Anfertigung weibliche Verführungskünste vor Augen.

Zum Schmuck von Lehr- und Gehilfenbriefen wurden nicht zuletzt Sinnsprüche und Verse unterschiedlicher Herkunft, aber auch Bibelzitate verwendet. Die herangezogenen Stellen aus der Heiligen Schrift beschäftigen sich überwiegend mit dem Arzt und den Medikamenten, was folgende Übersicht veranschaulichen mag:

Zitat	Quelle (Empfänger, Ort, Jahr)
„Honora Medicum propter necessitatem Eccl 38" „Nunquid Resina non est in Galaad. aut Medicus non est ibi? quare igitur non est obducta cicatrix Felix populi mei. Jeremia 8"	Andreas Henricus Römer, Neustadt/ Mähren 1740
„Altissimus creavit De terra Medicamenta. Et Vir prudens non abhorrebit illa. Eccl. Cap. XXXIII[!]" „Honora Medicum Propter necessitatem. Etenim illum & opera eius sunt necessaria. Eccl cap XXXIII[!]"	Elias Haumblecher, Graz 1740
„Hoffnung läßt nicht zuschanden"	Johann Bernhard Rosenfeld, Naumburg 1758

Auf zwei Dokumenten wird Eccl[esiasticus] 38 zitiert[1], d.h. ein Abschnitt aus dem Kapitel 38 des Buches ‚Jesus Sirach', in dem übrigens auch der Apotheker als Arzneibereiter genannt ist.[2] Dabei wird die Stelle „Schätze den Arzt, weil man ihn braucht" in einem der beiden Fälle weitergeführt: „denn auch ihn hat Gott geschaffen" (Eccl. 38,1). Ergänzt durch den Vers „Gott bringt aus der Erde Heilmittel hervor, der Einsichtige verschmähe sie nicht" (Eccl. 38,4), weisen diese Zitate auf die Bedeutung des Arztes und die der Heilmittel für die Genesung des Menschen hin. Der Vers aus dem Buch Jeremia beinhaltet die Klage des Propheten über eine Hungersnot. Sinngemäß lautet der Text: „Gibt es keinen Balsam in Gilead, ist dort kein Wundarzt? Warum schließt sich denn nicht die Wunde der Tochter, meines Volkes?" (Jerem. 8,22). Auch hier werden Arzt und Balsam (Arznei) als entscheidend für die Genesung genannt. Die Aussage „Hoffnung läßt nicht zuschanden" stammt dagegen aus dem Römerbrief (Röm. 6,5) und wird dort im Zusammenhang mit dem Gedanken gebraucht, daß der Gläubige auf die Liebe Gottes hoffen und alles Übel nur als Stärkung auf dem Weg zur Erlösung ansehen soll. Daraus erkennt man, wie eng Gottvertrauen und alltägliches Leben im 18. Jahrhundert zu-

---

1 Der Schreiber des Briefes für Elias Haumblecher (Graz 1740) gibt als Quelle „Eccl. 33" an; gemäß der Einheitsbibel müßte es Eccl. 38 heißen.
2 Vgl. hierzu KRAFFT (1999), 32-36.

sammenhingen. Demnach ist die Unterstützung durch den Herrn für das gute Gelingen der aufgetragenen Aufgaben unverzichtbar. Der göttliche Wille steht über dem eigenen; wer sich führen läßt, bleibt auf dem rechten Pfad. Diese Vorstellung wird auch aus folgenden Segenswünschen deutlich:

Zitat	Quelle (Empfänger, Ort, Jahr)
„Die Gottes Güt' Dich stets behüt" „Der Heilig Geist Dir Hülfe leist"	Johann Jacob Pfister, Nürnberg 1719
„Durch hohe Macht zum Stand gebracht"	Georg Conrad Schmid, Wiesentheid 1744
„Führe mich o Herr u[nd] leite meinen Gang nach deinem Wort"	Johann Bernhard Rosenfeld, Naumburg 1758
„Die Gottlosen heilet weder Kraut noch Pflaster."	Jacob Henschen, Frankfurt/Main 1759
„Gott segne die Apoteckerkunst"	Ferdinand Friedrich Fokkelmann, Friedberg 1761
„Fürchte Gott und ehre jedermann" „Vertraue deinem Gott beständig und bleibe in deinem Beruff"	Johann Friedrich August Klunge, Eisenach 1776

Besonders hervorzuheben ist die Urkunde für Johann Bernhard Rosenfeld (Naumburg 1758), denn oberhalb und unterhalb des eigentlichen Textes brachte der Schreiber Schwünge an, deren Linien aus Liedversen in Mikroschrift bestehen.[1] Darin wird dem Wandernden immer wieder empfohlen, sein Schicksal in Gottes Hand zu legen und darauf zu vertrauen, daß dieser ihm immer und überall beisteht.

---

1 Vgl. WISSEL 1 (1971), 318-320, wo die in Mikroschrift geschriebenen Texte abgedruckt sind.

Ungewöhnlich viele gute Ratschläge bekam Andreas Möllenhoff in seinem Lehrbrief (Lippstadt 1759), wo er in erster Linie ermahnt wurde, sich tugendhaft zu verhalten:

„Sola potest Homines felices reddere virtus" [Nur die Tugend macht die Menschen glücklich]
„Sola virtus nobilitat – Die Tugend ist der beste Adel"
„Transit honos Transit fortuna Pecunia transit omnis et tantum Fauna perennis existit" [Es vergeht der Ruhm, das Glück, das Geld, alles, nur die Fauna bleibt ewig]
„Sic [itur]ad astra – so geht man an zur Tugend bahn" [Vergil: Aen.9,641]
„Procul esto prosa – Weicht Ihr Laster fort hier ist der Tugend Ort" [Horaz: Carm. III 8,15f]
„Finis coronat Opus Das Ende krönt das Werk" [Ovid: Heroides 2,85]
„Nec decessis nec diffisus Weder faul noch müde, ich traue Gottes Güte"
„Wenn Ehre Glück und Geld wie Rauch im Wind zergehet, glaub, ein guter Name zu aller Zeit bestehet"
„Gold und Stein im springen krachen, nur die wahre Tug[end] bleibt stets im hohen Wert"
„Ardua virtutem[...] Dies ist der Lohn, den Tugend trägt davon" [Ardua molimur, sed nulla nisi ardua virtus, (Ovid: Ars amator. 2, 537)]
„Wer nach der Tugend strebet, den sie zu hohem Glück erhebet"

Wie man sieht, bediente sich der Aussteller des Briefes nicht nur einer Reihe von geflügelten Worten, deren Urheber nicht mehr zu identifizieren sind, sondern auch der römischen Dichter Vergil, Horaz und Ovid. Dabei mag Vergils ‚Äneis', die bekanntlich von den Irrfahrten der Trojaner vor ihrer Ansiedlung in Latium berichtet, auch mit Blick auf die teilweise ebenfalls fernen Reisen der Gehilfen herangezogen worden sein. Hingegen schildert Ovid in seinen ‚Ars amatoria' einen witzigen, genießerischen und triumphierenden Liebhaber, was zu den auf der gleichen Urkunde angebrachten, bereits im Zusammenhang mit den Engeldarstellungen erwähnten, anrüchig wirkenden Frauenfiguren paßt, zu denen die Vielzahl der tugendhaften Sprüche allerdings in einem gewissen Widerspruch steht. Sollte vielleicht der Lehrling Möllenhoff zur Besserung seines bis dahin zweifelhaften Lebenswandels bewogen werden? – Allgemeine Weisheiten spiegeln sich dagegen in folgenden Devisen wider:

Zitat	Quelle (Empfänger, Ort, Jahr)
„Salutifer omne [est]" [Alles ist heilbringend] „Spes proxima fructus" [Die nächste Frucht ist Hoffnung] „Ex stemmate robur" [Aus dem Stamme wächst die Kraft]	Johann Jacob Pfister, Nürnberg 1719
„Non est momente[!]quod opto" [Was ich wünsche, ist nicht gegenwärtig]	Friedrich Leberecht Supprian, Aschersleben 1740

Die ersten drei Sentenzen fungieren als Bildunterschriften zu drei untereinander angeordneten Ovalen, die jeweils einen Baum in einem Kübel zeigen: Der obere Baum trägt Früchte und ist voller Laub; angedeutete Blüten schmücken das mittlere Gewächs. Selbst der untere abgestorbene Baum ohne Blätter ist noch zu etwas nutze. Im übertragenen Sinne heißt dies: Alles hat einen Zweck. Man hofft auf ein gutes Ergebnis. Es gibt nichts Negatives, dem nicht etwas Positives abzugewinnen wäre. Der vierte Spruch besagt, man solle nicht in einer Situation verharren, sondern sich bewegen und die Zukunft angehen. – Zuletzt seien noch zwei Zitate von Gelehrten erwähnt, die beide auf dem Brief für Elias Haumblecher (Graz 1740) zu finden sind: „Herbis non verbis fiunt Medicinae vitae. DioscoTes [!]" und „Vita brevis – Ars longa. Hip[p]ocrates". Während sich das erste sinngemäß mit: „Kräuter, nicht Worte machen die Kraft der Medizin aus" übersetzten läßt, heißt das zweite „Das Leben ist kurz – die Kunst währt lang" und stammt bekanntlich aus den Aphorismen des Hippokrates (1,1).

Im Zusammenhang mit biblischen Motiven sei schließlich noch auf ein in jeder Hinsicht aus dem Rahmen fallendes Schriftstück hingewiesen (Abb. 8), nämlich den Lehrbrief für Franz Nikolaus Lieblein[1] (Würzburg 1732), den die Apothekerswitwe Maria Sabina Schrod fertigen ließ. Als einziges bekanntes Zeugnis zeigt er eine lebhafte szenische Darstellung, die etwa die Hälfte der Urkunde ausfüllt und bei der es sich, wie bereits in der Literatur vermutet, um die Begegnung Abrahams mit Melchisedek handeln könnte.[2] Abraham hatte u. a. seinen Neffen Lot und dessen Habe aus der Gewalt des Feindes befreit. Als er zurückkehrte, brachte ihm Melchisedek, der König von Salam und Priester des höchsten Gottes, Brot und Wein und segnete ihn (Gen. 14, 17-24). Auf der rechten Seite des Bildes erkennt man Soldaten mit Waffen und Pferden, auf der linken tragen Frauen und Männer Obst und Wein herbei. In der Mitte stehen zwei Gestalten: links der Hohe Priester Melchisedek und rechts Abraham. Weiß gewandet als Symbol der Reinheit, heben sie sich gegen die übrigen, dunkel gekleideten Menschen ab. Sämtliche Figuren und Gegenstände sind mit großer Liebe zum Detail abgebildet. Im übertragenen Sinne ist diese Szene eine Mahnung an den Lehrling: Wer Gutes für seinen Nächsten tut, wird von Gott belohnt. Aufgrund der aufwendigen Gestaltung kann dieses Dokument zweifellos als besonders wertvoll angesehen werden, zumal derartige Stiche für pharmazeutische Urkunden ansonsten ungebräuchlich waren.

Neben dem Ausdruck der Frömmigkeit mit Hilfe von Symbolen, Versen und Sprüchen finden sich ebenfalls Darstellungen von Figuren aus der Mythologie. Dazu zählen z.B. der Legende nach die ersten christlichen Ärzte, die Brüder Kosmas und Damian. Diese stellten ihre heilenden Kenntnisse unentgeltlich zur Verfügung, weshalb man sie auch ‚Anargyroi' nannte. Sie verkörperten das Ideal des Arztes, der die von Gott gegebene Heilkunst aus reiner Nächstenliebe am Kranken ausübt. Die Brüder heilten auch durch Gebet und bekehrten aufgrund gelungener Genesung viele Menschen zum Christentum. Schließlich starben sie unter Kaiser Diokletian (nach 230 - 305) im Zuge der Christenverfolgung den Märtyrertod in Aigai. Ausgangsort ihres Kultes war die Grabstätte der beiden bei Kyrrhos in Syri-

---

1 Sein Sohn Franz Caspar Lieblein stellte seinerseits die Urkunde für Jacobus van der Pohl aus (Fulda 1772). Er war durch Heirat in den Besitz der Hof- und Schwanapotheke in Fulda gekommen und lehrte ab 1780 als Professor für Chemie und Botanik an der dortigen Adolphs-Universität. Zu seinen Lebzeiten erschien ein Arzneibuch, an dessen Entstehen er maßgeblich beteiligt war. Vgl. FAHR (1959),7f.
2 Vgl. ILLUSTRIERTER APOTHEKER-KALENDER (1962), 35.

en, wo sich die dort errichtete Kirche zum Wallfahrtsziel für Kranke entwickelte. Bereits im 4. Jahrhundert wurde die Anbetung von Kosmas und Damian in den römischen Meßkanon aufgenommen. Im 9. Jahrhundert verwahrte und verehrte

Abb. 8: Lehrbrief für Franz Nikolaus Lieblein. Würzburg 1732

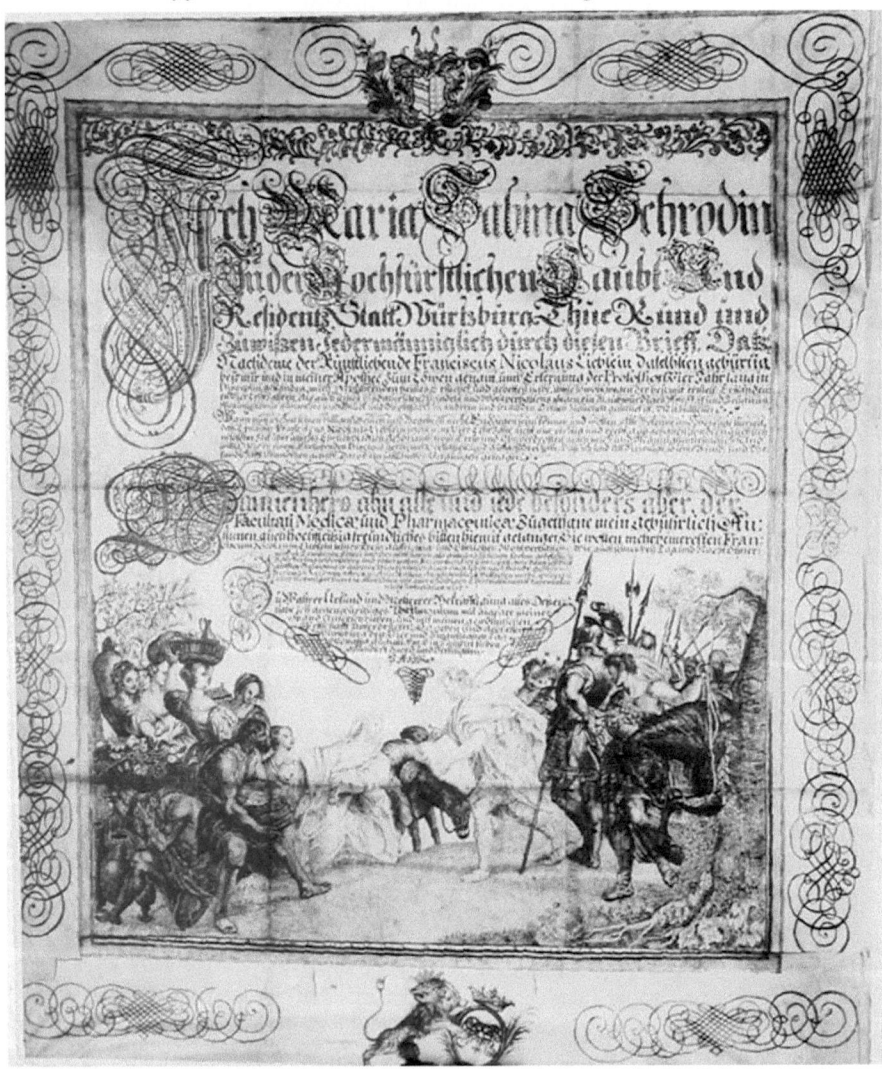

man Reliquien in Centula, Prüm, Essen, Hildesheim und ab dem 10. Jahrhundert in Bremen. Kosmas und Damian gelten bis heute als Schutzheilige der Ärzte und Apotheker, aber auch als Patrone von Florenz.[1] Durch den bis heute besonders in Griechenland weitverbreiteten Kult erklärt sich auch die vielfältige Darstellung des Brüderpaares, die Kosmas und Damian überwiegend mit medizinischen Attributen – Arzttasche am Gürtel, Arzneischachtel, Salbengefäß, Spatel oder Harnglas – versieht. Die italienische Kunst zeigt sie ebenbürtig in akademischer Tracht, oft mit gleichen Beigaben. Nördlich der Alpen verkörpern sie dagegen häufig zwei verschiedene Stände: Kosmas den akademischen Arzt (mit Harnglas), Damian den Apotheker oder Wundarzt (mit Salbengefäß oder -spatel). Erst spät – etwa ab dem 18. Jahrhundert – erscheinen die beiden Heiligen in orientalischem Gewand.[2] Darstellungen in unterschiedlicher Technik und verschiedenen Materialien finden sich u.a. in Form von Statuen in Kirchen, auf Glasfenstern, Altarbildern, Holzschnitten und Andachtsbildchen.[3] Die beiden Heiligen schmücken schließlich auch einige pharmazeutische Lehr- und Gehilfenbriefe, was aufgrund ihrer legendären Tätigkeit als Arzt und Apotheker naheliegt.

Das Lehrzeugnis für Elias Haumblecher (Graz 1740) ziert oben in der Mitte eine Abbildung von Kosmas und Damian. Die durch schmale Züge und Spitzbärte charakterisierten Gesichter sind einander zugewandt, die gleichartige Kleidung weist auf Ebenbürtigkeit hin. Dagegen unterscheiden sich ihre Hüte: Damian trägt eine Art Barett, Kosmas eine rundliche Kopfbedeckung; ein angedeuteter Heiligenschein umgibt die Köpfe. Rechts und links identifizieren Schriftbänder die Heiligen als „S. Cosmas M." und „S. Damian M.". Jedem ist eine Spruchtafel mit Bibelzitaten zugeordnet; Kosmas verkündet: „Altissimus creavit de terra medicamenta et vir prudens non abhorrebit illa. Eccl: Cap XXXIII[!]" und Damian ergänzt: "Honora medicum propter necessitatem. Etenim illum et opera eius sunt nesessaria. Eccl. Cap. XXXIII[!]". In der Mitte zwischen ihren Körpern stehen auf wolkenartigem Untergrund die Attribute: ein Salbengefäß und ein Harnglas. – Bei dem Dokument für Andreas Henricus Römer (Neustadt/ Mähren 1740) zeigt sich ein ähnliches Bild: Die Heiligen, bekleidet mit orientalischen Gewändern und Turbanen, sind dort mit einem gemeinsamen Namenszug „SS Cosmas et Damianus MM" verse-

---

[1] Vgl. hierzu SCHMITZ (1998), 220-223.
[2] Zu Darstellungen von Kosmas und Damian in der Kunst vgl. z.B. JULIEN (1971),13-15, der u.a. auch auf die unterschiedliche Bekleidung der Heiligen auf den jeweils beschriebenen Miniaturen hinweist. Vgl. hierzu auch WITTMANN (1967).
[3] Vgl. hierzu LCI 7 (1974), 343-349.

hen.[1] Darüber prangt ein Spruchband mit dem schon bekannten Zitat „Honora medicum propter necessitatem" (Eccl. 38). Als Attribut ist die Salbenbüchse zu erkennen; weitere medizinische Utensilien, wie Gefäße und Klistiere, zieren den Rahmen des Zeugnisses. – Die Darstellung der Brüder auf der Urkunde für Joseph Novotny (Prag 1764) ist dagegen etwas anderer Natur (Abb.9).

Abb.9: Lehrbrief für Joseph Novotny. Prag 1764

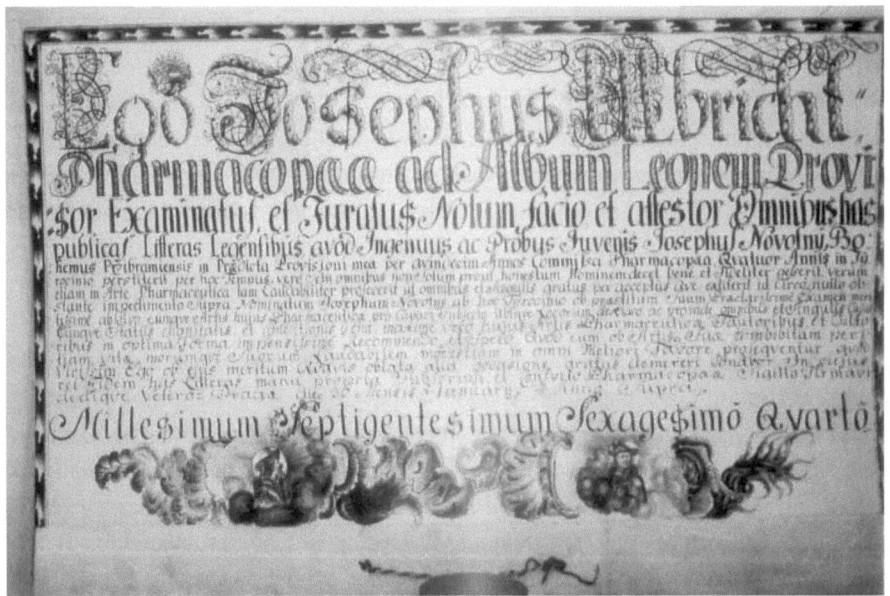

Unterhalb des Textes erstreckt sich ein breites Zierband mit muschelartigen Formen, in dessen linker Hälfte Kosmas erscheint. Den Kopf umgibt ein Nimbus, der Körper verschwindet halb in mächtigen dunklen Wolken. Bekleidet mit einem prächtigen Gewand und einem Federhut schaut er gen Himmel. Vergleichbar ausgestattet präsentiert sich Damian, der auf der rechten Seite plaziert ist. Er trägt die gleiche Kleidung, den gleichen Hut und ebenfalls einen Heiligenschein; man erkennt ihn jedoch an der Salbendose in seiner Hand. Bibelzitate, Namenszüge oder weitere Attribute fehlen. – Eher selten ist die Art der Darbietung auf dem Zeugnis für Jacob Christian Traber (Kitzingen 1776), das Kosmas ohne seinen Bruder zeigt.

---

1 Dabei bedeutet „SS" den Plural von Sanctus, „MM" den Plural von Medicus.

In ein antikes wallendes Gewand gehüllt hält er in der linken Hand ein Urinschauglas, in der rechten ein kleines Papier mit der Aufschrift „Recept".

4.3. Gestalten der griechischen und römischen Mythologie

Zur prächtigen Verzierung der Lehr- und Gehilfenzeugnisse nahmen die Schreiber auch Anleihen bei der griechischen und römischen Mythologie. Immer wieder finden sich auf den Dokumenten Gestalten, die mit Wanderschaft oder den dafür notwendigen guten Bedingungen in Verbindung zu bringen sind. Bevorzugt werden Hermes und Fortuna, daneben vereinzelt auch Apollo dargestellt.

Der griechische Gott Hermes, identisch mit dem römischen Merkur, besitzt vielfältige Wesenszüge und Funktionen. Er ist derjenige, der die Wanderer und Hirten auf ihren Wegen durch die gefährliche Welt geleitet und schützt. In seiner Eigenschaft als Götterbote wirkt er gewaltlos durch freundlichen Zuspruch, manchmal auch mittels List und Zauber. Als Zeichen seiner Würde trägt er den Caduceus, einen von zwei Schlangen achtförmig umwundenen Heroldstab; daneben gehören vor allem die geflügelten Schuhe und der mitunter geflügelte Hut zu seiner Person. Dargestellt wird er ab dem 5. Jahrhundert in der Regel bartlos, jugendlich und kräftig, mit einem Gewand bekleidet oder auch völlig nackt.[1] – Der Bezug des Hermes zu den Apothekergesellen läßt sich durch seine Eigenschaft als Begleiter der Wandernden herstellen: Bedurften doch die reisenden Burschen auf ihren Wegen eines Führers und Beschützers. So erscheint die Gestalt des Gottes auf dem Brief für Ferdinand Fockelmann (Friedberg 1761) sogar zweimal: Beide Figuren sind nur mit einem Lendenschurz bekleidet und tragen geflügelte Hüte und Schuhe. Eine von ihnen hält zudem einen Caduceus in der Hand, die andere befestigt eine Tafel mit der Inschrift „Gott segne die Apotheckerkunst" an einer imaginären Wand. – Ebenfalls mit geflügeltem Hut, dazu mit wehendem Gewand ist Hermes auf dem Zeugnis für Jacob Christian Traber (Kitzingen 1776) zu sehen; auch dort hält er den oben beschriebenen Stab. – Man darf vermuten, daß es sich bei der Figur auf dem Dokument für Georg Martin Kron (Weiden 1788) desgleichen um Hermes handelt. Charakteristisch ist jedenfalls der Heroldstab, während die geflügelten Schuhe fehlen; Ungewöhnlich ferner seine Darstellung mit Bart.

In Gemeinschaft mit Hermes, aber auch allein erscheint Fortuna, die römische Göttin des Schicksals und des Glücks. Identisch mit der griechischen Tyche, stellt

---

1 Vgl. LAW (1965), 1269f.

sie das Symbol für die Willkür und die Wechselhaftigkeit des Lebens dar, sowohl im positiven als auch im negativen Sinne. Als Attribute sind ihr das Rad, die Kugel oder ein Füllhorn beigegeben.[1] Dabei drückt das Rad ihre Funktion als Lenkerin der Geschicke im Guten wie im Schlechten aus; die Kugel gilt als Zeichen ihres unberechenbaren Wesens, in Form einer Weltkugel zeigt sie Fortunas beherrschende Macht.[2]

Prinzipiell sind alle auf den pharmazeutischen Urkunden abgebildeten Fortuna-Darstellungen ähnlich. Stets handelt es sich um weibliche Gestalten mit wallenden Gewändern, die meistens ein großes Füllhorn tragen. Auf dem Zeugnis für Johann Bernhard Rosenfeld (Naumburg 1758) präsentiert sich die Göttin sitzend und hält in der rechten Hand einen Ährenkranz sowie in der linken ein Horn, dessen Inhalt sich in ihren Schoß entleert. – Ein ähnliches Gebilde trägt die weibliche Gestalt auf dem Lehrbrief für Abraham Wilhelm Wiebeking (Celle 1751): Fortuna steht dem Betrachter direkt gegenüber, die Öffnung des Füllhorns zeigt nach oben. – Sehr eindrucksvoll mutet die Darstellung der Schicksalsgöttin auf der Urkunde für Georg Martin Kron (Weiden 1758) an: Sitzend und mit seitwärts gewandtem Blick hält sie in der rechten Hand einen Ährenkranz, in der linken das Füllhorn, auf dem Kopf trägt sie ein Fruchtmaß. – Eine Frauengestalt, die das Dokument für Heinrich Wilhelm Ulrici (Friedberg 1750) ziert, könnte vielleicht ebenfalls als Fortuna interpretiert werden. Es handelt sich um eine grob gezeichnete Figur, die aus einem Gefäß etwas ausgießt – eventuell ein Attribut der Fortuna, was sich jedoch aufgrund der technisch unbeholfenen Ausführung des Briefes nicht definitiv entscheiden läßt. – Die Darstellung der Schicksalsgöttin auf den Wanderpapieren junger Apothekergesellen gibt jedenfalls dem Wunsch nach Glück und positivem Lebensverlauf Ausdruck; sie signalisiert aber zugleich, daß es für den Menschen unmöglich ist, allein mit seinen eigenen Mitteln darüber zu bestimmen.

4.4. Personifizierte Tugenden

Das Prinzip der vier Kardinaltugenden Iustitia (Gerechtigkeit), Fortitudo (Tapferkeit), Prudentia (Weisheit) und Temperantia (Mäßigkeit) stammt aus der Antike. Darüber hinaus gibt es noch drei weitere Tugenden, nämlich Fides (Glaube), Spes (Hoffnung) und Caritas (Liebe), die dieses Schema ergänzen. Ihr Ursprung liegt

---

1 Vgl. LCI 2 (1970), 53f.
2 Vgl. LGRM 1.2 (1890), 1503-1558.

im christlichen Glauben und beruht auf Lehren des Heiligen Paulus (1 Kor. 13). Fügt man noch die Humanitas (Menschlichkeit) hinzu, bekommt man ein den Kardinaltugenden entsprechendes ‚Quartett'. Man faßt aber auch die sieben erstgenannten zusammen und erhält so gleichsam die Antithese zu den sieben Lastern.

In bildlichen und plastischen Darstellungen symbolisieren in der Regel weibliche Figuren die Tugenden. Auf antiken Kunstwerken geben sie sich meist nur durch ihre Namen zu erkennen, denn spezielle Attribute wurden ihnen erst ab dem frühen Mittelalter zugeordnet. Dabei sind der Vielfalt kaum Grenzen gesetzt: Prudentia trägt ein Buch, ab und zu eine Schlange; Iustitia hält eine Waage, manchmal noch ein Schwert oder ein Lot; zu Temperantia gehören Fackel, Palmenzweig oder Windmühle; Fortitudo ist stets bewaffnet. Ein Bienenstock, ein Schiff oder ein Anker kennzeichnen Spes; Caritas dagegen erkennt man an Herz, Pelikan oder dem Monogramm Christi; der Fides sind ein Buch, eine Kirche und/oder eine Kerze beigegeben. Die personifizierten Tugenden begegnen vor allem in der Buchmalerei und in der Ausstattung von Kirchen; in der Renaissance wurden sie zudem – als Ausdruck der guten Eigenschaften des Verstorbenen – zu einem Hauptelement der Grabstättenkunst.[1] Auch einzelne der hier untersuchten pharmazeutischen Zeugnisse zeigen Abbildungen von Iustitia, Spes, Temperantia und Caritas.

Iustitia, das Symbol für Gerechtigkeit, wird dargestellt als sitzende oder stehende und häufig gekrönte weibliche Gestalt. Ihre Augen sind zumeist verbunden; als Attribut trägt sie meist eine Waage, deren Schalen leer oder mit dem zu wägenden Gut – menschlichen Taten, Tugenden und Lastern – gefüllt sind. Dabei gilt die Waage stets als Zeichen der Abgrenzung von Recht und Unrecht. Gelegentlich erscheint noch das Senkblei als Meßinstrument oder zusätzlich das Schwert zur Verdeutlichung der strafenden Gerechtigkeit. Die Augenbinde wurde im 15. Jahrhundert zunächst als Spottbild für die Blindheit der Iustitia verstanden, bedeutete dann aber Unparteilichkeit.[2] – Die Darstellung auf dem Zeugnis für Jacob Christian Traber (Kitzingen 1776) entspricht dieser Beschreibung: Die weibliche Figur mit Augenbinde ist bekleidet und trägt eine Waage in der rechten Hand; die eine Waagschale beinhaltet zwei Arzneifläschchen, die andere scheint leer zu sein. In der linken Hand hält Iustitia eine kleine Tafel mit der Aufschrift „I C T", wobei es sich offensichtlich um die Initialen des Empfängers handelt. Demnach gibt dieses Motiv dem Wunsch Ausdruck, dem Gesellen Jacob Christian Traber möge auf seinem Weg stets Gerechtigkeit widerfahren.

---

1 Vgl. LCI 4 (1972), 364-380.
2 Vgl. LCI 2 (1970), 466-472.

Die Personifikation der Hoffnung auf glücklichen Ausgang der Ereignisse ist auf der Urkunde für Tobias Johannes Eggers (Leipzig 1744) kombiniert mit derjenigen der Mäßigkeit dargestellt. Spes besitzt als Attribute zwei Bienenkörbe, Temperantia läßt sich vor allem an dem Palmenzweig erkennen. Beide Figuren sitzen links bzw. rechts neben der Stadtansicht von Leipzig. Sie mahnen den Betrachter, an Hoffnung und Mäßigkeit zu denken. – Ein weiteres einschlägiges Bild findet sich auf dem Zeugnis für Johann Bernhard Rosenfeld (Naumburg 1758): Eine weibliche Gestalt trägt Anker und Herz als Beigaben. Der Anker symbolisiert die Hoffnung, das Herz gehört zur Caritas. – Bei all diesen Interpretationsversuchen muß man jedoch bedenken, daß es sich im Falle der pharmazeutischen Lehr- und Gehilfenbriefe in erster Linie um Gebrauchsgraphik handelt. Nicht immer kann also vorausgesetzt werden, daß der Aussteller um die tiefere Symbolik der Figuren wußte.

4.5. Gelehrte

Während Darstellungen von berühmten Heilkundigen – meist aus der Antike – auf den Titelblättern von medizinischen Werken, Kräuterbüchern oder Pharmakopöen im 17. und 18. Jahrhundert durchaus üblich waren[1], finden sich derartige Abbildungen, etwa von Hippokrates, Theophrast von Eresos, Dioskurides, Andromachos, Galen und Aulus Cornelius Celsus auf den hier untersuchten Dokumenten nur sehr selten.[2] Alle genannten Autoritäten samt dem Gott Apollo erscheinen indes gemeinsam auf dem Lehrbrief für Philipp Friedrich Palm (Stuttgart 1777). Um ein Oval mit dem Herzoglich-Württembergischen Wappen angeordnet, stehen als ganze Figuren links unten Dioskurides und rechts unten Andromachos jeweils auf einem Sockel; in der Mitte zwischen ihnen ist eine Büste des Apollo angebracht. Darüber sind die Köpfe der anderen Gelehrten positioniert: links Galen und Theophrast, rechts Celsus und Hippokrates, wobei alle Personen durch ihren Namenszug identifiziert werden können (Abb. 10). Diese Darstellung ist auch insofern erwähnenswert, als sie sich offensichtlich an das Frontispiz der Ausgabe der Pharmacopoea Wirtenbergica von 1741 anlehnt. Dort sind die gleichen Gelehrten – lediglich in anderer Reihenfolge – ebenso abgebildet wie das herzogliche Wap-

---

1 Vgl. hierzu WERTZ (1993); ferner SCHOUTEN (1967).
2 Die Darstellung eines Gelehrten auf dem Zeugnis für Ernst Wilhelm Einert (Arnstadt 1757) ist als Hippokrates mit Äskulapstab gedeutet worden. Vgl. FERCHL (1938), 6. Da jedoch keine typische Beigabe und keine Namensnennung vorhanden ist, läßt sich diese Interpretation nicht einwandfrei belegen.

pen.¹ Dioskurides trägt in beiden Fällen ein von Pflanzen und Früchten überquellendes Füllhorn; Andromachos, einer der Leibärzte Neros, hält jeweils ein Theriakgefäß² in der rechten Hand. Der Bezug zur Pharmazie ist eindeutig, denn diese wie alle übrigen Gelehrten haben wichtige Schriften zur Botanik, zur Arzneimittellehre oder zur Heilkunst verfaßt und waren somit dem frischgebackenen Gesellen wohl vertraut.

Abb. 10: Lehrbrief für Philipp Friedrich Palm. Stuttgart 1777. Ausschnitt

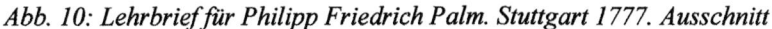

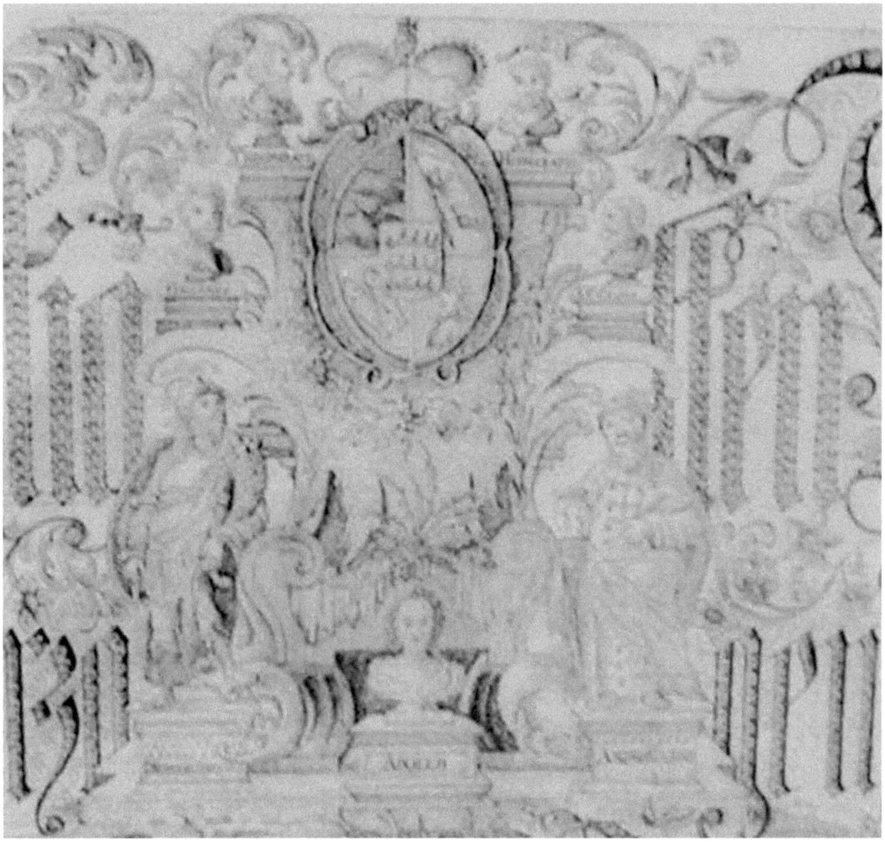

---

1 Vgl. ROTHFUSS (1997), 46f. – Dabei muß man freilich bedenken, daß 1777 bereits eine neuere Ausgabe gültig war, deren Titelblatt zwar auch Gelehrte zeigt, aber völlig anders aussieht. Vgl. hierzu ROTHFUSS (1997), 64f.
2 Auf Andromachus geht bekanntlich die klassische Rezeptur des Theriak zurück. Vgl. hierzu DILG (1986).

4.6. Weitere figürliche Darstellungen

Einige Lehr- und Gehilfenbriefe weisen Figuren auf, die vermutlich keine religiöse oder andere tiefere Bedeutung haben und in zwei unterschiedlichen Arten zu finden sind: zum einen in Form realistischer Darstellungen von Personen mit detailliert gezeichneten Gesichtern und Kleidern, zum anderen nur aus geschwungenen Linien angedeutet. Ein Beispiel für die erstgenannte Gruppe bietet der Lehrbrief, den Paulus Mittosch 1676 für Lorenz Leineker aus Aarhus ausstellte. Neben aufwendigem Pflanzenschmuck zeigt dieses Dokument links neben dem Text zwei Musiker: Sie tragen enganliegende Hosen, langärmelige Kasaks und Mützen; der linke spielt Dudelsack, der rechte hält eine Flöte in der Hand. Die Gesichter sind gut zu erkennen; der Flötist hat einen Vollbart, der Dudelsackbläser mutet durch den Spitzbart und die schmalen Augen fast asiatisch an. Warum der Künstler als Motiv für einen Lehrbrief ausgerechnet Musiker wählte, ist nicht zu klären; vielleicht wollte er dem Betrachter damit andeuten, daß wandernde Apothekergesellen ebenso wie Musikanten stets auf der Durchreise sind. Ob sie – wie Wolfgang Caesar vermutet – das fröhliche Fest zum Abschied von Leineker symbolisieren sollen, muß ebenfalls offenbleiben.[1]

Eine interessante Darstellung schmückt das Zeugnis für Conrad Hieronymus Senckenberg (Hanau 1727). Am linken unteren Rand ist ein Reiter auf einem weißen Pferd angebracht. (Abb. 11) Während indes die Körper von Tier und Mensch nur mit groben Strichen skizziert sind, ist das Gesicht sehr genau mit feinen Linien gezeichnet; es könnte sich um den in der Präambel des Textes genannten Johann Reinhard Graf von Hanau, Rieneck und Zweibrücken handeln, die Skizze somit als Ehrenbezeigung an den edlen Herrn gedacht gewesen sein. – Einwandfrei läßt sich dagegen die Figur auf dem Brief für Johann Bernhard Rosenfeld (Naumburg 1758) interpretieren. Links in der Initiale versteckt erkennt man einen kleinen Wanderer. Mit Gehrock, Degen und Schnallenschuhen angetan entspricht sein Habitus der üblichen Bekleidung von Apothekergesellen des 18. Jahrhunderts. Er trägt einen Ranzen bei sich und symbolisiert so den Empfänger des Briefes, der sich nach Abschluß seiner Lehrzeit sehr wahrscheinlich auf die Reise begeben haben wird.

---

1 Vgl. CAESAR (1985), 2867.

Abb. 11: Lehrbrief für Conrad Hieronymus Senckenberg. Hanau 1727. Ausschnitt

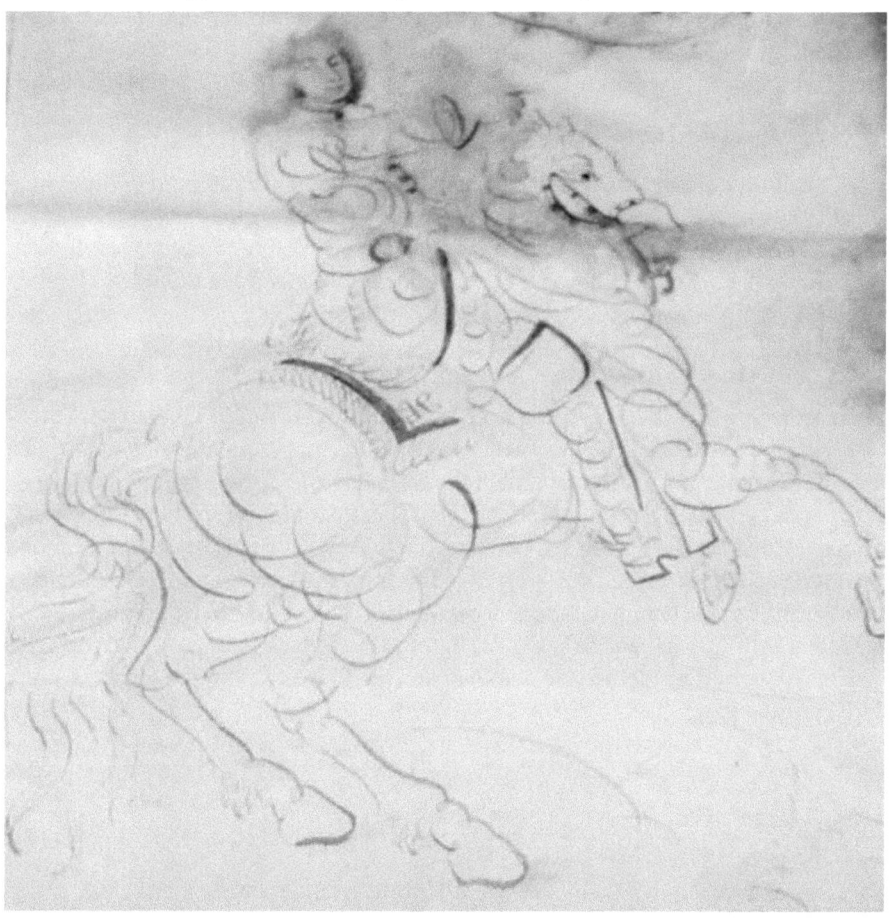

Zu den lediglich aus Schnörkellinien gebildeten Figuren zählen die Abbildungen auf den im folgenden genannten Urkunden. Das Attest für Johann Bartholome Sann (Bern 1740) zeigt rechts und links zwei Figuren, die wie Mitglieder der Schweizer Garde aussehen: Die linke ist von schräg hinten gezeichnet, die rechte frontal von vorn. Beide halten Standarten in der Hand und tragen einen Degen. Bekleidet sind sie mit einem Rock, knielangen Pumphosen und Gamaschen; ein Hut mit Federbusch komplettiert das Erscheinungsbild. – Eine ähnliche Gestalt ziert das Zeugnis für Carl Amadeus Grüwel (Bern 1741), wobei es sich – auch

75

wegen der Krallen an den Füßen und der eigenartigen Gesichtspartie – wohl um einen aufrecht stehenden Bären, das Wappentier Berns, handelt (Abb. 12). – Eindeutig menschliche Züge weisen dagegen die Figuren auf der Urkunde für Johann Heinrich Linck (Frankfurt/Main 1754) auf: Rechts und links stehen auf hohen Säulenpodesten zwei bewaffnete Wachposten mit aus Schnörkellinien gebildeten Gewändern.Obwohl die Röcke etwas länger und die Hüte etwas ausladender sind, gleichen sie den Gestalten auf dem obengenannten Zeugnis aus Bern (1740). Auffällig ist allerdings, daß beide nur auf einem Bein stehen und das jeweils andere wegstrecken. Über die Bedeutung dieser ‚Gardisten' kann man nur spekulieren: Vielleicht sollten sie als Hüter von Gesetz und Ordnung den betreffenden Gesellen auf seinen Wegen begleiten. – Der Lehrbrief für Philipp Christoph Luck (Rudolstadt 1775) wird sogar von mehreren verschiedenen Figuren geschmückt: Unterhalb des Textes ist eine Stadtansicht in einem Rechteck plaziert, das zwei Personen mit langen Gewändern, Schild und Lanze halten. Über dem Text prangt das Hochfürstlich-Schwarzburgische Wappen, eingerahmt von zwei wild wirkenden, fast nackten Gestalten. Alle vier übernehmen hier also die Funktion von Bild- bzw. Wappenhaltern, wie es sonst vielfach Tiere, vor allem Löwen, tun. Rechts und links am Rand tauchen detailgetreu gezeichnete Burschen auf, die wahrscheinlich Wandergesellen darstellen sollen. Sie sind leger, der damaligen Mode entsprechend, mit Gamaschen, Kniebundhosen, Weste, Jacke und Schlapphut bekleidet; sie haben kein Gepäck bei sich und vermitteln einen beschwingten, unbeschwerten Eindruck. Vermutlich sollten sie dem jungen Gehilfen zeigen, wie schön das Wanderleben sein kann.

4.7. Tiermotive

Zur Verschönerung der Lehr- und Gehilfenbriefe fanden auch Tierdarstellungen Verwendung. Es fällt allerdings auf, daß die Tiermotive meistens nicht im Vordergrund stehen, sondern eher Lücken füllen oder die Umrahmung des Textes vervollständigen. Überwiegend wurden verschiedene Vögel gewählt, wobei man die Form der Darstellung in zwei Gruppen unterteilen kann: Zum einen bilden schier endlose Schnörkel die Körper und Umrisse, zum anderen sind sie sehr detailliert und naturgetreu gezeichnet. Die manieristischen Linienfiguren kamen seit dem Ende des 16. Jahrhunderts in Italien auf. Auch holländische und spanische Künstler bedienten sich ihrer, da die nahezu perfekten Konturen und Schwünge ohne Anfang und Ende ihre Wirkung nicht verfehlten. Allein die deutschen Schreibmeister lehnten diese Entwicklung ab; die dennoch vorkommenden einschlägigen Exemplare wurden daher zumeist nach italienischen oder holländischen Originalen kopiert.[1] Manchmal sind die Tiere symmetrisch oder spiegelbildlich angeordnet, prinzipiell aber ähneln sie einander sehr: Die Körper werden von Linienknäueln ausgefüllt, die zugleich die scharfen Umrisse bilden und sich lediglich in der Qualität voneinander unterscheiden.

Die älteste gefundene, mit einem Tiermotiv ausgestattete Urkunde ist das Zeugnis für Ignaz Winkler (Passau 1695). Rechts und links des oben angebrachten Wappens sind Vögel zu sehen, die an Schwäne erinnern. Der Künstler scheint indes etwas ungeübt in der Technik gewesen zu sein, denn die Umrisse und Füllungen wirken recht grob. Der Schwan gilt als Sinnbild der Geduld und als christliches Zeichen für die Reinheit Mariens[2]; vielfach wird er auch als Wappentier benutzt sowie als Zeichen der reinen Freundestreue[3], so daß er den wandernden Gesellen wohl an diese Tugenden erinnern sollte. – Der Lehrbrief für Johann Jacob Sander (Kassel 1723) weist ebenfalls ein symbolträchtiges Tier auf, nämlich zwei Tauben: Die Vögel sind symmetrisch zur Mitte angeordnet und haben die Flügel weit ausgebreitet; ihre Körper bestehen aus Endloslinien, während der Ölzweig, der sich ungewöhnlicherweise zu Füßen der Vögel befindet, detailgetreu gezeichnet ist. Die Taube mit dem Ölzweig gilt bekanntlich als Friedenssymbol und fungiert zugleich als Sinnbild des Heiligen Geistes.[4] Reich an Tieren präsentiert sich das Dokument für Johann Bartholome Sann (Bern 1740). Oben in der Mitte sitzt eine Taube mit einem kolorierten Zweig im Schnabel, wohingegen die restliche Urkunde nicht farbig ist. Dieser Ast besitzt verschiedenartige Blüten, läßt sich also botanisch nicht eindeutig identifizieren. Neben der Initiale und in der rechten oberen Ecke sind ein weiterer Vogel und ein Papageienpärchen angebracht. Am rechten Rand schließlich befindet sich ein Löwe, der eine Tatze hebt und in dieser einen Stab senkrecht in die Höhe hält. Alle Tiere wirken sehr filigran und mit großer Kunstfertigkeit gezeichnet. Der Papagei repräsentiert jedenfalls die exotische Fauna Asiens, aus der einige der damals in den Apotheken geläufigen Animalia stammten; zudem genoß er den Ruf als luxuriöse Kostbarkeit. Dem Löwen ordnet man hingegen Eigenschaften wie Macht und Stärke zu; er verkörpert außerdem die afrikanische Tierwelt, aus der ebenfalls Arzneimittel zur Anwendung kamen.[5] – Nur ein Jahr später entstand wiederum in Bern und vermutlich in der gleichen Werkstatt

---

1 Vgl. hierzu DOEDE (1957), 104-106.
2 Vgl. LCI 4 (1972), 133f.
3 Vgl. HENKEL/ SCHÖNE (1967), 814f.
4 Vgl. LCI 4 (1972), 241-244.
5 Vgl. WERTZ (1993), 87-89.

der Brief für Carl Amadeus Grüwel (Abb. 12). Auch dort taucht die Taube mit einem ähnlichen, jedoch mit anderen Blüten versehenen Ast im Schnabel auf. Links von ihr hockt eine weitere Taube mit gespreizten Flügeln, rechts ein Schwan mit angelegtem Gefieder. Durch die Auswahl der Tiere wollte man dem Wanderburschen also eindeutig eine Friedensbotschaft mit auf den Weg geben.

Das Zeugnis für Philipp Bonaventura Schaller (Wertheim 1753) vereint beide eingangs genannten Formen der Tierdarstellung: Zum einen benutzte der Künstler Papageien aus Schnörkellinien, die er rechts oben in der Ecke sowie unten rechts und links eines Ziergitters plaziert und mit feinen Strichen gezeichnet hat; zum anderen befinden sich am linken unteren Rand detailgetreu abgebildet ein Papagei und ein Biber; letzterer erinnert wohl wiederum an den im 18. Jahrhundert gebräuchlichen animalischen Arzneischatz der Apotheke. – Reich an ‚Linientieren' ist der Lehrbrief für Johann Bernhard Rosenfeld (Naumburg 1758). Oben symmetrisch zur Mitte angeordnet sitzen zwei Tauben auf Zweigen; sie haben das Gefieder ausgebreitet und stehen auf einem Bein. Das gleiche Motiv wiederholt sich in kleinerem Maßstab rechts und links am Rand sowie zwischen der ersten und zweiten Zeile des Textes. Unten sieht man eine Gans, links oben neben der Taube einen Hirschen. Im Vergleich zu den Vögeln fällt letzterer klein aus, sein Geweih ist nur angedeutet und ähnelt von der Form her einem Fisch. Ob absichtlich vom Künstler so gewollt, mag dahingestellt bleiben; die Interpretation paßt jedenfalls ins Gesamtbild: Der Fisch ist nämlich ein frühes Zeichen des Christentums.[1] Die übrigen vorkommenden Sinnbilder – wie u. a. eine Kirche, schneckenförmig angeordnete Schriftzüge mit Bibelversen, Darstellungen der Fortuna und der Spes – erlauben ebenfalls eine religiöse Deutung der Tiere: Der Hirsch gilt als Symbol für Christus, zugleich ist er Sinnbild des gläubigen Christen und der Taufe.[2] Die Gans wird dagegen als Zeichen der Wachsamkeit verstanden, denn der Legende nach haben aufflatternde Gänse auf dem Kapitol die Stadt Rom vor dem Überfall durch die Gallier gewarnt.[3]

---

1 Vgl. SCHMIDT (1984), 55f.
2 Vgl. SCHMIDT (1984), 67-70.
3 Vgl. HENKEL/ SCHÖNE (1967), 835.

Abb. 12: Gehilfenbrief für Carl Amadeus Grüwel. Bern 1741

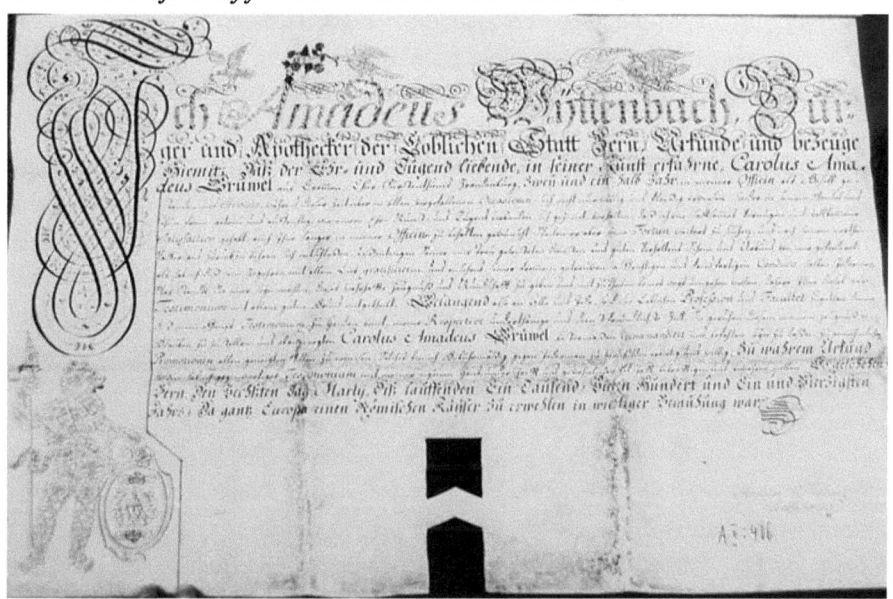

Die ausgewählten Tiermotive, die auf den untersuchten Urkunden detailgetreu abgebildet sind, ähneln teilweise denen der Schnörkelfiguren. In diesem Zusammenhang ist der Brief für Johann Jacob Pfister (Schaffhausen 1719) zu nennen. Oben rechts und links neben dem spruchbandtragenden Adler sind zwei Kraniche dargestellt, die jeweils einen Stein in den Krallen tragen; ihre Schnäbel weisen in die jeweilige Ecke des Blattes. Dieses Bild bedeutet eine Mahnung an den Gesellen, stets wachsam zu sein und seine geistigen Kräfte zu üben.[1] – Der Lehrbrief für Franz Bernoulli (Heidelberg 1725) zeigt unten links und rechts in der Ecke je einen Schwan. Beide sind sehr sorgfältig gezeichnet, mit edel geformten Hälsen und Schnäbeln und einem dichten Gefieder. Die Darstellung führt dem Betrachter somit die Schönheit dieser Tiere, die als Zeichen der Treue und Freundschaft gelten, vor Augen.

Ein gutes Beispiel für den ‚horror vacui', also die ‚Angst vor freien Flächen', bietet der Lehrbrief für Georg Conrad Schmid (Wiesentheid 1744), der völlig mit diversen Bildelementen überladen ist; dessen ungeachtet nutzte der Schreiber am rechten Rand kleinste Lücken, um noch Tiere einzufügen: Ein Papageienpärchen und zwei Gänse, davon die eine sitzend, die andere das Gefieder putzend. Weiter

---

1 Vgl. HENKEL/SCHÖNE (1967), 820f.

unten plazierte er außerdem eine Eule und einen Hasen. Alle Tiere sind liebevoll mit ihren typischen Merkmalen versehen und daher gut zu bestimmen. Betrachtet man den ganzen Brief, so kann man aufgrund des frommen Spruchs „Durch hohe Macht zum Stand gebracht" auch eine tiefergehende Auslegung der Motive vertreten: Die Papageien sind Sinnbild Mariens, die Gänse bezeichnen die Wachsamkeit, die Eule symbolisiert die Weisheit, während der Hase die Fruchtbarkeit repräsentiert.[1] – Diverse Vögel schmücken ferner das Zeugnis für Heinrich Wilhelm Ulrici (Friedberg 1750): Mehrere kleine mit angelegten oder gespreizten Flügeln füllen die Zwischenräume in der Girlande am rechten Rand; oben in der Mitte thront ein dicker Papagei mit aufgeplustertem Gefieder und langen Schwanzfedern. Alle wirken exotisch und vermitteln einen Hauch der großen, weiten Welt. Möglicherweise dienen die Vögel auch in diesem Fall als Vertreter der damals offizinellen Animalia.

Der Lehrbrief für Jacob Friedrich Voß (Celle 1750) fällt in puncto Bildwahl etwas aus dem Rahmen. Oben in der Mitte plazierte der Künstler ein rundes Medaillon, in dem ein springendes weißes Pferd zu sehen ist, das Kraft ausstrahlt; zudem gilt der Schimmel als Herrschaftszeichen christlicher Regenten.[2] Die Darstellung könnte somit als Verehrung des Königs verstanden werden, da dieser in der Einleitung des Briefes u. a. als Beschützer des Glaubens tituliert wird. Rechts am Rand findet sich die Abbildung eines leeren Schneckenhauses, das auf Zufriedenheit und innere Einkehr hindeuten mag.[3] – Vom gleichen Aussteller stammt das Dokument für Abraham Wilhelm Wiebeking (Celle 1751). Links unten in der Ecke sieht man einen Kranich, der mit dem Fuß einen Stein hält; damit wird eine Mahnung an die Wachsamkeit und die ständige Übung des Geistes ausgedrückt. Eine eindeutige Interpretation erlauben drei Gehilfenbriefe aus der Spielmannschen Apotheke in Straßburg. Das Zeugnis für Jacob Christian Traber (1780) trägt unten ein Medaillon mit einem sitzenden Hirschen, während die beiden für Johann Moritz Kunckel (1796) und Heinrich Emanuel Merck (1812) ein solches mit einem springenden Hirschen im oberen Teil der Umrandung zeigen. Da die Offizin der Familie Spielmann den Namen ‚Hirsch-Apotheke' trug, lag es nahe, dieses Tier auf den besagten Dokumenten zu benutzen.

Insgesamt gilt für die Tiermotive, was bereits die anderen Schmuckelemente ausdrückten: Sie mahnen im übertragenen Sinne letztendlich alle ein christliches, an Gottes Führung orientiertes Leben an. Zugleich ist aber ihre rein dekorative

---

1 Vgl. LCI 2 (1970), 222.
2 Vgl. LCI 3 (1971), 411f.
3 Vgl. LCI 4 (1972), 98.

Funktion nicht zu unterschätzen, denn die Schönheit der Fauna fasziniert immer wieder.

4.8. Pflanzenmotive

Da Pflanzen von jeher zu den wichtigsten Arzneimitteln gehören, ist der Apotheker naturgemäß eng mit ihnen verbunden. Auch im 17. und 18. Jahrhundert verwendete man noch viele Arzneien aus dem Reich der Vegetabilia, weshalb es nicht wundert, daß auch auf zahlreichen Lehr- und Gehilfenbriefen – vor allem blühende – Pflanzen aufgebracht sind. Dabei begegnen allseits bekannte Blumen ebenso wie exotische Gewächse, die zur damaligen Zeit meist selten und kostbar waren. In erster Linie dienen sie als bloßer Zierat, doch besitzen einzelne auch einen traditionell-symbolischen Sinngehalt, was sich nicht zuletzt aus der religiösen Prägung des einstigen Alltagslebens erklärt. Problematisch bei der Interpretation ist freilich die Tatsache, daß die Künstler nicht immer alle charakteristischen Merkmale exakt dargestellt haben und dadurch eine Identifizierung erschwert wird; manchmal handelt es sich aber auch um reine Phantasieblumen, so daß eine nähere Bestimmung ohnehin entfällt. Angesichts der großen Zahl der mit Pflanzen geschmückten Briefe können im übrigen nur einige ausgewählte Beispiele nachfolgend beschrieben werden.

Ein auf den untersuchten Dokumenten immer wieder auftretendes Motiv ist die Rose, die man als Schmuck schon auf antiken Sarkophagen findet. Für den christlichen Kult wurde sie hingegen zunächst abgelehnt, weil sie zu eng mit der Verehrung der heidnischen Götter verbunden war; doch setzte sie sich allmählich auch in diesem Bereich durch: Bekannt sind vor allem die Darstellungen der ‚Maria im Rosenhag'[1], auf denen sie wegen ihrer Schönheit die Sittsamkeit Mariens symbolisiert. Da es sich bei dieser Pflanze um eine besonders arten- und sortenreiche Gattung handelt, läßt sich jedoch nicht immer genau sagen, welche Rosenart tatsächlich abgebildet ist.[2] – Gut erkennt man die Blume auf dem Zeugnis für Abraham Wilhelm Wiebeking (Celle 1751) als Heckenrose: An der linken Seite plaziert, nimmt sie etwa ein Drittel des Randes ein. Signifikante Merkmale sind die Blüte sowie die Anordnung der Blätter und die angedeuteten Dornen; die Blüte zeigt nach links, eine von Kelchblättern umschlossene Knospe nach rechts. Allseits be-

---

1 Vgl. hierzu LCI 3 (1971), 563-568.
2 Vgl. LEXMA 7 (1995), 1031f.

kannt war einst die schützende Wirkung dieser Blume für Haus und Hof: Je dichter die umgebende Dornenhecke ist, desto sicherer können sich die Bewohner im Schlaf fühlen.[1] – Während die Rose auf dem Lehrbrief für Georg Bernhard Roth (Öhringen 1774) um eine den linken Rand begrenzende, verwittert wirkende Säule gewunden, etwas morbide anmutet, sieht man auf dem Dokument für Tobias Johannes Eggers (Leipzig 1744) eine botanisch nicht mögliche, allein der Phantasie des Künstlers entsprungene Kreuzung: An einem dornigen Stiel mit Laub wächst eine Rosenblüte ohne Kelchblätter, ein seitlicher, nach rechts weisender Sproß trägt eine halb geöffnete Lilienblüte. Letztere ist Sinnbild Mariens sowie der Kirche, der Keuschheit, der Reinheit und Unschuld; zusammen mit der Rose stellt sie die bevorzugte Blume der christlichen Kunst dar.[2] Der Lilie wurden aber auch heilende Kräfte zugeschrieben, denn die zerstoßene Pflanze sollte gegen Schlangenbisse und Verrenkungen der Glieder helfen.[3] Derselbe Brief ist noch mit weiterem Zierat versehen: Am Rand befindet sich ein Kübel mit einer Ananas, begleitet rechts und links von je einem Kaktus. Unterhalb der Stadtansicht sind drei Pflanzen je zweimal abgebildet: von links nach rechts handelt es sich um Granatapfel, Rose, Lilie/ Lilie, Rose, Granatapfel. Seit der Antike gilt der Granatapfel als Symbol der Liebe, Fruchtbarkeit und Unsterblichkeit. In der christlichen Kunst bezieht er sich speziell auf Christus und die Kirche und ist besonders beliebt als Zeichen Mariens. Im Barock verstand man ihn auch als Inbegriff der Vaterlandsliebe und Freigebigkeit[4] – Eigenschaften, die einem wandernden Apothekergesellen gut zu Gesicht stehen. – Häufig verwendet wurde ferner die Sonnenblume, die als einzelne Pflanze im Topf z.B. auf dem Brief für Elias Haumblecher (Graz 1740) erscheint. Die Blüte ist dem Betrachter zugewandt und eindeutig zu identifizieren; da diese als Sonnensymbol gilt und die Sonne wiederum ein Zeichen Gottes ist, läßt sich im übertragenen Sinn daraus folgern, daß man sich der Führung Christi anvertrauen solle[5] – auch dies ein guter Rat an die Wanderburschen.

Eine phantasievolle Kombination diverser Blüten zeigt der Lehrbrief für Friedrich Theodor Kramer (Hachenburg 1764). Links und rechts am Rand des Textes brachte der Künstler verschiedene Pflanzen an, die nur anhand ihrer Blüten identifiziert werden können. Die Stengel gehen ineinander über oder entspringen einem gemeinsamen Stiel. Links von oben nach unten finden sich eine Nelke, eine Rose,

---

1 Vgl. hierzu MARZELL (1925), 50-52.
2 Vgl. LCI 3 (1971), 101f.
3 Vgl. MARZELL (1926), 18f.
4 Vgl. LCI 2 (1970), 198f.
5 Vgl. HENKEL/SCHÖNE (1967), 311f.

eine Narzisse und eine Lilie, rechts von oben nach unten Johanniskraut, eine Narzisse, eine Tulpe, eine Aster und eine Schachblume. Die Nelke mit ihrem charakteristischen Geruch symbolisiert die Kraft, mittels der man ein gewünschtes Ziel erreichen kann,[1] während die Narzissen als edle, reine Blumen gelten.[2] Das Johanniskraut[3] hingegen gehört seit alters zu den ‚Zauberpflanzen'; so traute man diesem zur Zeit der Sommersonnenwende blühenden Kraut vor allem zu, böse Geister, ja sogar den Teufel zu vertreiben. Paracelsus rühmte zudem seine wundheilende Kraft[4] und noch heute entdeckt man weitere Wirkungen, wie z. B. die Verwendung als Antidepressivum. Die Tulpe, ihrer Schönheit und Farbenvielfalt wegen bewundert, symbolisierte u.a. die Abhängigkeit von Gott; denn wie die Tulpe ohne Sonne schlaff und welk wird, so ist auch des Menschen Weisheit ohne Gott nichts wert.[5] Die Schachblume besitzt dunkelrote, mit schachbrettartig angeordneten helleren Flecken versehene Blüten und wächst in Feuchtwiesen und Bachauen[6]; eine arzneiliche Wirkung ist nicht bekannt, weshalb man daher davon ausgehen kann, daß sie nur als Schmuck auf dem genannten Dokument angebracht worden ist. Rosen, Tulpen und Nelken sind außerdem seit dem 16. Jahrhundert fester Bestandteil von Blumengärten, wozu auch die aus Amerika stammenden Astern und Sonnenblumen gehören.[7] – Insgesamt betrachtet, ergeben sich somit folgende Möglichkeiten der Interpretation: Hält man sich an die christliche Symbolik, so mahnen Lilie und Tulpe den Wanderburschen, sich an die Reinheit der Gottesmutter zu erinnern und auf Gottes Führung zu vertrauen. Zudem ist ihm Schutz vor bösen Geistern sowie die Kraft zu wünschen, gesteckte Ziele zu erreichen. Pflanzen wie das Johanniskraut können aber auch aufgrund ihrer Heilwirkungen gewählt worden sein oder einfach nur deshalb, um einen für das 18. Jahrhundert typischen Ziergarten darzustellen. In jedem Fall spiegeln sie die Schönheit der Natur durch die Vielfalt ihrer Blüten wider.[8]

---

1 Vgl. CONERMANN 1 (1985), 11.
2 Man verwendete die Narzisse in der Volksmedizin als Brechmittel und gebraucht sie noch heute gelegentlich in der Homöopathie bei Brechdurchfall und Entzündungen der Atemwege.Vgl. SCHÖNFELDER (1995), 118.
3 Vgl. hierzu die umfangreiche Dissertation von TSCHUPP (1998).
4 Vgl. MARZELL (1964), 31f.
5 Vgl. HENKEL/SCHÖNE (1967), 311.
6 Vgl. KREMER (1991), 81.
7 Vgl. MARZELL (1925), 91.
8 Die Kombination von Rose, Narzisse, Nelke und Lilie scheint traditionsbedingt zu sein. So produziert etwa die Firma Villeroy& Boch noch heute Porzellan, das eben diese Pflanzen in der hier vorgefundenen Art und Weise zeigt.

Eine ähnliche Kombination von Pflanzen findet sich auf dem Dokument für Lorenz Leineker (Preßburg 1676), das ca. 90 Jahre früher als das oben beschriebene entstanden ist. Auch dieses Schriftstück zieren eine Sonnenblume, eine Schachblume, Lilien, Nelken, Rosen und Tulpen, ferner eine Türkenbundlilie und Pfingstrosen, welch letztere u.a. ähnlich wie Rosen Zeichen der Vergänglichkeit sind: Die Schönheit der Gestalt und des Lebens welkt dahin wie die Blüte dieser Pflanzen.[1] – Das Zeugnis für Philipp Friedrich Palm (Stuttgart 1777) weist ober- und unterhalb der ersten Zeile ebenfalls Rosen und Lilien auf, daneben noch Blüten, die an Schlüsselblumen erinnern. – Der Gehilfenbrief für Mennas Menne (Amberg 1712) zeigt desgleichen oberhalb des Textes sehr große Blüten, die sich z.T. als Rosen und Tulpen identifizieren lassen. In diesem Fall sind die Pflanzen jedoch nicht koloriert, sondern nur einfarbig-schwarz gezeichnet.

Bei dem Lehrbrief für Joseph Weber (Frankenstein 1743) wählte der Schreiber weitere Pflanzen bzw. Teile davon aus. Neben den schon bekannten wie Sonnenblume, Nelke, Rose und Granatapfel sind es zusätzlich Eicheln, Holunder und eine Blüte, die nicht eindeutig zu bestimmen ist, vielleicht aber die der Blutwurz darstellt. Die Eiche, hier durch die Eichel vertreten, war schon bei den Griechen und zur Römerzeit Gegenstand kultischer Verehrung. Bekannt ist jedoch auch das Bannen von Krankheiten in die Eiche: Wer etwa Fieber hatte, stellte sich unter die Eiche, sprach einen bestimmten Satz und war das Fieber los. Ähnlich heilende Wirkung soll der Baum auch bei Zahnschmerzen oder bei der Genesung von rachitischen Kindern haben. Schließlich sind viele Eicheln im Herbst Vorboten eines langen, harten Winters.[2] Der Holunder nimmt eine besondere Stellung unter den Pflanzen ein; er wächst wild, wird aber auch häufig kultiviert. Man könnte ihn als ‚lebendige Hausapotheke' bezeichnen, denn die Blüten lassen sich zu einem stark schweißtreibenden Tee verarbeiten, und eine Schwitzkur hilft schließlich gegen vielerlei Leiden. Als Sitz des ‚guten Hausgeistes' war der Strauch heilig, so daß er nicht geschlagen werden durfte. Verletzte man ihn, hatte dies Krankheit, Unglück oder gar den Tod eines Hausgenossen zur Folge.[3] – Der Künstler des genannten Briefes scheint sich mit den abgebildeten Pflanzen also nicht nur an der christlichen Symbolik, sondern auch am volkstümlichen Brauchtum orientiert zu haben. Neben dem notwendigen Vertrauen auf die Liebe und Führung Gottes

---

1 Vgl. CONERMANN 1 (1985), 305.
2 Vgl. MARZELL (1925), 10-12.
3 Vgl. MARZELL (1938), 247f.

sollten dem scheidenden Gesellen desgleichen Mittel zur Erhaltung seiner Gesundheit zu Gebote stehen.

Auf der Urkunde für Philipp Bonaventura Schaller (Wertheim 1753) lassen sich nicht alle der dort wiedergegebenen Blüten eindeutig identifizieren. Die Initiale sowie die Buchstaben der ersten Zeile sind umschlungen von Ranken mit verschiedenen Blumen; unter denen sich kleine Rosen, Lilien und Sonnenblumen befinden. Aus der Form der Zeichnung kann man ziemlich sicher schließen, daß es sich in diesem Fall um rein graphische Schmuckelemente handelt, also kein symbolischer Charakter zu unterstellen ist. – Ähnlich verhält es sich bei dem Gehilfenbrief für Johann Georg Stecher (Nürnberg 1726). Die bis zur Mitte des Bogens reichende Initiale enthält fein gezeichnete Blüten, von denen einige als Rose bzw. Lilie zu erkennen sind; die übrigen lassen sich nicht bestimmen. Die Verzierung des linken unteren Randes besteht aus stark stilisierten Blumen, umgeben von streng geformten Schwüngen. – Sich gleichende Pflanzenverzierungen weisen die Lehrbriefe der Brüder Klunge (Eisenach 1762 und 1766) auf. Beide sind von Ch. Grobecker gestaltet worden und zeigen viele Blüten, teils mit fünf, teils mit sechs Blättern. An mehreren Stellen finden sich Arrangements mit zwei Blüten an je einem Stengel; der mittlere Stengel trägt eine Knospe. Im unteren Teil der Urkunden sind kleine runde Früchte und ovale Blätter angebracht. Aufgrund der Gleichförmigkeit beider Dokumente kann man vermuten, daß der Zeichner eine stereotype Vorlage benutzt hat. Das beschriebene Arrangement erscheint ferner unten rechts und links spiegelbildlich, was ebenfalls auf eine Schablone hinweist. Rund um die Initiale sind die gleichen Blumen angeordnet, darüber hinaus finden sich noch Lilien und eine Sonnenblume; eine weitere ziert den oberen Rand der Urkunde. Im Zusammenhang mit den seitlich des Textes angebrachten Sprüchen könnte man daher eine Interpretation der Lilie als Symbol Mariens und der Sonnenblume als Erinnerung an Gottes Führung vertreten, während die übrigen Verzierungen sicherlich nur schmückendes Beiwerk sind. – Zu diesen blumig gestalteten Dokumenten gehört auch der Brief für Joseph Maria Neipper (Augsburg 1758). Die Initiale ist mit verschiedenen, undefinierbaren Blüten versehen. Zwischen den Buchstabenschäften steht eine Vase mit einem bunten Strauß. Rechts oben in der Ecke des Bogens befindet sich eine bepflanzte Schale, aus der Schmetterlinge auffliegen. Am unteren linken Rand ist eine Blume mit drei unterschiedlichen Blüten – nämlich einer Rose, einer Ringelblume und einer Kamille – eingezeichnet. Rechts unten in der Ecke sieht man nochmals eine Calendula. Wie die Sonnenblume gehört auch diese zu den heliotropen Gewächsen und erinnert somit an die göttliche Macht.[1] Die Kamille wurde vermutlich aufgrund ihrer Heil- und Schutzwirkung[2] als Motiv verwendet.

Ein gutes Beispiel für die Nutzung der Pflanzen als reine Schmuckelemente bietet die Urkunde für Johann Jacob Eckhart (Gießen 1695). Links, rechts und unterhalb des Textes befinden sich grüne Girlanden verschiedener Breite. Stilisierte Blüten mit unterschiedlich geformten Blättern in Rot, Gelb, Orange und Braun sind zusammen mit einfach gebundenen roten, gelben und braunen Schleifen hineingemalt (Abb. 13). Das kräftig kolorierte Zeugnis ist zwar nicht auf einem künstlerisch hohen Niveau angesiedelt, vermittelt aber durch seine Farbenvielfalt einen fröhlichen, frühlingshaften Eindruck.

Abb. 13: Zeugnis für Johann Jacob Eckhart. Gießen 1695

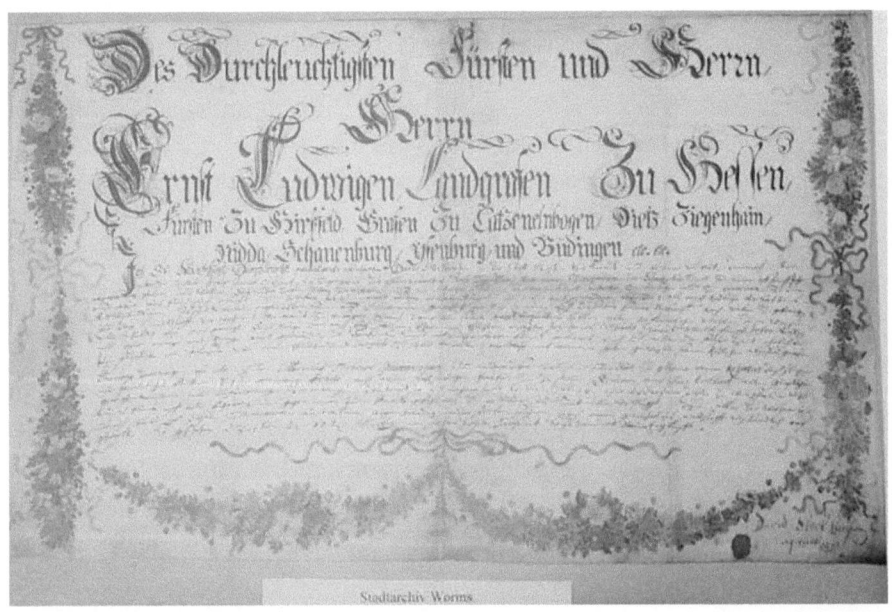

Einen wesentlichen Beitrag zur prachtvollen Gestaltung liefern die Blumen auch bei dem Lehrbrief für Christian Burckhard Heyles (Heidelberg 1673).[3] Vierzehn gleichartige, stilisierte Blüten bilden den Rahmen für den Text; sie sind rot und grün koloriert, botanisch aber nicht bestimmbar. Durch ihre Größe und Farbigkeit

---

1 Vgl. HENKEL/SCHÖNE (1967), 312f.
2 Zur Schutzwirkung der Kamille vgl. HENKEL/SCHÖNE (1967), 337f.
3 Vgl. zu diesem Zeugnis CAESAR (1985), 2868f.

erhält die ganze Urkunde einen repräsentativen Charakter. Fein gezeichnete, unauffällige Maiglöckchen, die bekanntlich als Frühlingsboten gelten, füllen die Zwischenräume aus. [1]

Für den Gehilfenbrief des Heinrich Christoph Ebermaier (Lüneburg 1760) verwendete der Künstler, namentlich bekannt als Constantin Christoph Jenckel, eine wunderschöne große Pflanze mit sechs weißen Blüten und kräftigen grünen Blättern (Abb. 14), wobei erstere bis auf eine geschlossen sind und schmale gefiederte Kronblätter besitzen. Durch die klare Linienführung wirkt sie sehr naturgetreu und besticht im Vergleich mit den anderen bisher besprochenen Abbildungen vor allem durch ihre Größe und die intensive Kolorierung. Einige stilisierte Blüten in der Initiale sowie eine schwarzweiß gezeichnete Blume oberhalb des Textes springen dagegen kaum ins Auge und dienen offenbar rein zur Dekoration. – Ähnlich verhält es sich bei dem Lehrbrief für Caspar Zeyler (Hassfurth 1751), auf dem eine seltene Pflanze den linken Rand des Bogens ausschmückt; dort handelt es sich allerdings um eine Schachblume. – Auch sonst werden Blüten und Ranken ohne besonderen Zusammenhang mit der Pharmazie, d.h. häufig nur als kalligraphisches Stilmittel, verwendet, was einige weitere Beispiele verdeutlichen sollen. So weist der Gehilfenbrief für Justus Pfaler (Leoben 1654) undefinierbare kleine Blüten rund um die Initiale auf. Das Gehilfenzeugnis für Franz Ignaz Winkler (Prag 1659) besitzt über dem Text ein Schmuckband aus verschiedenen, mit wenigen Strichen skizzierten Pflanzen, die ebenfalls nicht zu identifizieren sind und eher an eine Kinderzeichnung erinnern. Schließlich seien noch zwei Dokumente aus Jena erwähnt: zum einen das Gehilfenzeugnis für Emanuel Christoph Heßling (1736), zum anderen dasjenige für Wilhelm Ludwig Christoph Hartleben (1760), die beide in allen senkrecht verlaufenden Buchstabenschäften der ersten Zeile vierblättrige Blüten tragen; zudem sind sie in ihrer Gesamtgestaltung sehr ähnlich, weshalb man vermuten darf, daß sie aus derselben Werkstatt stammen.

Neben Blumen erscheinen auch andere Pflanzen, Bäume oder Pflanzenteile auf den Lehr- und Gehilfenbriefen. So zeichnete der Künstler des Briefes für Jacob Christian Traber (Straßburg 1780) außer den schon bekannten Rosen und Lilien zwei Kübelpflanzen, die er jeweils rechts- und linksseitig des Textes plazierte: Bei der linken handelt es sich um eine Aloe, bei der rechten um einen großen Kaktus. Die Aloe galt im 16. und 17. Jahrhundert als Symbol für die Läuterung des Men-

---

1 Im 16. und 17. Jahrhundert benutzte man die Maiglöckchen als Mittel, um Herz und Hirn zu stärken; vor allem im 16. Jahrhundert fungierten sie außerdem als charakteristisches Attribut des Arztes. Vgl. MARZELL (1938), 65f.

schen durch Schicksalsschläge.[1] Ob man diese Deutung in vorliegenden Zusammenhang und noch für das ausgehende 18. Jahrhundert übernehmen kann oder ob die Aloe nicht eher als bekannte Arzneipflanze dargestellt ist, bleibt allerdings fraglich.

Abb. 14: Gehilfenbrief für Heinrich Christoph Ebermaier. Lüneburg 1760

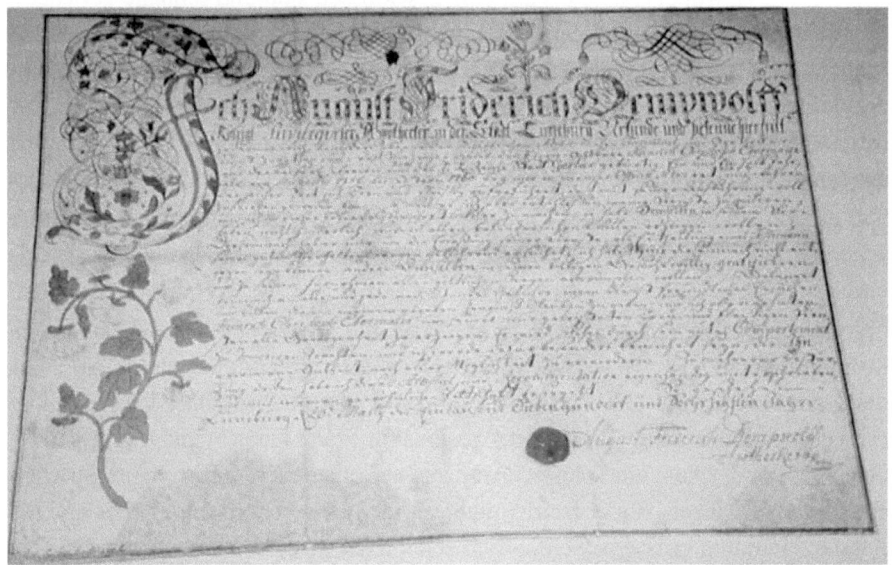

Der Lehrbrief für Johann Jacob Pfister (Nürnberg 1719) zeigt drei untereinander angeordnete Medaillons mit je einem Baum darin: Der erste ist belaubt und hängt voller Früchte, der zweite blüht und der dritte ist kahl. Die Bildunterschriften liefern gleich die Erklärung dazu: ‚Alles ist heilbringend' - ‚Die nächste Hoffnung ist die Frucht' - ‚Aus dem Stamm wächst die Kraft'. Man darf demnach annehmen, daß es sich um einen allegorischen Hinweis auf den immer wiederkehrenden Lebenszyklus handelt. – Nicht weniger als vier Bäume bzw. Pflanzen zieren die Urkunde für Johannes Matthias Zaubzer (Donauwörth 1790): Links unten eine Pinie, rechts unten eine Palme, links oben neben dem kurfürstlich-bayrischen Wappen ein Lebensbaum, rechts oben neben dem Wappen eine Aloe. Im 17. Jahrhundert galt die Pinie als Zeichen des leicht zerbrechlichen Glücks, die Palme versinnbildlichte Tugend und Rechtschaffenheit, der Lebensbaum zählte zu den Symbolen für Ge-

---

1 Vgl. HENKEL/SCHÖNE (1967), 339.

rechtigkeit und Selbstbeherrschung und wehrte zudem Übeltäter ab.[1] Alle diese Bedeutungen enthalten somit gute Wünsche und Mahnungen für den Apothekergesellen. Ob sie gegen Ende des 18. Jahrhunderts freilich noch gültig waren, muß dahingestellt bleiben; wenn nicht, vermitteln die abgebildeten Pflanzen zumindest einen Hauch von Exotik und Reiselust, da Pinien und Palmen bekanntlich in südlichen Gefilden beheimatet sind. – Auf dem Zeugnis für Christian Friedrich Müller (Freiberg 1784) haben die dort aufgebrachten Nadelbäume hingegen eine ganz andere Bedeutung; denn die alte Bergbaustadt im Erzgebirge ist von viel Wald umgeben, weshalb die dargestellte Szene auch zwei Bergleute bei der Arbeit zeigt, während drei Tannen im Hintergrund einen Forst andeuten. – Eine Besonderheit, nämlich nur einen Pflanzenteil, weist schließlich der Lehrbrief für Johann Georg Adam Reissweber (Würzburg 1768) auf, den neben der Datierung des Zeugnisses eine relativ große Ginsengwurzel[2] ziert; zu identifizieren ist sie mit Hilfe ihrer Haupt- und Nebenwurzeln, die sehr naturgetreu und fein gezeichnet sind. Der in Korea wild wachsende Ginseng kam erst im 17. Jahrhundert in die europäischen Apotheken und galt wegen der Ähnlichkeit seines Aussehens mit der Form des menschlichen Körpers als ein den ganzen Leib kräftigendes und lebensverlängerndes Mittel. Zur Zeit der Ausstellung dieses Dokumentes zählte er also noch zu den seltenen und kostbaren Arzneien.

Ein interessanter Aspekt bei der Betrachtung der im 17. und 18. Jahrhundert für die Lehr- und Gehilfenbriefe benutzten Pflanzen ist die Tatsache, daß viele von ihnen bereits zu Beginn des 17. Jahrhunderts als Sinnbilder verwendet wurden. Gut dokumentieren läßt sich dies z.B. anhand des Köthener Gesellschaftsbuches Fürst Ludwigs I. von Anhalt-Köthen, das die Mitglieder der im Jahre 1617 gegründeten ‚Fruchtbringenden Gesellschaft' verzeichnet.[3] Zunächst mit dem Ziel angetreten, die deutsche Sprache zu pflegen, entwickelte sich diese Gemeinschaft mehr und mehr zu einer vornehmen ritterlichen Vereinigung, bis sie nach 1680 langsam zerfiel. Jedes Mitglied erhielt einen Gesellschaftsnamen und ein eigenes Bild, um eventuell vorhandene Standesunterschiede auszugleichen.[4] Und in der Tat erscheinen auf diesen Bildern eben die Pflanzen, die sich später auch auf den pharmazeutischen Urkunden wiederfinden. Dabei handelt es sich vor allem um Rose, Lilie, Nelke, Narzisse, Granatapfel, Ananas, Sonnenblume, Johanniskraut, Tulpe, Primel, Eiche, Holunder, Ringelblume, Aloe, Palme und Pinie. Ein direkter Einfluß der

---

1 Vgl. HENKEL/SCHÖNE (1967), 195f., 215-218 und 253f.
2 Zu Ginseng vgl. KIRCHDORFER (1981).
3 Vgl. hierzu CONERMANN (1985).
4 Vgl. hierzu HELMER (1982), 26-30.

‚Fruchtbringenden Gesellschaft' auf die Künstler der Lehr- und Gehilfenbriefe ist zwar nicht nachzuweisen, doch gehen die Übereinstimmungen vermutlich auf gemeinsame Traditionen zurück.

4.9. Apothekenspezifische Schmuckelemente

Naheliegend ist die Ausschmückung der Lehr- und Gehilfenbriefe mit apothekenspezifischen Gegenständen und Arbeitsgeräten. Wie in anderen Handwerken gibt es nämlich auch für die Pharmazie typische Instrumente, die selbst fachfremde Betrachter mit dem Apothekerberuf in Verbindung bringen: beispielsweise Regale mit besonders schön geformten Salbenbüchsen und Arzneiflaschen oder aber Mörser und Retorten.

Derartige Gerätschaften sind auf dem Lehrbrief für Elias Haumblecher (Graz 1740) in die Verzierung des linken Randes eingefügt Es handelt sich um ein Standgefäß mit der Aufschrift „Panace", was soviel wie ‚Allheilmittel'[1] bedeutet, unter dem ein Mörser mit einem Pistill plaziert ist; rechts unterhalb der Schnörkellinien sieht man ein rundliches Arzneifläschchen. – Bei dem Zeugnis für Andreas Henricus Römer (Neustadt/ Mähren 1740) durchsetzen Apparaturen und Gefäßen den insgesamt stark geschmückte Rand um den Text herum: Links unten befindet sich das Bild eines Destillierofens mit anhängendem Kolben; ein Arzneigefäß, eine Kanne und eine Salbendose füllen die linke obere Ecke. Daneben steht eine Flasche auf dem Kopf mit der Aufschrift „A[qua] Rosae"[2]. Quer darüber ist eine Klistierspritze drapiert. Rechts neben die Abbildung von Kosmas und Damian zeichnete der Schreiber eine Art Reagenzglas sowie in die rechte Ecke eine hohe Salbendose. Darunter sieht man eine Presse mit einem Seilzug und einem Gewicht in der Mitte sowie die Andeutung eines Ofens. – Auf der Urkunde für Johann Christoph Seiz (Ostheim 1785) sind die Verzierungen oberhalb des Textes angebracht. Links hält eine Putte eine Salbenbüchse, in der Mitte umgibt eine Art Medaillon zwei miteinander verbundene Retorten –ein sog. Amplexantes[3] – rechts

---

1 Vgl. hierzu DILG (2000).
2 Das Rosenwasser, auch ‚iulep rosatum' genannt, zählte zu den ‚süßen, kühlenden Tränken'. Als Roborans verwendet, wurde es aus Zuckersirup und gebrannten Wässern bzw. Pflanzenaufgüssen hergestellt und galt als der wichtigste Vertreter dieser Arzneiform. Vgl. SCHMITZ (1998), 431.
3 Vgl. SCHELENZ (1964), 57.

befindet sich ein viel zu großer Mörser mit Pistill. Die Arbeitsgeräte sind relativ ungelenk gezeichnet, wohl von einer darin ungeübten Hand. – Ebenfalls deplaziert wirken ein Mörser und ein Ofen auf dem Brief für Johann Georg Schöneck (Worms 1760). Sie sind in die Initiale eingesetzt und verhältnismäßig klein geraten. – Unterhalb des Textes positioniert, fallen die Bilder auf dem Lehrbrief für Ignaz Winkler (Passau 1695) dagegen sehr groß aus: links ein gemalter Steinofen mit Destillierkolben, rechts ein Ofen mit Aufsatz und einem anhängenden Destillierkolben. Die Zeichnung in der Mitte zeigt einen Mann, der vor einem Ofen kniet, um diesen zu befeuern; im Hintergrund sieht man ein Regal mit vier Arzneiflaschen (Abb. 15).

Abb. 15: Lehrbrief für Ignaz Winkler. Passau 1695

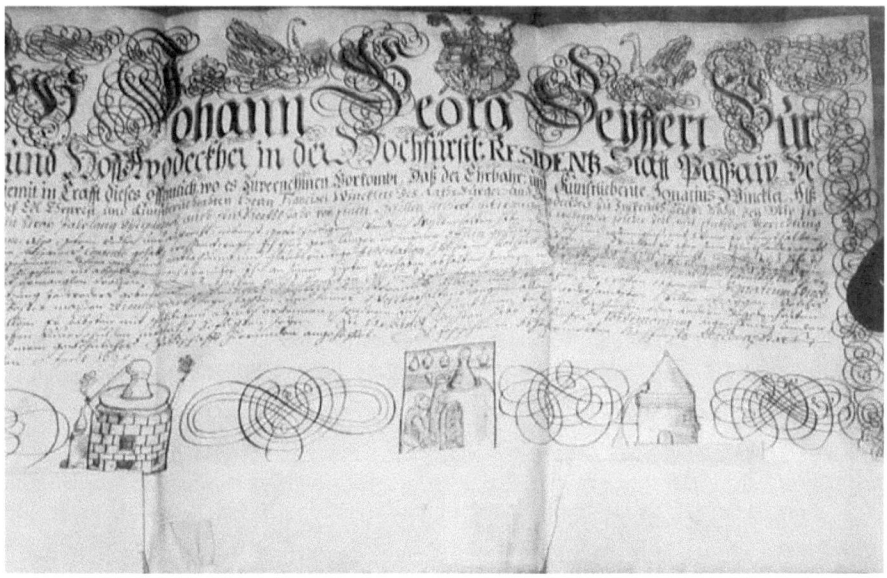

Eine solche Darstellung aktiver pharmazeutischer Tätigkeit ist auf einem derartigen Zeugnis eher selten und findet sich nur noch auf dem Gehilfenbrief für Johannes Matthias Zaubzer (Donauwörth 1790), der noch zwei arbeitende Putten, die eine am Destillierofen, die andere beim Hantieren mit einem großen Mörser und einem langen Pistill, vor Augen führt. – Einen Ausschnitt aus einem Apothekenlaboratorium, umgeben von den für die Rokokozeit typischen Rocailles, bildet der Brief für Johann Peter Pust (Tondern 1781) ab. Der Schreiber plazierte links neben einem Fenster zwei Destillieröfen, einen davon mit einer Retorte verbunden sowie rechts daneben einen dritten, zusammen mit einem Holzzuber. Auf einem Sims über dem Fenster stehen vier verschiedene Flaschen, deren Etiketten zwar angedeutet, aber nicht beschriftet sind.

Außer Gerätschaften und Laboratoriumsansichten ist vor allem die Offizin in Teilen oder als Ganzes ein beliebtes Motiv auf den Lehr- und Gehilfenbriefen. Manchmal wählen die Künstler auch nur mit Standgefäßen aller Art bestückte Regale, wie z.B. auf dem Lehrbrief für Johann Joseph Richter (Ofen 1741) oder dem Zeugnis für Johann Bernhard Rosenfeld (Naumburg 1758), welch letzteres vor dem Regal einen Mann, vermutlich den Apotheker, an einem Schreibtisch sitzend zeigt. – Bei dem Lehrbrief für Georg Martin Kron (Weiden 1788) bildet das Apothekeninterieur einen Abschluß unter dem Text. Rechts und links steht jeweils ein Regal, wovon das linke vier Böden besitzt: Auf dem obersten sind zwei, auf den anderen jeweils drei Gefäße unterschiedlicher Art plaziert; am Fuß der Etagere ist ein Schubfach angebracht, auf dem ein großer Mörser steht. Das rechte Regal hat drei Böden und eine Lade: Auf dem obersten und dem untersten Brett sind je zwei Kruken aufgereiht, auf dem mittleren drei. Ein rauchender Destillierofen mit Kolben und Auffanggefäß füllt die rechte Ecke aus. Darunter befinden sich noch zwei Regale mit je vier runden und vier eckigen Standgefäßen gebildet. Die Etiketten sind schräg angebracht, Beschriftungen indes nur angedeutet.[1] Vorn rechts liegt eine Infundierbüchse zur Herstellung von Dekokten und Mazeraten. Bei diesem Brief nehmen die apothekentypischen Schmuckelemente etwa die Hälfte der gesamten verzierten Fläche ein, was diese Urkunde zu einem besonders interessanten Exemplar macht.[2] Auch die Einrichtung der Apotheken des 18. Jahrhunderts widerspiegelnde Gesamtansichten wurden gern benutzt wie z.B. auf dem Lehrzeugnis für Johann Heinrich Linck (Frankfurt/Main 1754). Rechts oben zeigt ein kleines quadratisches Bild einen hohen Raum, der an der rückwärtigen Wand einen Bogen besitzt. Die Wände, sofern sichtbar, sind bis zur Decke mit Büchsen und Gefäßen aller Art zugestellt. In der Mitte befindet sich ein massiger Rezepturtisch, der auf der dem Betrachter zugewandten Seite zusätzliche Schubfächer aufweist und dessen Arbeitsfläche mit allerlei Gerät gefüllt ist. Links daneben steht ein kleiner Destillierofen mit dreieckiger Abdeckung. Ungewöhnlich ist die Perspektive, aus der

---

1 Selten tragen die dargestellten Gefäße explizite Beschriftungen. Auf Illustrationen aus dem 15. und 16. Jahrhundert besitzen die Büchsen wappenartige Zeichen, später – vor allem im 18. Jahrhundert und damit auch auf den hier beschriebenen Lehr- und Gehilfenbriefen – schräg angebrachte leere Etiketten. Vgl. hierzu z.B. HEIN/ WITTOP-KONING (1991), 12,21,58.
2 Abgebildet in APOTHEKER-KALENDER (1997), Blatt 3.

heraus sich der Raum präsentiert, denn man sieht nur die linke Seite und die Rückwand, während die rechte Hälfte dem Betrachter verborgen bleibt. – Eine Frontalansicht bietet dagegen der Gehilfenbrief für Johann Jacob Schnell (Nassau-Saarwerden 1750). Oben in der Mitte zeigt ein Oval einen Apothekenraum. Alle drei Wände sind mit Regalen voller Flaschen und Büchsen versehen, der zentral angebrachte Rezepturtisch besitzt auf der Platte einen Aufsatz zum Aufhängen von Beleuchtung und Waage.

Abb. 16: Offizin der Nürnberger Stern-Apotheke um 1710 als Beispiel für eine Apotheke des 18. Jahrhunderts

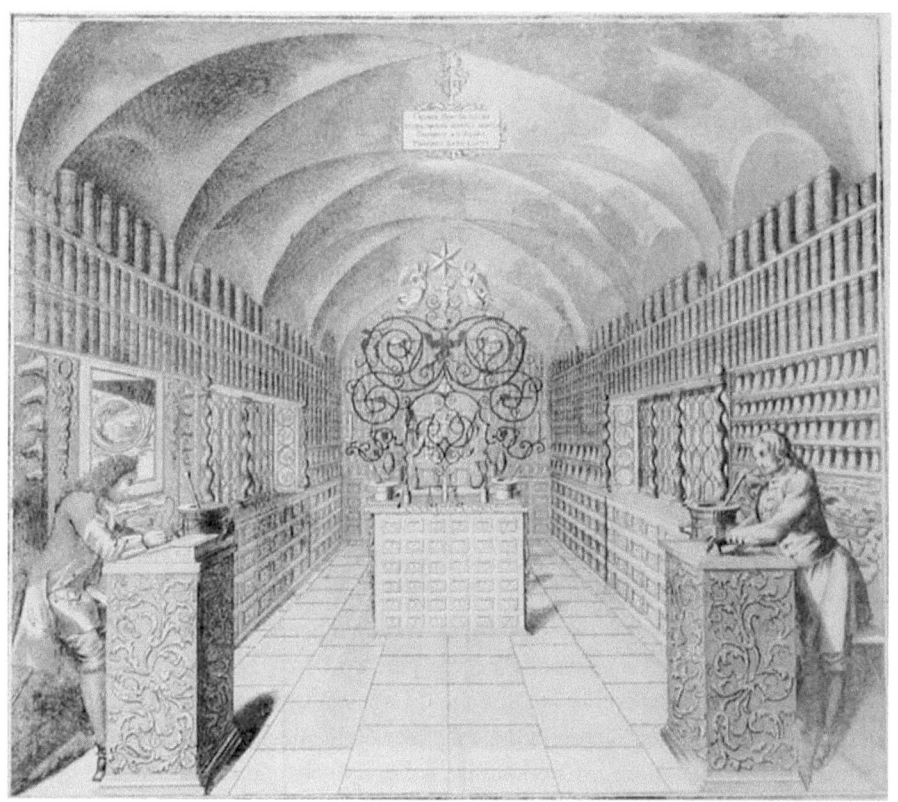

Der Lehrbrief für Ernst Wilhelm Einert (Arnstadt 1757) fällt dagegen etwas aus dem Rahmen, indem darauf zugleich eine Offizin- und eine Laboratoriumseinrichtung zu sehen sind. Vor einer kleinen Ballustrade, die möglicherweise als Handverkaufstisch diente, sitzt ein Mann in einem wallenden Gewand.[1]

Bemerkenswert sind Bilder aus dem Apothekenalltag – ob auf Lehr- und Gehilfenbriefen oder anderen graphischen Erzeugnissen – vor allem deswegen, weil sie Einblicke geben, welche Gerätschaften einst benutzt wurden und wie die Offizinen der jeweiligen Zeit gestaltet waren. Insgesamt ermöglichen sie damit Rückschlüsse auf die Veränderungen im Laufe der Jahrhunderte und stellen so wertvolle Quellen für die Pharmaziegeschichtsschreibung dar.

4.10. Stadtansichten

Stadtansichten wurden im 18. Jahrhundert als Schmuck für Lehr- und Gehilfenbriefe verschiedener Berufsgruppen verwendet.[2] Ebenso wie die Kundschaften der Handwerker weisen dabei auch die Zeugnisse für angehende Apotheker ein Süd-Nord-Gefälle auf, d. h., die im Süden ausgefertigten Urkunden sind reichhaltiger verziert. Die Ursache dafür liegt u.a. vermutlich in der Tatsache, daß man im Norden die Dekoration derartiger Schriftstücke als übertriebenen Luxus ansah. Grundsätzlich bemühten sich die Künstler jedenfalls, möglichst viele typische Merkmale darzustellen, die sie manchmal anhand einer beigefügten Legende erläuterten. Die Abbildung gelang am besten von einem erhöhten Punkt aus, der einen unverdeckten Blick auf die jeweilige Ansiedelung bot. Sofern kein Berg in der Nähe war, erfand der Künstler häufig einen fiktiven Standort. Den gleichen Effekt erreichte man, wenn man die eigentlich in der Ebene gelegene Stadt in eine Hanglage projizierte. Nicht minder beliebt waren Perspektiven, bei denen im Vordergrund Flüsse strömen; denn von der Wasserseite aus entstand eine freie Sicht und die Möglichkeit, alle wichtigen Bauwerke in Größe und Lage naturgetreu wiederzugeben. Oft wurde das Stilmittel der Überhöhung einzelner Gebäude und Sehenswürdigkeiten benutzt, indem man diese im Verhältnis zu den umgebenden Häusern also größer und wuchtiger darstellte und somit hervorhob. Manchmal fanden auch Dehnung

---

1 Abgebildet bei FERCHL (1938), 6.
2 Stadtansichten finden sich z.B. auch auf Titelblättern von Arzneibüchern. Vgl. hierzu WERTZ (1993).

und Raffung Verwendung, mit dem Ziel, eigentlich hintereinander liegende Bauten nebeneinander abbilden zu können.[1]

Die älteste Vedute auf den hier untersuchten Dokumenten stammt aus Nürnberg und findet sich auf dem Lehrbrief für Johann Jacob Pfister (1719). In einem Rechteck unter dem Text plaziert, besticht sie durch viele feine Details. Die herausragenden Gebäude sind mit Ziffern versehen, die links neben der Abbildung in einer Legende erläutert werden. Da das Dokument unten abgerissen ist, sieht man nicht mehr alle Einzelheiten; man erkennt aber noch die Kirche Heiligkreuz, die Nürnberger Burg, das Neutor und das Augustinerkloster. Dargestellt ist die Stadt von einem erhöhten Standpunkt aus; der Künstler bediente sich außerdem der Dehnung, um so alle Gebäude nebeneinander zeigen zu können. – Im Jahre 1727 wurde in Hanau der Lehrbrief für Conrad Hieronymus Senckenberg ausgefertigt. Die Ansicht des Ortes erstreckt sich dort oberhalb des Textes über die gesamte Bogenbreite. Doppelte Befestigungswälle umrahmen die Stadt; mehrere erhöhte Gebäude bilden die Silhouette.

Als ein Schmuckelement unter anderen begegnet die Vedute auf dem Brief für Andreas Henricus Römer (Neustadt/ Mähren 1740). Direkt unter dem Text plaziert und von Schnörkeln umgeben, mutet sie recht grob an. Hinter einer Begrenzungsmauer sind viele kleine Häuser, dicht gedrängt und schematisch gezeichnet, angeordnet; besonders wichtige, für Neustadt typische Gebäude lassen sich nicht ausmachen. – Auch die Ansicht der Stadt Leipzig auf dem Lehrbrief für Tobias Johannes Eggers (1744) ist unterhalb des Textes positioniert. Oben rechts und links von barocken Verzierungen eingerahmt wurde sie klar und übersichtlich sowie mit viel Liebe zum Detail gestaltet. Leipzig scheint auf einer Anhöhe zu liegen. Zwei Wanderer gehen auf die Stadt zu, ein Pferdegespann und ein Reiter bewegen sich weg. Hinter den Befestigungswällen, die mal dreieckige, mal rechteckige Ausbauten zeigen, erhebt sich die Stadt mit ihren Sehenswürdigkeiten. Aus dem Meer von Dächern unterschiedlicher Höhe ragen mehrere Bauten hervor, u. a. die Thomaskirche, das alte Rathaus und die Nikolaikirche. – Dagegen wirkt die Darstellung von Wertheim auf dem Lehrbrief für Philipp Bonaventura Schaller (1753) ungeordnet. Bei dieser über dem Text angebrachten Abbildung fallen zunächst die Flußmündungen auf, die – obschon nicht näher bezeichnet – nur diejenigen von Main und Tauber sein können. Links erhebt sich ein Weinberg, rechts befindet sich der eigentliche Ort. Man erkennt die Befestigungsmauern mit Ecktürmen und einem Tor; dahinter ragen eine Kirche, vermutlich die Evangelische Pfarrkirche, das

---

1 Vgl. hierzu STOPP 1 (1982), 109-111.

Rathaus sowie – höher gelegen – die Burgruine empor. Der restliche Platz beidseits der Flüsse ist mit kleinen, schmalen Häuschen ausgefüllt. Wiederum wählte der Künstler einen erhöhten Standort, von dem aus er alles Wichtige zeigen konnte.

Die in Kupfer gestochene Ansicht Frankfurts am Main auf dem Brief für Johann Heinrich Linck (1754) ähnelt denen, die für Zeugnisse anderer Handwerksberufe benutzt wurden. Als Vorbild für den sehr detailgetreuen Stich diente möglicherweise eine Radierung von Sebastian Furck (1600-1655):[1] Man sieht von Südosten nach Nordwesten auf die Stadt. Im Vordergrund liegt der Stadtteil Sachsenhausen, umgeben von Mauern mit Befestigungsanlagen aus der Zeit des Dreißigjährigen Krieges; jenseits des Mains dehnt sich Frankfurt in ganzer Breite aus, den Hintergrund bildet der Taunus. Der beherrschende Bau in der Mitte ist die Deutschordenskirche. Auf der Frankfurter Seite erkennt man eine Reihe von Türmen, die u. a. zur Nikolai-, Heilig-Geist-, Katharinen- und Dominikanerkirche sowie zum Dom gehören. – Bekannte Stilelemente findet man auf dem Lehrbrief für Ernst Wilhelm Einert (Arnstadt 1757). Die Ansicht Arnstadts ist mit schmalen Rokokoornamenten in Form eines Ovals eingerahmt. Eine freie Fläche vor dem eigentlichen Ort sichert den ungestörten Blick auf die sehenswerten Bauten; dabei handelt es sich wohl um die Liebfrauenkirche und rechts das Arnstadter Schloß. – Neben vielen anderen Verzierungen zeigt der Lehrbrief für Johann Bernhard Rosenfeld (1758) auch eine nicht umrandete Abbildung Naumburgs, angebracht unterhalb des Textes. Aus dem Häusermeer ragen einige Bauwerke hervor, die den Dom mit vier Türmen, die St.Wenzel-Kirche, das Marientor und das spätgotische Rathaus darstellen. Obwohl Naumburg an der Saale liegt, wurde hier nicht die Flußseite gewählt, sondern eine freie Ebene angedeutet, auf der vor den Stadtmauern einige Bäume wachsen.

Eine aufwendige Vedute weist der Lehrbrief für Franz Xaver Artman (1770) auf. Unterhalb des Textes in ganzer Breite plaziert, nimmt die Ansicht von Vilshofen etwa ein Drittel der gesamten beschrifteten Fläche ein. Die Perspektive versetzt den Beobachter in eine hochgelegene Position mit Blick auf den Ort. Vor den Begrenzungsmauern fließt die Donau – somit wurde wieder die Wasserseite gewählt. Jenseits der Vils – links mit einem Pfeil und dem Schriftzug „Vilß Fluß" angedeutet – ist die Ursula-Kirche eingezeichnet. Vom Betrachter aus gesehen diesseits des Flusses erkennt man die Pfarr- und Stiftskirche St. Johannes und die Blasius-Kirche, rechts den Stadtturm. Oberhalb des letzteren liegt auf einer Anhöhe etwas abseits das Kapuzinerkloster mit der St.Veits-Kirche. Im Vergleich mit einer Ansicht auf einer Kundschaft für Lein- und Zugweber (1793) sind hier der Stadtturm

---

1 Vgl. STOPP 3 (1983), 333f.

und das Kloster anders angeordnet. Die St.Veits-Kirche ist um neunzig Grad gedreht – vielleicht, um die repräsentativere Seite des Baus abzubilden.[1] Die übrigen Häuser wirken fein, sind zudem gleichartig und unauffällig gezeichnet. Den Hintergrund bilden Äcker an den Hängen sowie angedeutete Wälder auf den Hügeln. Von den genannten Kirchen steht im übrigen heute nur noch die Pfarrkirche St. Johannes, denn die Stadt Vilshofen wurde 1794 durch einen großen Brand fast vollständig zerstört. – Die stilistisch etwas anders geartete, weil nur wenig detaillierte Abbildung von Rudolstadt auf dem Lehrbrief für Philipp Christoph Luck (1775) ist, mit einem ovalen Rahmen versehen, in der Mitte unterhalb des Textes angebracht: Man schaut auf eine am Hang gelegene Siedlung. Über allem thront die Heidecksburg, ein wuchtiges Schloß mit einem Turm und mehreren Nebengebäuden. Rechts unterhalb der Burg erhebt sich das alte Rathaus, ein spätgotischer Bau aus dem Jahre 1524. Um dieses und den Hang herum gruppieren sich kleine Häuser, die nur durch ihre Dächer zu unterscheiden sind. Links und unten im Bild sind Grünflächen angedeutet – ein Stilmittel, das dem Künstler freie Sicht auf die Stadt ermöglicht. Den Hintergrund bildet die hügelige Landschaft des Thüringer Waldes. – Großzügig mutet der zur Sicherung des Mainübergangs im 12. Jahrhundert angelegte Ort Kitzingen auf dem Lehrbrief für Jacob Christian Traber (1776) an: Der Blick geht von Ost nach West, wie ein kleiner Kompass anzeigt. Zugleich ist die beliebte Wasserseite gewählt, denn im Vordergrund fließt der Main. Links im Bild ragt als Teil der mittelalterlichen Befestigung der Falterturm hervor. Direkt an der Mainbrücke erheben sich die St. Johannes-Pfarrkirche und das Ursula-Kloster. Wendet man den Blick auf die andere, dem Betrachter näherliegende Flußseite, so findet man den Stadtteil Etwashausen mit der Heilig-Kreuz-Kapelle und der Michaelis-Kirche. Vorbild für diese Ansicht könnte ein Kupferstich von Laurentius Schmid (1705) bzw. ein durch seinen Sohn Johann Valentin Schmid (1770) ergänzter Nachstich gewesen sein.[2]

Als einziger der in Straßburg ausgefertigten Gehilfenbriefe besitzt – soweit bekannt – derjenige für den soeben genannten Jacob Christian Traber (1780) eine Ortsdarstellung. Über dem Text in Form eines Rechtecks in den umgebenden Rahmen eingepaßt, wird sie bestimmt vom Straßburger Münster. (Nur einer der beiden Türme besitzt eine Spitze; der zweite blieb bekanntlich bis heute unvollendet.) Die Häuser wirken gedrungen und klein, rund um die Stadt fließt der Rhein. – Auf dem Lehrbrief für Christian Friedrich Müller (1784) präsentiert der Künstler

---

1 Vgl. STOPP 5 (1983), 1162f.
2 Vgl. STOPP 3 (1983), 648f.

oberhalb des Textes als Ansicht Freibergs eine Ansiedelung, die auf einem Berg liegt und die Befestigungsanlagen umsäumen. Die Vedute ist eingerahmt von einer aus Ranken gebildeten Girlande. Der Betrachter scheint sich etwas entfernt auf gleicher Höhe mit den Stadtmauern zu befinden. Freiberg, bekannt durch den Silberbergbau und die 1765 gegründete erste Montanwissenschaftliche Hochschule der Welt, besitzt als Wahrzeichen den Dom und das spätgotische Rathaus, die denn auch beide eingezeichnet sind und aus dem Häusermeer hervorstechen. – Die zeitlich jüngste Stadtansicht auf den hier untersuchten Briefen bietet das Zeugnis für Johann Carl Gottlob Born (1793) aus Grimma. Wie auf die umrahmenden Schnörkel aufgeklebt wirkt der rechteckige Stich, der die alte Brücke über die Mulde und einige höhergelegene Gebäude und Türme zeigt; es handelt sich dabei wohl um das Schloß, das Rathaus und die gotische Stadtkirche ‚Unserer Lieben Frauen'.

Insgesamt kann man davon ausgehen, daß die Veduten in erster Linie zu Repräsentationszwecken auf den Lehr- und Gehilfenbriefen angebracht wurden. Sie dienten dazu, die jeweiligen Wahrzeichen der Stadt über deren Grenzen hinaus bekannt zu machen und für deren Schönheit und Sehenswürdigkeit zu werben. Je prächtiger der vermittelte Eindruck war, desto attraktiver schien eine Reise dorthin zu sein. Zudem blieb dem Lehrling bzw. dem Gesellen der Ort in guter Erinnerung und bildlich vor Augen. Gebräuchlich waren diese Schmuckelemente vor allem in der zweiten Hälfte des 18. Jahrhunderts. Als Technik zu deren Anfertigung benutzten die Künstler hauptsächlich den Kupferstich. Manchmal zeichneten sie die Ansichten aber auch von Hand, wie z. B. auf dem Zeugnis für Conrad Hieronymus Senckenberg (Hanau 1727) oder dem Dokument für Philipp Bonaventura Schaller (Wertheim 1753).

5. Regionale Besonderheiten

Bei der Sichtung des gesammelten Materials fällt auf, daß aus Straßburg, Augsburg, Regensburg, Berlin, Frankfurt/Main und Nürnberg jeweils mehrere Lehr- und/oder Gehilfenbriefe überliefert sind. Daher liegt es nahe zu prüfen, ob die Urkunden, die aus ein und derselben Stadt stammen, regional typische Merkmale oder Besonderheiten aufweisen. Um nicht jede Urkunden aus allen Städten zu beschreiben, beschränkt sich die Auswahl der im folgenden dargestellten Dokumente auf diejenigen, deren Vergleich tatsächlich eine Aussage erlaubt.

5.1. Straßburg

Vor allem Straßburg hat eine große Anziehungskraft auf Gesellen ausgeübt, so daß von dort eine Reihe von Zeugnissen vorliegt:

- Gehilfenbrief für Johannes Schmidt von Johann Georg Saladin und Carl Hingeler. 1630,
- Gehilfenbrief für Georg Conrad Unfriedt von Johann Georg Saladin. 1634,
- Gehilfenbrief für Johann Caspar Wohlgeschaffen von Friedrich Ströhlin. 1689,
- Gehilfenbrief für Friedrich Wilhelm Gottfried von Johannes Andreas Greuhm. 1719,
- Gehilfenbrief für Albrecht Sander von den Brüdern Ströhlin. 1740,
- Gehilfenbrief für Johann Carl Christian Sprenger von Johannes Andreas Greuhm und Johann Friedrich Roths. 1756,
- Gehilfenbrief für Jacob Christian Traber von Jacob Reinbold Spielmann. 1780,
- Gehilfenbrief für Johann Moritz Kunckel von Carl Friedrich Spielmann. 1796,
- Gehilfenbrief für Heinrich Emanuel Merck von Carl Friedrich Spielmann. 1814.

Eine wichtige Position in der Apothekerausbildung nahm zu Straßburg die Hirsch-Apotheke ein, die fünf Generationen lang im Besitz der Familie Spielmann und während dieser ganzen Zeit ein beliebtes Ziel der wandernden Gesellen aus dem gesamten deutschen Sprachraum gewesen ist.¹ Jacob Reinbold Spielmann, in erster Linie Wissenschaftler und Forscher und nur sekundär praktischer Apotheker, verband beide Bereiche miteinander, indem er im Apothekenlaboratorium chemische Experimente durchführte und als Professor an der Universität Vorlesungen abhielt. Seinen Sohn Carl Friedrich verpflichtete er testamentarisch, das Apothekenlaboratorium weiterhin für den chemischen und pharmakognostischen Unterricht zur Verfügung zu stellen. Auch Enkel Carl Friedrich, der von seinem Vater die Apotheke übernahm, engagierte sich in der Lehre und war Titularprofessor der Pharmazieschule in Straßburg. Berühmt wurde die Hirsch-Apotheke vor allem durch die später bekannt gewordenen Wissenschaftler, die dort als Gehilfen gedient hatten, wie z. B.: Andreas Sigismund Marggraf, Conrad Moench und Heinrich Emanuel Merck², dessen Zeugnis heute im Firmenarchiv Merck in Darmstadt verwahrt wird. Johann Wolfgang von Goethe zählte ebenfalls zur großen Schar der Wißbegierigen in der Straßburger Hirsch-Apotheke, in der er im Wintersemester 1770/1771 Chemie und Botanik hörte.³

Aufgrund der Bedeutung der Familie Spielmann erscheint denn auch eine genauere Betrachtung dreier Briefe⁴ aus diesem Hause gerechtfertigt. Schon auf den ersten Blick hin ergibt sich dabei eine Besonderheit: Während nämlich die meisten der hier insgesamt ausgewerteten Urkunden handgeschrieben und kalligraphisch gestaltet und zudem einzelne mit kupfergestochenen Bildnissen versehen sind, handelt es sich bei diesen drei Attesten um vorgedruckte Formulare, in die lediglich die persönlichen Daten des betreffenden Gehilfen handschriftlich eingetragen wurden. – Die erste dieser Urkunden stellte Jacob Reinbold Spielmann im Jahre 1780 für Jacob Christian Traber aus Harburg aus.⁵ Der Text in Frakturschrift ist – wie gesagt – vorgegeben und läßt nur kleine Lücken für den Namen und den Herkunftsort des Gesellen, die Dauer seines Aufenthaltes und die Bewertung seines Verhaltens. Der Wortlaut weist die üblichen Formulierungen bezüglich Vorstellung des Patrons („Medicinae Doctor und Professor wie auch Apothecker und Bürger"), Nennung und Würdigung des Gesellen und Empfehlung auf. Für dessen Belobigung bleibt hingegen kaum Raum; so reicht der Platz gerade für die Epitheta „fromm, treu und fleißig". Die Wendung „so viel mir wißend", sonst in solchen

---

1 Mangels Nachfolge wurde diese traditionsreiche Apotheke im Jahr 2001 geschlossen.
2 Vgl. GRASS (1983), 15f., 22f. und 34.
3 Vgl. u.a. DÖRR (1949), 628.
4 STOPP 1 (1982), 226 erwähnt in seinem Werk noch ein viertes Zeugnis, das im Stadtarchiv Schweinfurt verwahrt sein soll, dort aber nicht aufzufinden ist.
5 Abgebildet bei HEIN (1996), 5.

Zeugnissen ungebräuchlich, relativiert allerdings die getroffene Aussage. Des weiteren fällt die Titulierung des Empfängers mit „edler Herr"auf. – Das Papier ist umgeben von einem Rokokorahmen, oben unterbrochen durch eine Stadtansicht von Straßburg, unten versehen mit dem Bild eines sitzenden Hirschen als Symbol der Apotheke. Die Bordüre selbst verzieren Muschelformen, Blütenranken und rechts wie links je eine Kübelpflanze. Das Dokument trägt die eigenhändige Unterschrift Spielmanns sowie sein Siegel an einem breiten, zu einer Schleife gebundenen Band. Die Datierung lautet schlicht „So geschehen in der königlich freyen Stadt Straßburg den 20. April 1780". Leider ist aus der Hand Jacob Reinbold Spielmanns nur dieses eine Exemplar bekannt, so daß keine Vergleiche angestellt werden können. – Die beiden anderen Dokumente stammen von Carl Friedrich Spielmann und seinem gleichnamigen Sohn: Ein Zeugnis wurde 1796 für Johann Moritz Kunckel aus Wetter (Abb.17)[1], das andere 1814 für Heinrich Emanuel Merck aus Darmstadt (Abb. 18) ausgestellt, wobei jeweils die gleiche Vorlage benutzt worden ist. Im Gegensatz zu den Rocailles des zuvor genannten Dokumentes von Jacob Reinbold Spielmann mutet der hierbei verwendete Rahmen eher klassizistisch an. Den Text umgibt eine Bordüre, die oben von einem springenden Hirschen und unten vom Siegel Spielmanns aufgelockert wird; eine Lorbeergirlande rankt sich rundum. Die Gestaltung beider Briefe ist identisch, lediglich die dreifache Umrandung des Siegels, auf dem Zeugnis für Kunckel gut sichtbar, überdeckt bei der Urkunde für Merck der Siegellack. Anhand der Unebenheiten auf dem Papier erkennt man deutlich, daß die beiden Urkunden im Tiefdruckverfahren erstellt wurden. Als Vorlage diente vermutlich eine in Kupfer gestochene Platte. – Im Text zeigen sich ebenfalls nur geringfügige Unterschiede. So wird 1796 Straßburg in einem handschriftlichen Zusatz als „republikanische Stadt" bezeichnet, während 1814 das Wort „kayserliche" gestrichen ist, der Vordruck also offenbar aus der Zeit des napoleonischen Kaiserreichs und damit wohl von Carl Friedrich Spielmann d. Ä. stammte; vielleicht hat dessen Sohn, der das Zeugnis nur mit „Carl Spielmann" unterzeichnet, aber auch noch seine eigenen Vordrucke aufgebraucht.[2] Die politischen Verhältnisse in Straßburg lassen sich desgleichen in den verwendeten Datierungen erkennen. So schließt das ältere Zeugnis mit „Straßburg den ersten Martii siebzehnhundert sechsundneunzig oder den elften Ventose viertes Jahr der Republik", während die Urkunde für Merck mit der schlichten Datierung „Straßburg, den 30. Sept. 1814" auskommt. Im übrigen fällt auf, daß Spielmann d. Ä. den

---

1 Abgebildet auch bei MEYER (1997), 53.
2 Vgl. LÖW (1951), 72.

Gehilfenbrief für Kunckel in deutscher Sprache verfaßte, wohingegen er für ihn noch 1794 ein Zwischenzeugnis in Französisch ausgestellt hatte[1]. Anlaß dafür mag die bessere Verständlichkeit der Urkunde für die deutschsprachigen Kollegen gewesen sein, da Kunckel in seine Heimat zurückzukehren gedachte.

Neben den Dokumenten aus der Spielmannschen Apotheke sind aus Straßburg noch weitere Briefe erhalten geblieben. Dabei handelt es sich zunächst um zwei Zeugnisse des Apothekers Johann Georg Saladin, deren erstes er gemeinsam mit Carl Hingeler im Jahre 1630 für Johannes Schmidt ausgefertigt hatte. Darin werden diesem eineinviertel Jahre Servierzeit bescheinigt, in deren Verlauf sich der aus Nürnberg stammende Geselle „erbar ehrlich und fromm" sowie „gegen männiglich embsig bewiesen". Das handgeschriebene Dokument, mit einer langgestreckten Initiale in Gold-Schwarz verziert, trägt die Unterschriften der beiden Apotheker. – Diesem Attest ähnelt in Schrift und fast allen Formulierungen das zweite Zeugnis, das Saladin für Georg Conrad Unfriedt aus Mettelzimmern (1634) ausstellte, allerdings nicht eigenhändig unterzeichnete.

Aus der Apotheke der Familie Ströhlin sind ebenfalls zwei Urkunden überliefert: zunächst ein Zeugnis, das Friedrich Ströhlin 1689 Johann Caspar Wohlgeschaffen aus Ulm über eine dreijährige Servierzeit erteilte. Auch dieser Brief ist handgeschrieben und weist eine große Initiale auf; das Siegel fehlt. – Aus einer späteren Generation der Familie stammt dagegen die Bescheinigung für Albrecht Sander aus Herzberg am Harz (1740). Sander hatte viereinhalb Jahre lang als Geselle in der Ströhlinschen Apotheke gedient und sich während dieser Zeit getreu und fleißig verhalten. Versehen mit einfarbigen Verzierungen, trägt das Dokument die Unterschriften von Georg Friedrich Ströhlin und Philipp Jacob Ströhlin (=Brüder Ströhlin) sowie von Johann Friedrich Ströhlin. Reste des ehemals vorhandenen Siegels sind noch zu erkennen.

Die letzten beiden zu erwähnenden Briefe kommen aus der Apotheke der Familie Greuhm. Am 27. März 1719 bestätigte Johannes Andreas Greuhm dem Gesellen Friedrich Wilhelm Gottfried aus Osnabrück ein halbes Jahr Servierzeit. Am 11. September 1756 stellten derselbe Apotheker und Johann Friedrich Roths ein Zeugnis für Johann Carl Christian Sprenger aus Stadthagen aus, der eineinhalb Jahre in Straßburg konditioniert hatte. Dieses schlichte Papier trägt ein Siegel mit dem umlaufenen Namenszug „Johannes Andreas Greuhm".

Fast alle hier genannten Dokumente sind handschriftlich ausgestellt und entsprechen dem bereits bekannten Schema. Warum allein die Familie Spielmann für

---

1 Vgl. MEYER (1997), 52.

ihre Dokumente vorgedruckte Formulare benutzte, kann nur spekulativ beantwortet werden. Bis zur Auflösung der Zünfte in Straßburg im Jahre 1791 gehörten die Apotheker dort der ‚Zunft zum Spiegel' an. Obwohl die Stadt französisch war, übernahm sie den Reichstagsabschied von 1732, der u.a. die Bräuche des Handwerks regelte[1] und dabei auch die Ausstellung von Zeugnissen für wandernde Gesellen unter Verwendung von Formularen mit vorgegebenem Wortlaut festschrieb. Aufgrund der großen Beliebtheit der Hirsch-Apotheke war es – wirtschaftlich gesehen – rentabler, einen eigenen Vordruck erstellen zu lassen, da diese Zeugnisse häufig benötigt wurden. Andererseits ist nicht eindeutig nachzuweisen, warum die Brüder Ströhlin und die Familie Greuhm hinwiederum die sicherlich preiswertere handgeschriebene Form wählten. Wahrscheinlich hatten sie weniger Gesellen, so daß es sich nicht lohnte, eine gedruckte Vorlage in Auftrag zu geben.

Abb.17: Gehilfenbrief für Johann Moritz Kunckel. Straßburg 1796

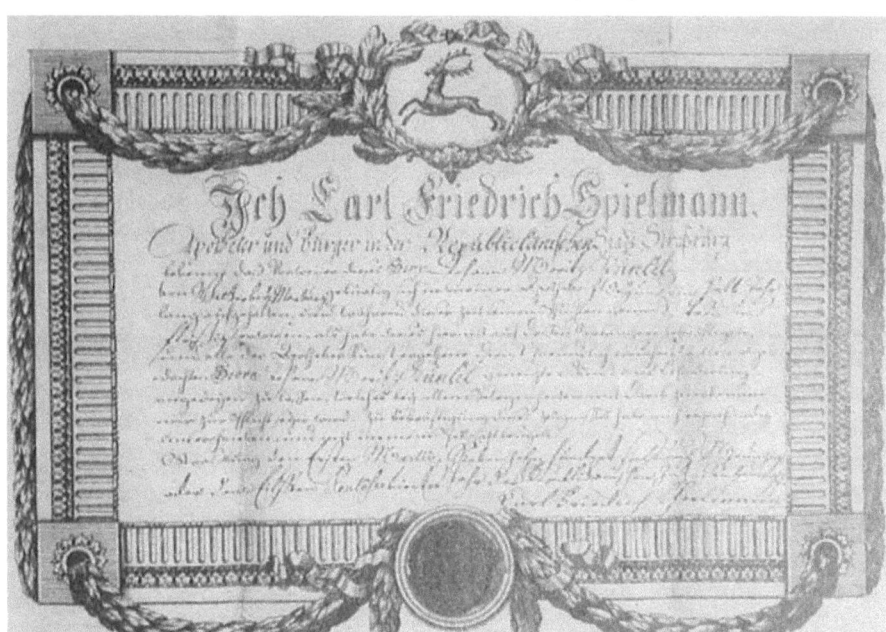

---

1 Vgl. hierzu HEISS (1856), 38f. und 106f.

Abb. 18: Gehilfenbrief für Heinrich Emanuel Merck. Straßburg 1814

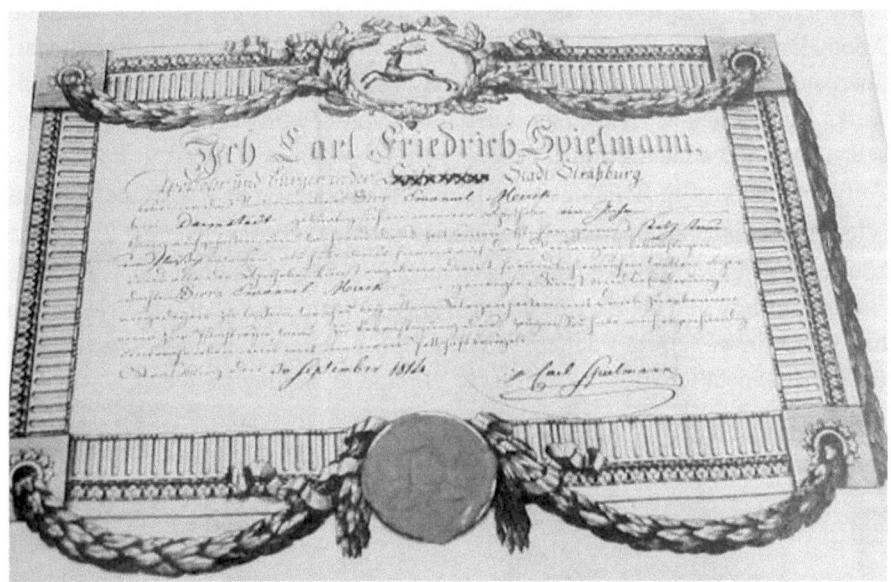

5.2. Augsburg

Durch das Aufblühen des Levantehandels im Mittelmeerraum und das Emporkommen der italienischen Handelszentren, allen voran Venedig, entstand auch in Deutschland ein verstärkter Güteraustausch mit dem Morgenland. Große Vertriebswege zogen sich von Nord nach Süd, denen folgend man auf den alten Römerstraßen die Alpen überqueren und die oberitalienischen Städte erreichen konnte, die wiederum eine Anbindung an den Orient herstellten. Alle diese Routen führten über Augsburg, so daß die Stadt zu einem der wichtigsten Marktplätze im Süden Deutschlands aufstieg. Nicht zuletzt trugen die Fugger als weltweit operierende Kaufmannsfamilie zu Wohlstand und Ansehen bei. – Auch auf die Entwicklung des Apothekenwesens nahm Augsburg entscheidenden Einfluß. Bereits im 13. Jahrhundert gab es dort einen Apotheker, weshalb dieser Ort zu den ersten deutschen Städten gehörte, die einen Angehörigen dieses Berufsstandes in ihren Mauern beherbergte. Die erste Augsburger Arzneitaxe aus dem Jahr 1453 sowie die bekannte Augsburger Pharmakopöe (zuerst erschienen 1564 als ‚Enchiridion') waren Wegbereiter für das Medizinalwesen in Süddeutschland. Viele benachbarte

Städte folgten bei der Erstellung von Taxen und Arzneibüchern dem Augsburger Beispiel.[1]

All dies, samt der guten Verkehrsanbindung, war für einen jungen Burschen sicher Grund genug, in Augsburg die Apothekerkunst zu erlernen oder seine Kenntnisse zu vervollständigen. Von dort stammen die neun folgenden Lehr- und Gehilfenbriefe:

- Gehilfenbrief für Wilhelm Schwarz von Stadt Augsburg. 1613,
- Gehilfenbrief für Johann Carl Saladin von Caspar Welsch. 1641,
- Gehilfenbrief für Benedikt Constantin Dittel von Johann Georg Michel. 1703,
- Lehrbrief für Johann Ludwig Neuhaußer von Johannes Biermann. 1705,
- Lehr-/ Gehilfenbrief für Johann Balthasar Michel von Johann Georg Michel. 1717,
- Gehilfenbrief für Franz Firbas von Georg Leopold Thomas. 1722,
- Gehilfenbrief für Franz Xaver Heinzig von Johann Christoph Theophil Neumeyr. 1752,
- Lehr-/ Gehilfenbrief für Joseph Maria Neipper von Johann Christoph Theophil Neumeyr. 1758,
- Gehilfenbrief für Johann Michael Schiller von Johannes Biermann. 1784.

Die älteste Urkunde geht also auf das Jahre 1613 zurück. Darin bescheinigt die Stadt Augsburg, genauer „Pflegere, Bürgermeister und Rath", dem Gehilfen Wilhelm Schwarz aus Osnabrück, daß dieser bei Hans Bartholomäus Rollenburg ein Jahr lang gearbeitet sowie den vorgeschriebenen Eid für Apothekergesellen geleistet und befolgt hat. Das schmucklose Zeugnis ist datiert und mit einem anhängenden Stadtsiegel in einer Blechkapsel versehen. Die Unterschriften stammen von „Martinus Holzapfel med[icinae]. D[octor]. visitor" und „Rheymundus Minderer der arzeney doctor". Dieser Brief unterscheidet sich in zwei wesentlichen Punkten von den anderen hier untersuchten Augsburger Zeugnissen: Zum einen stellte die Stadt ihn aus; der Apotheker, bei dem der Geselle gearbeitet hat, wird zwar namentlich genannt, war aber sonst an der Ausfertigung des Dokumentes nicht beteiligt. Zum anderen ist nur in diesem einen Fall der zu schwörende Eid erwähnt. Beides hängt mit der zu dem Zeitpunkt gültigen Gesetzeslage in Augsburg zusammen. Mit Verabschiedung der ‚Medicinalverordnung' von 1582 war nämlich das Gesundheitswesen der Aufsicht durch die Ärzte unterstellt worden; das Collegium

---

1 Vgl. GENSTHALER (1973), 17f. und 171f.

medicum, ebenfalls 1582 gegründet, hatte alle diesbezüglichen Fragen zu behandeln, während der Magistrat als Vollzugsorgan fungierte. Der besagte Eid geht indes schon auf frühere Ordnungen zurück, wobei 1567 die Frage auftauchte, ob auch Gesellen schwören sollten oder nicht.[1] Die Tatsache, daß es in dem hier beschriebenen Dokument wörtlich heißt: „denjenigen aid, welchen wür der apotekkergesellen halber[...]vermöge unserer [...] reformierten apotecker ordnung begreiffen lassen" belegt, daß der Eid also auch von Gesellen zu leisten war.

Schlicht und ohne großartigen Schmuck ist das Attest für Johann Carl Saladin aus Straßburg (1641) ausgeführt. Es bestätigt dem Gehilfen ein Jahr Servierzeit in der Offizin des Caspar Welsch. – Dagegen weist die Urkunde für Benedikt Constantin Dittel (1703) zumindest eine langgezogene Initiale und besonders verzierte Versalien in der ersten Zeile auf. Johann Georg Michel, Apotheker zum goldenen Engel[2], bescheinigt darin Dittel aus Nördlingen zwei Jahre Gesellenzeit, während der er sich „fleißig und fromm" verhalten habe. – Um ein weiteres Dokument desselben Ausstellers handelt es sich bei dem Lehr- und Gehilfenbrief für Johann Balthasar Michel, seinen Neffen (1717). Johann Georg Michel, der sich außerhalb der Offizin u.a. als Kirchenpfleger in der Augsburger Barfüßerkirche betätigte, hatte Johann Balthasar Michel adoptiert, da sein eigener leiblicher Sohn früh gestorben war. Ähnlich wie das erste Attestat aus dem Hause Michel schmückt auch dieses lediglich eine langgezogene Initiale. Für den Text wurden Druckbuchstaben benutzt, nicht die der gebräuchlicheren Kurrentschrift; vereinzelt sind sie mit goldenen Strichen verziert. Ungewöhnlich ist ferner eine Formulierung in der Beurteilung: Michel weist darauf hin, daß Johann Balthasar sich bei seinen Verrichtungen in der Apotheke stets als getreu, fleißig, fromm und nüchtern (!) erwiesen habe.

1705 verfaßte Johannes Biermann das Zeugnis für Johann Ludwig Neuhaußer aus Kaufbeuren, der sich als ehrbarer und „kunstliebender" Schüler sechs Jahre lang in der Biermannschen Offizin aufgehalten hatte. Der Text ist von groben schneckenförmigen Schnörkeln umrahmt. Auch hier wurden wieder sorgfältig ausgeführte Buchstaben der Druckschrift verwendet. – Über die künstlerische Gestaltung des Schriftstückes für Franz Firbas aus Strakonitz (1722) läßt sich hingegen keine Angabe machen, da nur noch der Text überliefert ist, während das Original verlorenging.[3] – Eine nähere Betrachtung erfordern die zwei Urkunden, die der Apotheker Johann Christoph Theophil Neumeyr ausgestellt hat. Zum einen handelt

---

1 Vgl. GENSTHALER (1973), 90f.
2 Zur Geschichte der Engel-Apotheke in Augsburg vgl. FERCHL (1937), 9-16.
3 Zum Text vgl. ZEKERT (1931), 23f.

es sich um den Gehilfenbrief für Franz Xaver Heinzig aus Linz (1752), zum anderen um das Lehr- und Gehilfenzeugnis für Joseph Maria Neipper aus Bozen (1758); beide Stücke sind in lateinischer Sprache abgefaßt. Ersteres attestiert, daß Heinzig sein Glück an verschiedenen Plätzen in Tirol versucht und sich dann sechs Jahre lang in der Apotheke Neumeyrs aufgehalten habe, der ihn nun auf das wärmste empfiehlt. Das schmuck- und schnörkellose Dokument trägt Unterschrift und Siegel des Apothekers, der sich in der Einleitung als „Reverendissimi ac Serenissimi S[acri]R[omani]I[mperii] Principis et Episc[opi] Aug[u]stani Iosephi I Landgravii Hassiae etc. etc. Consiliarius Camerae Aulicae Illustris Rei Publicae Augustanae Senator, Aulae Episcopalis et Praelaudatae Rei publicae pharmacopola" bezeichnet, d.h. des ehrwürdigsten und durchlauchtigsten Heiligen Römischen Reichs Fürsten und Bischofs von Augsburg Josephs I. Landgrafen von Hessen etc. etc. Hofkammerrat und der Stadt Augsburg Senator, des bischöflichen Hofes und der oben gerühmten Stadt pharmacopola.

Dieser Vorspann im Urkundenstil findet sich ebenso auf dem Brief für Neipper, der jedoch sehr viel aufwendiger gestaltet ist als derjenige für Heinzig. Oben sind drei Wappen angebracht, nämlich die der Stadt, des Bischofs und des Apothekers; am linken Rand trägt ein Doppeladler zudem das Stadtwappen auf der Brust. Eine große und eine kleinere Initiale sind mit zahlreichen Blütenornamenten geschmückt, Karomuster füllen die Ecken aus, Blumen und ein Pflanzenkübel runden das mehrfarbige Bild ab. Der in Druckbuchstaben geschriebene Text bescheinigt Joseph Maria Neipper, Sohn des Apothekers Anton Neipper, drei Jahre Lehrzeit sowie weitere eineinhalb Jahre, während der er als „brauchbares Subject" beschäftigt gewesen sei. Ein handschriftlicher Zusatz unter dem eigentlichen Text besagt, Neipper habe entgegen seiner anfänglichen Absicht seine Dienstzeit noch bis zum 9. März 1759 verlängert. Bemerkenswert ist, daß von demselben Aussteller so unterschiedliche Schriftstücke stammen. Eine allgemeine Erklärung dafür bietet indes die Tatsache, daß der Lehrbrief als solcher einen höheren Stellenwert als der Gehilfenbrief besaß und somit ersterer einen größeren Aufwand rechtfertigte. Vielleicht war aber auch die Leistung Neippers besser als diejenige Heinzigs, denn Neipper wird „maxima cum laude" bedacht.

Das letzte hier zu beschreibende Attest, nämlich das Zeugnis für Johann Michael Schiller aus Windsheim (1784) bescheinigt dem Gesellen zwei Jahre Servierzeit bei dem Stadtapotheker Johannes Biermann. Der Schiller empfehlende Text folgt dem üblichen Schema, wobei kleine Verzierungen die Urkunde schmücken: Um einen Stab rankt sich Weinlaub, obenauf sitzt eine Figur mit einer Ananas[1] in der Hand. Die Ornamente wirken allerdings ungelenk. – Insgesamt lassen sich demnach für Augsburg spezifische Elemente bei den untersuchten Briefen nicht erkennen. Selbst Zeugnisse desselben Ausstellers sind verschieden; im großen und ganzen wirken sie eher schlicht, mit Ausnahme der Urkunde für Neipper. Aufgrund der unterschiedlichen Gestaltungen kann man also keine Aussage darüber treffen, wer die Atteste geschrieben hat. Zumindest das Dokument für Neipper scheint jedoch von einem geübten Künstler zu stammen. Im übrigen läßt sich an diesen Zeugnissen ablesen, wie sich die Dauer der Lehre über den betrachteten Zeitraum hinweg veränderte: 1705 und 1717 werden sechs Jahre bescheinigt, 1758 nur noch drei – vorausgesetzt, daß der Lehrling seine Ausbildung nicht auf mehrere Apotheken aufgeteilt hat.

5.3. Berlin

Residenzstädte wie Berlin[2] waren für angehende Apotheker, die sich in ihrer Kunst vervollkommnen wollten, ein begehrtes Ziel. Dies zeigen auch die dort ausgestellten Lehr- und Gehilfenbriefe, von denen hier insgesamt 14 Zeugnisse aus Berlin und Umgebung ausgewertet worden sind. Erstaunlich dabei ist, daß von diesen genannten Urkunden fünf große Ähnlichkeiten in der künstlerischen Gestaltung aufweisen, so daß die Vermutung naheliegt, sie könnten aus einer Hand oder zumindest aus ein und derselben Schreiberwerkstatt stammen. Dabei handelt es sich um:

- Lehrbrief für Benjamin August Struve von Henning Christian Marggraf. 1742,
- Lehrbrief für Gotthilf Jordan von Henning Christian Marggraf. 1743,
- Gehilfenbrief für Friederich Hartmann von Carl Christian Fürcht. 1743,
- Lehr- und Gehilfenbrief für Johann Ludwig Knütter von Samuel Schmedicke. Freienwalde 1760,

---

1 Die Ananas stammt aus Brasilien und wurde in Europa schon im 16. und 17. Jahrhundert ob ihres guten Geschmacks gelobt. Gleichwohl war auch die schädigende Wirkung der unreifen Frucht beispielsweise auf schwangere Frauen bekannt. Vgl. BENDA (2000), 52-54. – Im vorliegenden Zusammenhang vermittelt sie jedenfalls einen Hauch von Luxus und Exotik.
2 Zur dortigen Apothekengeschichte vgl. REINHARD (1998).

- Lehrbrief für Johann Heinrich Corvinius von Johann Christian Fabricius. 1766.

Die beiden 1742 bzw. 1743 von Henning Christian Marggraf für Benjamin August Struve aus Prenzlau bzw. Gotthilf Jordan aus Prenzlau erstellten Zeugnisse sind inhaltlich bis auf einige unbedeutende Formulierungen sowie die Namen und Herkunftsorte der Lehrlinge identisch. In der künstlerischen Ausführung zeigen sich ebenfalls viele Gemeinsamkeiten: Beide tragen rechts und links Verzierungen bis zum Rand des unten umgeschlagenen Pergamentbogens. Als Abschluß sind jeweils kleine tulpenähnliche Blüten eingezeichnet. Oben in der Mitte ist ein Adler mit langbewimperten Augen abgebildet, der mit seinen Füßen die gleiche Blütenknospe hält. Auf dem ersten Brief schaut das Tier nach rechts, auf dem zweiten nach links. Die Initialen sind geschwungen, kleine Blüten und rautenförmige Ornamente füllen die durch Kreuzen der Zierlinien entstandenen Leerräume. Die Linienführung ist sehr ähnlich, während die Zahl der verwendeten Blüten und Rauten variiert. Beide Urkunden tragen das gleiche Siegelband. Das Zeugnis für Jordan besitzt oben langgezogene Verzierungen, wohingegen auf dem Dokument für Struve zwei in sich geschlossene, schmalere Blöcke erscheinen. An manchen Stellen sind auf den braun, rot und grün kolorierten Attestaten goldfarben glitzernde Plättchen aufgebracht.

Ebenfalls aus dem Jahre 1743 stammt ein weiteres Stück: nämlich der Brief für Friederich Hartmann, den Carl Christian Fürcht – von 1743 bis 1750 Besitzer der Apotheke zum schwarzen Adler[1] – verfaßt hat. Der kurze Text beginnt mit „Ich endes unterschriebener". Die Ausstattung ist schlichter, weist aber exakt die gleichen Blüten und Rautenmuster auf wie die zuvor beschriebenen Zeugnisse; auch hier füllen sie die kleinen entstandenen Leerfelder aus. Oben findet sich ein quergestreckter einfacher Schnörkelzug, die Ausführung der Versalien in der ersten Zeile ähnelt derjenigen auf den Briefen Marggrafs. Der Schmuck reicht bis zum unteren Rand des Pergaments, die stilisierte Blüte als Abschluß fehlt. Statt einer anhängenden Kapsel verwendete Fürcht ein kleines aufgedrücktes Siegel.[2]

Das Lehr- und Gehilfenzeugnis für Johann Ludwig Knütter (Abb. 19) fügt sich in diese Reihe ein, obwohl es 1760, also 17 Jahre später als die oben genannten ausgefertigt wurde. Die Linienführung der Schnörkel ist in großen Teilen identisch mit derjenigen des Fürchtschen Zeugnisses, ergänzt durch weitere Segmente, wie

---

[1] Vgl. GELDER (1925), 471.
[2] Zeugnis abgebildet bei BÜSING (1995), 4490.

beispielsweise durch eine Raute oberhalb des Textes. Auch am Rand stimmen die Schwünge überein; außerdem findet man wieder die bekannten tulpenähnlichen Blüten als Abschluß. Viele kleine Ornamente runden die Ausschmückung ab. Diese Urkunde ist ebenfalls in braun, rot und grün gehalten sowie mit goldglänzenden

Abb. 19: Lehr- und Gehilfenzeugnis für Johann Ludwig Knütter. Freienwalde 1760

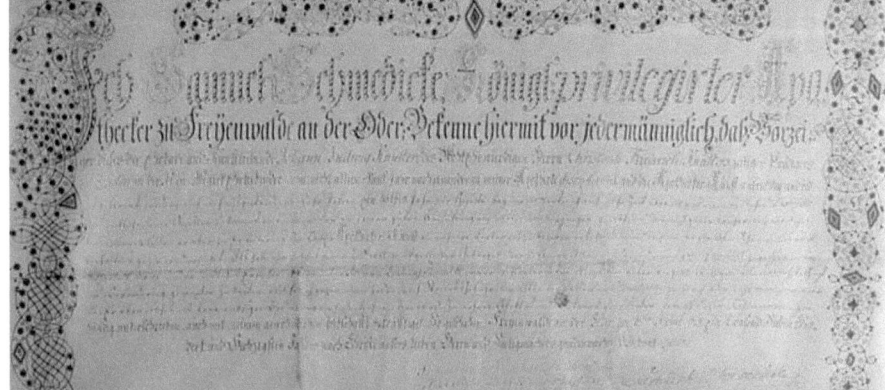

Plättchen versehen. Als einzige unter den hier besprochenen Dokumenten wurde sie vom zuständigen Physicus, nämlich „Johannes Nicolaus Holtorff Medicinae Doctor und Physicus des hiesigen Gesund-Brunnens und Ober-Barnimschen Kreyses" mit Unterschrift und Siegel beglaubigt. Die Tatsache, daß ein Apotheker aus Freienwalde dieses Zeugnis ausfertigen ließ, widerspricht im übrigen nicht der Vermutung, daß der Schreiber in Berlin ansässig gewesen sein könnte. Denn es war im 18. Jahrhundert durchaus üblich, Schreibarbeiten aus dem Umland in der Residenzstadt in Auftrag zu geben.[1] Möglicherweise erklärt sich daraus sogar die zusätzliche Beglaubigung durch den Physicus.

Während die erwähnten vier Briefe mit an Sicherheit grenzender Wahrscheinlichkeit aus ein und derselben Feder stammen, besitzt der fünfte einige abweichen-

---

1 Vgl. POTTHAST (1926), 36.

de Stilelemente. Die Schnörkellinien sind schlichter und die bekannten Blüten wurden teilweise durch viele kleine Punkte ersetzt. Über der Kopfzeile und um die Initiale ranken sich Ornamente, die schwach an das Rokoko erinnern. Johann Christian Fabricius, Assessor am Obercollegium Medicum und Besitzer der Einhorn-Apotheke[1], bescheinigte damit 1766 Johann Heinrich Corvinius aus Pritzwalk den Abschluß der Lehrzeit nach fünf Jahren und beglaubigte dies mit einem gewöhnlichen Petschaft. – Die auffallende Übereinstimmung des Zierates auf den fünf genannten Dokumenten läßt darauf schließen, daß der ausführende Künstler wahrscheinlich Schablonen oder aber stets das gleiche Musterbuch als Vorlage zur Anfertigung benutzte. In welcher Schreibstube die Urkunden tatsächlich entstanden sind, bleibt allerdings unbewiesen.

Die übrigen ebenfalls aus dem Großraum Berlin stammenden Zeugnisse weisen keine Ähnlichkeiten zu den beschriebenen Dokumente auf. Im einzelnen handelt es sich dabei um:

- Lehrbrief für Daniel Siegmund Brasewurm von Caspar Neumann. 1729[2],
- Lehrbrief für Johann Caspar Conradi von Caspar Neumann. 1733,
- Lehr-/ Gehilfenbrief für Johann Christian Löper von Georg Friedrich Aschenborn. 1746,
- Gehilfenbrief für Johann Ludwig Knütter von Georg Ernst Stahl[3] und Johann Andreas Rebelt. 1761,
- Lehr-/ Gehilfenbrief für Johann Friedrich Böhme von C.M.D. Freyern. Spandau 1762,
- Gehilfenbrief für Johann Friedrich Böhme von Johann Caspar Köhler. 1772,
- Lehrbrief für Johann Georg Heinrich Zöpfel von Johann Friedrich Bell. 1791[4],
- Gehilfenbrief für Johann Friedrich Böhme von Johann Christian Carl Schrader. 1801,
- Lehrbrief für Johann Friedrich Ferdinand Böhme von Lezius. 1833.

---

1 Vgl. GELDER (1925), 111.
2 Abgebildet und beschrieben bei FERCHL (1929), 36f.
3 Zu Stahl, dem Begründer der Phlogiston-Theorie, vgl. HELMSTÄDTER/ HERMANN/ WOLF (2001), 54.
4 Abgebildet und beschrieben bei GELDER (1936), 900.

Bei den vier Urkunden aus der ehemaligen Sammlung Böhme (1762, 1772, 1801, 1833)[1] handelt es sich um schlichte Papierbögen ohne Verzierungen. Ebenso schmucklos zeigt sich das Dokument für Johann Christian Löper (1746). Der Brief für Johann Ludwig Knütter (1761) ist dagegen nur noch als Text überliefert,[2] so daß man zur Gestaltung keine Angaben mehr machen kann. – Besondere Beachtung verdienen schließlich die zwei Lehrbriefe von Caspar Neumann[3], der sicherlich der bedeutendste Apotheker in der ersten Hälfte des 18. Jahrhunderts gewesen ist. In beiden Fällen waren die Lehrlinge – Daniel Siegmund Brasewurm aus Schöningen (1729) und Johann Caspar Conradi (1733) – in der Berliner Hof-Apotheke ausgebildet worden, die Neumann durch geschicktes Umbauen und Modernisieren zu einer einmaligen Forschungs- und Unterrichtsstätte gemacht hatte.[4] 1724 war er zudem als erster Pharmazeut auf eine Professur für praktische Chemie an das neugegründete Collegium medico-chirurgicum berufen worden. Ferner oblag ihm die Aufsicht über alle Apotheker des preußischen Staates. Als Anhänger der Phlogistontheorie veröffentlichte er als erster deutscher Apotheker die Ergebnisse der Forschungen in seiner Muttersprache. Aufgrund der hervorragenden Leistungen Neumanns wundert es somit nicht, daß zahlreiche angehende Apotheker seine Offizin aufsuchten; hingegen ist es erstaunlich, daß nicht mehr Lehrzeugnisse mit seiner Unterschrift überliefert sind.

5.4. Nürnberg

Die freie Reichsstadt Nürnberg war im späten Mittelalter ein wichtiges Zentrum des Drogenhandels. Ihren ersten Aufschwung erlebte die Stadt am Ende des 14. Jahrhunderts, als sich Kaufleute zu Handelsgesellschaften zusammenschlossen und so mit vereinten Kräften am Gewürzmarkt in Venedig partizipierten. Die dort erworbenen Spezereien vertrieben sie in ganz Deutschland, bis sich Nürnberg schließlich zum wichtigsten Stapelplatz europäischer und orientalischer Gewürze sowie anderer Waren entwickelte.[5] Diese Blütezeit war im 17. und 18. Jahrhundert zwar vorüber, doch die Handelsstrukturen und die günstige Verkehrsanbindung

---

1 Beschrieben bei BÖHME (1988).
2 Vgl. KAUPITZ-PENZLIN (1938), 145f.
3 Vgl. HEIN/ SCHWARZ 2 (1978), 485 - 487. Die Originaldokumente sind verschollen.
4 Vgl. hierzu JÜTTNER (2003).
5 Vgl. hierzu BARTELS (1966), 96-98.

blieben. So wundert es nicht, daß auch Apothekerlehrlinge und -gehilfen die Stadt aufsuchten, aus der eine Reihe von entsprechenden Zeugnissen überliefert ist:

- Lehrbrief für Nicolaus Salzwedel von Heinrich Engelland. 1669,
- Lehr-/ Gehilfenbrief für Johann Jacob Pfister von Christoph Daniel Beurer. 1719,
- Gehilfenbrief für Johann Georg Stecher von Christoph Daniel Beurer. 1726,
- Lehrbrief für Johann Jacob Salzwedel von Hans Leonhard Kellner. 1733,
- Gehilfenbrief für Heinrich Wilhelm Ulrici von Carl Gottlob Steding und Johann Daniel Schwankhardt. 1759,
- Gehilfenbrief für Reinhold Gottlieb Lorbeer von Paul Canut Leincker. 1763,
- Lehr-/ Gehilfenbrief für Andreas Schlichting von Johann Christoph Jacob Knopf. 1794.

Das Lehrzeugnis für Nicolaus Salzwedel stammt aus dem Jahr 1669. Zu Beginn bezeichnet sich der Aussteller mit „Ich Heinrich Engelland des großen Raths Bürger und Apothecker in des Heyligen Römischen Reichs Statt Nürnberg". Die Offizin, in der Engelland tätig war, wird zwar nicht näher erwähnt, doch es handelte sich um die Mohren-Apotheke.[1] Im weiteren Text erfährt man Einzelheiten zum Lehrling: „Nicolaus Saltzwedel, des erbarn und wohlfürnehmen Herrn Johann Saltzwedels Bürgers und Apotheckers in Franckfurt ehelicher Sohn", dessen gute Führung und Leistung anschließend eingehend gelobt wird: Er habe sich ehrlich und „wohl verhalten", war fleißig, getreu, fromm, ehrbar und gottesfürchtig gewesen, so daß sein Lehrherr ihn weiterempfiehlt. Die Schlußdatierung erfolgte ausführlich: „Gegeben Nürnberg am Tag Simonis und Juda, den achtundzwanzigsten Monats Tag Octobris nach Christi unßeres Heylands und Seligmachers Geburt im eintausend sechshundert neun und sechzigsten Jahr". Das Zeugnis mit dem anhängenden Siegel Engellands ist in Druckschrift geschrieben, die Initiale erstreckt sich über die halbe Seite. Im übrigen sind lediglich die Eigennamen hervorgehoben, und nur der Name Christi in der Datierung trägt weitere Verzierungen. Außer den verschnörkelten Anfangsbuchstaben in der ersten Zeile gibt es ansonsten keine zusätzlichen Schmuckelemente. – Dagegen ist der von Christoph Daniel Beurer ausgestellte Lehr- und Gehilfenbrief (1719) wesentlich aufwendiger gestaltet. Auch in diesem Fall beginnt der Apotheker mit der Nennung seiner Person: „Ich Christoph Daniel Beurer, Bürger und Apotecker Zum Heyl[igen] Geist im Neuen

---

1 Vgl. HEIN /SCHWARZ Erg.-Bd.2 (1997),74.

Hospital in des Heyl[igen]: Römischen Reichs Stadt Nürnberg". Bei dem Lehrling handelt es sich um den „kunstliebenden" Johann Jacob Pfister, den ehelichen Sohn des „hochedelgestrengen hochgelehrten Herrn Alexander Pfister, Doctoris medicinae und Physici Ordinarii" aus Schaffhausen. Der Empfänger, der vier Jahre Lehrzeit und eineinhalb Jahre Gehilfenzeit in der Apotheke verbracht hat, wird als gottesfürchtig, ehrbar, gehorsam, fleißig, getreu und unverdrossen bezeichnet. Nach den üblichen guten Worten folgt auch hier eine ausführliche Datierung: „So geschehen in Nürnberg den vierzehenten Martii nach der gnadenreichen Geburth unseres Erlösers und Seligmachers Jesu Christi im siebenzehnhundert und neunzehenden Jahr". Die Initiale ist reich verziert und erstreckt sich über zwei Drittel der Seite. Eigennamen sind wiederum hervorgehoben. Außer mit ausgeschmückten Versalien versah der Schreibmeister das Blatt mit – vermutlich in Kupfer gestochenen – Abbildungen: Oben hält ein Adler ein Band mit der Aufschrift „Die Gottes Güt' Dich stets behüt'" – ein Emblem, das auch für Briefe anderer Berufe benutzt wurde, bespielsweise für den Gesellenbrief eines Bürstenmachers (Nürnberg 1805)[1]. Rechts sind am Rand vier untereinander verbundene Medaillons angebracht: Das obere trägt die Devise „Der Heilig Geist Dir Hülfe leist", die drei folgenden beschreiben eine Art Lebenslauf[2]. Der untere Teil der Urkunde zeigt eine Stadtansicht von Nürnberg; leider ist diese Darstellung nicht mehr vollständig erhalten und auch von dem ehemals anhängenden Siegel Beurers sind nur noch Bandreste zu sehen. Insgesamt aber handelt es sich jedenfalls um ein prächtig gestaltetes Dokument. – Derselbe Apotheker verfaßte für Johann Georg Stecher ein wesentlich schlichteres Zeugnis (1726), das diesem eine zweijährige Gesellenzeit bestätigt. Zwar nennt sich der Apotheker wie üblich selbst zuerst, doch zur Biographie des „kunsterfahrenen" Gehilfen verrät das Schriftstück nichts außer dessen Geburtsort Biberach; im übrigen wird ihm ein gottesfürchtiges, ehrliches, getreues, friedfertiges und bescheidenes Verhalten bescheinigt. In der Schlußformel fällt Beurers Bemerkung auf, er habe das Testimonium eigenhändig ge- und unterschrieben; die Art der verwendeten Buchstaben deutet allerdings mehr darauf hin, daß damit die inhaltliche Textgestaltung gemeint ist. Ähnlich wie bei dem zuvor genannten Dokument sind die ersten vier Versalien reich verziert; die Ausschmükkung der Initiale erstreckt sich über die gesamte Länge der Seite. Das Siegel Beurers hängt in einer Holzkapsel an einem blaugoldenen Band. – Die Urkunde für

---

1 Original im Germanischen Nationalmuseum Nürnberg, Graph. Sammlung. HB23907, Kps. 1203.
2 Vgl. hierzu Kap. 4.2.

Johann Jacob Salzwedel (1733) fügt sich in das bekannte Schema ein. Der Aussteller Hans Leonhard Kellner[1] präsentiert sich zunächst als „Bürger und Apothecker auch Benannter des größern Raths und Capitain unter der hochlöblichen Bürgerschafft in dieser deß heiligen Römischen Reichs freyen Stadt Nürnberg". Der Lehrling Salzwedel stammte aus einer Pharmazeutenfamilie und war der eheliche Sohn des „hochedlen und besten Herrn Nicolaus Salzwedel hochberühmten Apoteckers in der römischen kayserlichen reichsfreien Stadt Frankfurth am Main". Die Lehrzeit dauerte vom 1. Juni 1730 bis zum gleichen Termin des Jahres 1733. Ansonsten weist dieses Zeugnis im weiteren Text insofern eine Besonderheit auf, als die Formulierung „spreche demnach mehr gedachten Johann Jacob Salzwedel seiner ausgestandenen Lehrjahre wegen quit frey und los" die Ähnlichkeit der Apothekerausbildung mit der in anderen Handwerksberufen zeigt. Das Dokument ist auf Pergament geschrieben und besitzt eine langgestreckte Initiale, die sich über den halben Bogen zieht. Die Versalien der ersten Zeile, über der sich schnörkelartige Ornamente winden, sind reich verziert, oben in der Mitte ist ein aus drei Wappen – nämlich dem Reichswappen, dem großen und dem kleinen Stadtwappen Nürnbergs – gebildetes Dreieck eingezeichnet. Abgesehen von Ausschmückungen unterhalb des Textes findet sich keine weitere Dekoration. Angehängt ist das Siegel des Größeren Rats der Stadt mit einer blau-weißen gedrehten Kordel. – Der Gehilfenbrief für Heinrich Wilhelm Ulrici (1759), ausgefertigt von Carl Gottlob Steding[2] ist sehr knapp gefaßt. In der Titelzeile erscheint zunächst nur der Name des Apothekers Steding, der sich selbst als „Bürger und Apothecker zum Mohren in des heil[igen] Röm[ischen] reichs freyen Stadt Nürnberg" bezeichnet; erst im weiteren Text wird auch der andere, nämlich der Schwiegervater des Apothekers erwähnt. Über den Gesellen Ulrici erfährt man nur, daß er aus Wiesbaden stammte und „bei meinem Schwiegervater Johann Daniel Schwanckhardt, Collegii Pharmaceutici Senior und Benannter des größern Raths zwey und dreyviertel Jahr und bei mir auch zwey und dreyviertel Jahr serviret" hat; nach der Würdigung seines treuen, fleißigen und ehrbaren Verhaltens schreiben die Aussteller von seiner Absicht, nach Hause zurückzukehren. In diesem Punkt unterscheidet sich das Dokument denn auch von anderen: Normalerweise wird nämlich ein solcher Wechsel mit der Sammlung weiterer Erfahrungen begründet und das Ziel der Reise nicht angegeben. Beide Apotheker siegelten und unterschrieben die mit kurzer Datierung versehene Urkunde, die auf Papier ausgefertigt ist und oben in der Mitte das schon genannte dreifache

---

1 Vgl. HEIN/ SCHWARZ Erg.-Bd.2 (1997), 161f.
2 Vgl. HEIN/ SCHWARZ 2 (1978), 651.

Wappen zeigt. An einem roten Band hängt eine Kapsel aus Elfenbein. – Die äußere Form des Zeugnisses von Paul Canut Leincker[1] für Reinhold Gottlieb Lorbeer aus Naumburg (1763) unterscheidet sich kaum von den bisher beschriebenen Dokumenten. Wieder wurde ein großer Bogen verwendet, die Schrift ist einfarbig schwarz, die Initialen sind mit Schnörkeln geschmückt. Am unteren Rand finden sich Verzierungen als Abschluß und Reste des blaugrau gestreiften Siegelbandes, während das Siegel fehlt. Die Besonderheiten dieses Gehilfenbriefes ergeben sich indes aus Leinckers Selbstbeschreibung als „deß kayserlich Reichs General Feld Staabs- wie auch Eines hochlöblich fränkischen Craißes bestellter Feld-Philippsbürgischer Guarnisons- und allhiesiger Apotheker[2] zur goldenen Kugel, ingleichen des Collegii Pharmaceutici Norimbergensis Senior". Sein Geselle hatte ebenfalls „sowohl in der hiesigen officin als auch im Felde" gedient und sich dabei „treu und fleißig bewiesen", weshalb Lorbeer denn auch allen zukünftigen Dienstherren aufs Beste empfohlen wird. Der letzte der eingangs aufgeführten Briefe wurde 1794 von Johann Christoph Jacob Knopf unterzeichnet. Darin bestätigt Knopf, daß Andreas Schlichting, Sohn des Wundarztes Johann Samuel Schlichting aus Ansbach, fünf Jahre in seiner Apotheke gelernt und daraufhin noch eineinviertel Jahre lang als Geselle serviert hat; ferner lobt er ihn als treu, fleißig und gesittet. Die drei bereits bekannten Wappen sind wiederum in Form eines Dreiecks angebracht. Ansonsten ist das Attest eher schlicht, abgesehen von der verzierten Initiale und einigen Schmuckelementen oberhalb der ersten Zeile; vom äußeren Eindruck her ähnelt es demjenigen für Heinrich Wilhelm Ulrici. - Die hier beschriebenen Dokumente aus Nürnberg folgen dem allgemein verwendeten Schema: Bezeichnung des Ausstellers und des Empfängers; Angabe der Beschäftigungdauer; wohlwollende Beurteilung der Fähigkeiten des Lehrlings bzw. des Gehilfen und Empfehlung; Datierung, Siegel und eigenhändige Unterschrift. Die bescheinigte Lehrzeit betrug drei, vier oder fünf Jahre; generell wird der Lehrling als „kunstliebend", der Geselle als „kunsterfahren" apostrophiert. Die Anrede des letzteren mit ‚Herr' scheint in Nürnberg üblich gewesen zu sein, denn nur dort tritt sie in den Zeugnissen gehäuft auf. – Interessant ist die vergleichende Betrachtung der zwei Urkunden von Christoph Daniel Beurer; denn obwohl beide vom selben Apotheker unterzeichnet worden sind, weisen sie eine unterschiedliche Gestaltung auf: Der Lehrbrief von 1719 ist sehr reich und großzügig verziert, während sich das Gehilfenzeugnis von 1726 eher schlicht ausnimmt. Beurer benutzte jeweils die gleichen

---

1 Vgl. HEIN/ SCHWARZ 1 (1975), 366f.
2 Feld-Philippsbürgischer Guarnisons-Apotheker bedeutet soviel wie Apotheker der Philippsburgischen Feldgarnison.

Adjektive bei der Personenbeschreibung, wählte jedoch für den Lehrbrief umständlichere Formulierungen. Dies zeigt einmal mehr, daß das Lehrzeugnis einen höheren Stellenwert besaß als der Gehilfenbrief; denn nur mit einem Nachweis der abgeschlossenen Grundausbildung in der Tasche konnte sich der Geselle überhaupt erst auf die Wanderschaft begeben. – Insgesamt gesehen, sind die in Nürnberg ausgestellten Briefe aufwendiger gestaltet als die Augsburger Exemplare. Dies mag zum einen am allgemeinen Wohlstand der Nürnberger Bürger gelegen haben, die sich repräsentative Urkunden dieser Art leisten konnten, wiewohl die Augsburger auch nicht gerade arm waren. Zum anderen gehörte Nürnberg im 17. und 18. Jahrhundert zu den Hochburgen der Zeichner und Kupferstecher. Wer etwas auf sich hielt, ließ sich porträtieren oder erstand Abbildungen von Städten, Pflanzen, Insekten und vielerlei anderen Dingen. Bekannte Künstler, wie z. B. Maria Sibylla Merian (1647-1717), Christoph Weigel (1654-1726) oder Mitglieder der Familie Tyroff, arbeiteten zeitweise oder ihr ganzes Leben lang in Nürnberg.[1] Gleichwohl läßt sich keines der sieben Zeugnisse definitiv einem bestimmten Künstler zuordnen; dabei muß man freilich bedenken, daß nur eines der genannten Dokumente eine in Kupfer gestochene Stadtansicht trägt, während sich alle anderen mit kalligraphischem Zierat begnügen. – Besondere Aufmerksamkeit gebührt der Tatsache, daß drei der erwähnten Apotheker Mitglieder des Größeren Rats der Stadt waren. Nürnberg besaß 550 Jahre lang (1256-1806) eine Verwaltung, die aus dem Kleineren und dem Größeren Rat bestand. Der Kleinere Rat setzte sich ab 1370 aus dreizehn Ratsherren, dreizehn Schöffen, acht Abgeordneten der Handwerker und acht ‚Alten Genannten' zusammen, den Größeren Rat bildeten die ‚Genannten'. Letzterer hatte kein Recht auf Selbstergänzung, vielmehr wurden die Mitglieder ausschließlich durch den Kleineren Rat bestimmt. Dem ging eine Prüfung der persönlichen Eigenschaften und der wirtschaftlichen Verhältnisse voraus. Die Kandidaten zählten zu den vertrauenswürdigen, wohlhabenden und ehrenwerten Bürgern mit sozialem Ansehen; ihre Berufung erfolgte, sofern sie sich nichts zuschulden kommen ließen, auf Lebenszeit. Der Größere Rat war bis 1794 kein unabhängiges Gremium, sondern blieb an die Weisungen des Kleineren Rats gebunden. Er bestand zu wechselnden Anteilen aus Patriziern, Kaufleuten, Gelehrten und Handwerkern; seit dem ausgehenden 17. Jahrhundert wurden bevorzugt Handwerker und Patrizier berufen, um den Einfluß von Juristen, Medizinern und den der Kaufleute zu verringern. Zu seinen Funktionen gehörten viele öffentliche Aufgaben, wie u.a. das Beglaubigen von Urkunden, wofür die Verwendung eines bestimmten

---

1 Vgl. hierzu SCHWEMMER (1974), 44-54.

Siegels mit grünem Wachs vorgeschrieben war.[1] – Demnach muß es sich also bei den Apothekern Schwankhardt, Kellner und Engelland als ‚Genannten' des Größeren Rats um angesehene Bürger der Stadt gehandelt haben. Zwar zählt die Erwähnung dieses öffentlichen Amtes im Text der Zeugnisse zur vollständigen Personenbeschreibung des Ausstellers; doch verlieh sie der Urkunde auch eine zusätzliche Beweiskraft und Seriosität, weil das Wort eines ‚Genannten' als besonders glaubwürdig galt. Als ungewöhnlich ist dabei die Urkunde von Kellner zu betrachten, der die Beglaubigung mit dem ihm vom Rat erteilten Siegel vornahm, allerdings mit rotem Wachs, was unterstreicht, daß er dieses Zeugnis als Privatmann und nicht in seiner Eigenschaft als ‚Genannter' ausstellte. Ob die Apotheker im Größeren Rat den Rang von Handwerkern oder den von Gelehrten einnahmen, ist im übrigen nicht bekannt. Das pharmazeutische Personal, d.h. die Gesellen und Lehrlinge, rechnete man jedenfalls den Handwerkern zu. Eine bevorzugte Stellung der Apothekenleiter ergab sich seit 1685, als einem Gesuch der Apothekerschaft nach Änderungen bei der jährlichen Verpflichtung stattgegeben wurde. Bis dahin legten sie nämlich gemeinsam mit den Handwerkern ihren Eid vor den Gesandten des Rates ab; von dem genannten Zeitpunkt an war ihnen hingegen erlaubt, ihren Schwur vor den für das ‚Collegium pharmazeuticum' zuständigen Deputierten zu leisten. In diesem Ratsverlaß wird damit erstmals das ‚Collegium pharmazeuticum' amtlich erwähnt, das bereits 1632 gegründet worden war[2]: ein Zusammenschluß der Nürnberger Apotheker, der in erster Linie wirtschaftliche Ziele verfolgte, doch sicher auch dem Wunsch entsprach, nach der Etablierung des Collegium medicum im Jahr 1592 eine ähnliche Organisation ins Leben zu rufen. Obschon sich durchaus Parallelen zu Handwerksverbänden ziehen lassen, wie beispielsweise das Vorhandensein eines sog. Kästleins – analog der Zunftlade – zur Aufbewahrung von Dokumenten zeigt, distanzierten sich die Mitglieder ausdrücklich von der Handwerkerschaft. Die Apothekenbesitzer und Provisoren wählten aus ihren Reihen einen ‚Senior', zu dessen Hauptaufgaben die Pflege des Kontaktes zum Rat, die Organisation der Zusammenkünfte sowie die Abzeichnung des allgemeinen Schriftverkehrs zählten.[3] Von den hier erwähnten Apothekern hatten alle mit Ausnahme von Christoph Daniel Beurer im Laufe ihres Lebens dieses Amt des Seniors inne, das Johann Daniel Schwankhardt und Paul Canut Leincker denn auch im Kopf der von ihnen ausgestellten Dokumente nennen.

---

1 Vgl. hierzu SCHALL (1971), 1-20 und 37 und 133-136.
2 Vgl. GOSSMANN (1964), 32-34.
3 Vgl. hierzu GOSSMANN (1964), 13-20.

6. Auswertungen

Bisher beschäftigte sich diese Arbeit mit den Lehr- und Gehilfenbriefen als solchen. Im folgenden Kapitel sollen nun anhand des gesammelten Materials Rückschlüsse verschiedener Art gezogen werden. So lassen sich etwa Aussagen zur Dauer der Lehr- und der Gehilfenzeit, über die allgemeinen Wandergepflogenheiten und die Wege einzelner Gesellen treffen; interessante Einblicke gewähren die Briefe ferner in die soziale Herkunft der angehenden Apotheker, da zusätzlich zum Namen des Lehrlings manchmal auch Name und Beruf des Vaters genannt werden.

6.1. Lehrzeit und Ausbildungsorte

Von den untersuchten Dokumenten sind 117 reine Lehrbriefe und 41 kombinierte Lehr- und Gehilfenzeugnisse.[1] Die meisten Urkunden enthalten konkrete Angaben bezüglich der Aufenthaltsdauer, während einige nichts Näheres darüber aussagen. Wie lange die Lehrlinge jeweils in ein und derselben Apotheke geblieben sind, läßt sich aus dem Diagramm 1 entnehmen. Der älteste hier ausgewertete Lehr- und Gehilfenbrief stammt aus dem Jahr 1572; der älteste reine Lehrbrief ist auf 1629 datiert. Bei den Zeugnissen, die eine Verweildauer unter drei Jahren bescheinigen, kann man vermuten, daß die betreffenden ‚Diszipel' in verschiedenen Apotheken tätig waren; infolge dessen bestätigten solche Dokumente nur eine von mehreren Stationen. Meistens absolvierten die Lehrlinge ihre Ausbildung jedoch in einer einzigen Offizin, wobei der rechnerische Durchschnitt bei 4,5 Jahren liegt. Der Apothekergeselle Johann Benjamin Halbgebauer, der 1739 in Breslau nach acht Lehrjahren unter drei verschiedenen Patronen und anschließender zweijähriger Gehilfenzeit sein Zeugnis erhielt, ist sicherlich eine Ausnahme.

Nach den ermittelten Zahlen zu urteilen, hat es im deutschsprachigen Raum von 1572 bis etwa 1800 offenbar keine einheitliche Regelung für die Dauer der Lehre gegeben. Drei Jahre Ausbildung absolvierten die ‚Diszipel' 1629, aber auch noch 1811, vier Jahre zwischen 1648 und 1833; fünf Jahre sind dokumentiert für die Zeit zwischen 1678 und 1812, sechs Jahre von 1681 bis 1819. Dabei darf man die

---

1 Ein Dokument (Nr.233 in Tabelle 9.1) konnte für diese Auswertung nicht verwendet werden konnte, da nicht bekannt ist, ob es sich um einen Lehr- und/ oder Gehilfenbrief handelt.

genannten Eckdaten nicht als absolut betrachten, da sie lediglich auf das älteste bzw. jüngste unter den hier ausgewerteten Zeugnissen verweisen. Außerdem fallen fast alle Dokumente, die drei, vier, fünf oder sechs Jahre Lehrzeit bescheinigen, gleichmäßig verteilt in das 18. Jahrhundert, was schlichtweg darauf zurückzuführen ist, daß aus dieser Zeit die meisten Urkunden überliefert sind. Die Atteste,

Diagramm 1: Verweildauer der Lehrlinge in ein und derselben Apotheke Berücksichtigter Zeitraum: 1572 – 1833

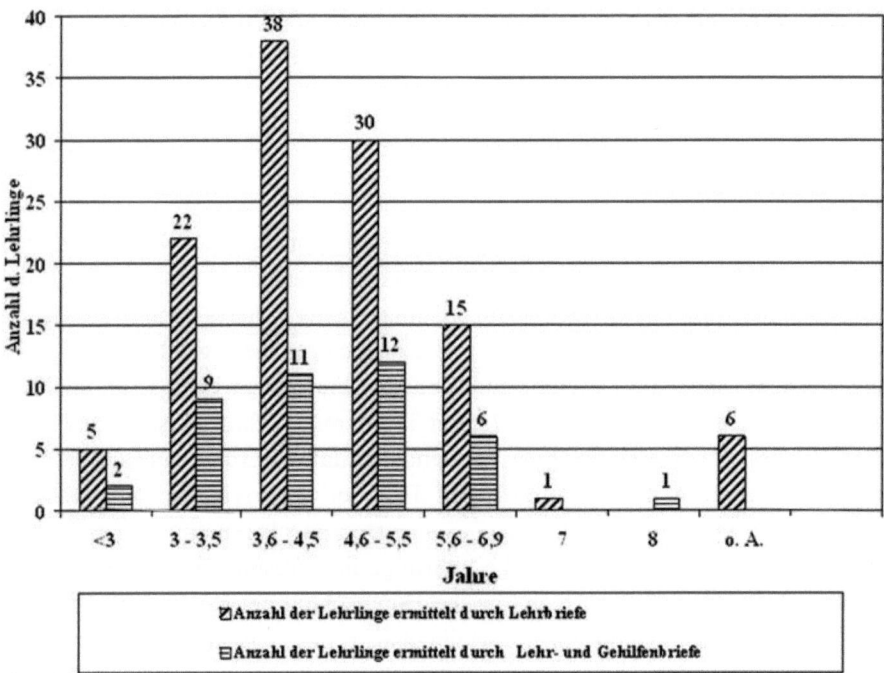

die Lehr- und Gehilfenzeit gemeinsam bestätigen, untermauern dies. So finden sich für drei Jahre Dauer nur Zeugnisse aus der Zeit zwischen 1727 und 1776; für vier Jahre existieren hingegen Belege von 1572 bis 1795, für fünf Jahre von 1640 bis 1795 und für sechs Jahre wiederum von 1717 bis 1798. Die Beschränkung im erst- und letztgenannten Fall auf das 18. Jahrhundert mag einen damaligen Trend andeuten, beruht aber wahrscheinlich auf der Materialauswahl, denn von den 41 untersuchten kombinierten Lehr- und Gehilfenbriefen sind nur sechs aus dem 16. und 17. Jahrhundert, während der Rest dem 18. Jahrhundert angehört.

Zur näheren Bewertung der Zahlen lohnt sich ein Blick auf die regionale Verteilung. Die folgende Tabelle listet deshalb die unterschiedliche Dauer der Lehrzeit auf und ordnet dieser jeweils die Städte zu, aus denen die betreffenden Dokumente stammen:

Lehrzeit	Ausbildungsorte
3 – 3,5 Jahre	Basel, Biel, Brixen (3x), Darmstadt, Gudensberg, Heidelberg, Hof/Vogtland, Innsbruck (2x), Kaltern, München, Münsterberg, Nürnberg (2x), Ötting, Regensburg, Überlingen, Wiesentheid, Würzburg
3 – 3,5 Jahre zusätzliche Gehilfenzeit	Augsburg, Frankfurt/Main (2x), Graz, Hanau, Karslruhe, Kitzingen, Regensburg, Rudolstadt
3,6 – 4,5 Jahre	Aachen, Arnstadt, Bamberg, Basel, Berlin, Bingen, Brixen (2x), Dresden, Eisenach (3x), Frankfurt/Main, Gudensberg, Hamm, Hassfurth, Heidelberg, Kaltern, Kassel, Köln (2x), Marbach, Meisenheim, Mühlhausen/Thür., München, Neustadt/Brand., Neustadt/Mähren, Norden, Ofen, Öhringen, Ostheim, Prag (2x), Rudolstadt, Salzburg, Straßburg, Stuttgart, Wertheim, Würzburg
3.6 – 4,5 Jahre zusätzliche Gehilfenzeit	Basel, Bernau, Friedberg, Hildesheim, Koblenz, Leipzig, Nürnberg, Ravensburg, Düsseldorf, Lemgo
4,6 – 5,5 Jahre	Aschersleben, Berlin (5x), Biberach, Braunschweig, Celle (2x), Darmstadt, Diepholz, Dresden, Erlangen (2x), Freiberg i.Sa., Friedberg, Gera, Gießen, Grimma, Hetstedt, Jena, Leipzig, Naumburg, Nürnberg, Reula, Worms
4,6 – 5,5 Jahre zusätzliche Gehilfenzeit	Bayreuth, Berlin (3x), Frankenstein, Freienwalde, Friedberg, Großglogau, Hann. Münden, Lennep, Posen, Schleitz, Schwaigern, Weißenburg

Die Orte, in denen Zeugnisse über drei Jahre Lehrzeit ausgestellt wurden, finden sich vorwiegend in Süddeutschland und Österreich. Dagegen sind die Städte, in denen vier Jahre abgeleistet werden mußten, über den gesamten deutschsprachigen Raum verteilt; wobei der Schwerpunkt allerdings in Nord- und Mitteldeutschland liegt. Das fünf- bzw. fast sechsjährige Lehrlingsdasein gab es ebenfalls deutschlandweit. Unter diesem Aspekt betrachtet, sind nur vereinzelt gewisse Regelmäßigkeiten festzustellen. So erkennt man etwa, daß im heutigen Südtirol im 18. und zu Beginn des 19. Jahrhunderts drei Jahre Lehrzeit üblich waren, wie zwei Dokumente aus Brixen (1795, 1811), zwei aus Innsbruck (1725, 1771) und eines aus Kaltern (1769) belegen; ein weiteres aus Brixen (1826) zeigt jedoch, daß anscheinend keine unumstößliche Vorschrift existierte, denn der betreffende Kandidat lernte vier Jahre lang. Auch innerhalb einer Stadt galten nicht immer einheitliche Regelungen. So blieben die meisten Lehrlinge in Berlin – ebenso wie diejenigen in Celle – fünf Jahre, wohingegen man beispielsweise in Dresden unterschiedlich verfuhr: 1748 verlangte man dort vier Jahre für die Lehre, 1775 fünf. Während Samuel Gotthelf Klunge in Eisenach 1762, 1766 und 1770 seine drei Söhne jeweils vier Jahre lang ausbildete, schloß Johann Carl Jacob Ottleben in Gudensberg binnen kurzer Zeit zwei verschiedenen Lehrkontrakte: 1789 endete für Johann Moritz Kunckel die ‚Disziplin' nach drei Jahren, 1797 verließ Carl Friedrich Sander die Offizin nach vier Jahren. Caspar Conrad Rühle aus Frankfurt/Main behielt seine ‚Diszipel' drei Jahre zur Ausbildung, dafür war die sich anschließende Konditionszeit in der Lehrapotheke unterschiedlich lang: Johann Heinrich Linck (1754) verbrachte bei ihm drei Monate, Jacob Henschen (1759) blieb noch ein Jahr.

Ein weiterer Aspekt bei der Betrachtung der Lehrbriefe betrifft die Überlegung, welche Städte die angehenden Apotheker zur Erlernung der ‚ars pharmaceutica' aufsuchten. Von den 148 Lehrlingen, deren Herkunft bekannt ist, wählten 33 eine Ausbildungsapotheke in ihrer Heimatstadt. Die meisten anderen fanden eine Anstellung in der Nähe ihres Geburtsortes, d.h. bis maximal 100 km entfernt, wobei sie in der Regel Städten der Umgebung den Vorzug gegenüber kleinen Orten gaben; so ging z.B. Franz Wilhelm Dinckelberg von Köln nach Aachen (1777). Berlin war ebenfalls ein beliebtes Ziel für ‚Discipuli' aus dem Umfeld wie Prenzlau, Bernau und Pritzwalk. Ähnlich wanderten mehrere Burschen von Innsbruck nach Brixen, von Bozen nach Brixen oder von Innsbruck nach Bozen. Zwei junge Männer aus Hamburg steuerten die Apotheke von Christian Heinrich Ruge in Celle an (1750 bzw. 1751). Johann Wilhelm Walther aus Soest disziplinierte in Hamm (1721), während Johann Christian Michel aus Augsburg die Apotheke von Tobias Pflanz in Regensburg aufsuchte (1750). Kurze Wege legten Carl Hinrich Kunze von Zeulenroda nach Gera (1807) oder Andreas Möllenhoff von Hamm nach Lippstadt (1759) zurück. Nur acht Lehrlinge ließen ihre Heimat deutlich weiter als 150 km hinter sich, um ihre Lehrstelle anzutreten. So erhielt Johann Justus Merck aus Darmstadt seinen Brief in Dresden (1748); Franz Bernoulli aus Basel absolvierte seine Ausbildung in Heidelberg (1725). Johann Jacob Salzwedel aus Frankfurt/Main ging nach Nürnberg (1733), und Johann Peter Pust aus Hamburg zog es nach Tondern (1781). Die übrigen vier kombinierten ihre Lehr- und Servierzeit: Johann Heinrich Linck aus Leipzig arbeitete in Frankfurt/Main (1754), ebenso Jacob Henschen aus Bremen (1759); Johann Jacob Pfister aus Schaffhausen betätigte sich in Nürnberg (1719), während Franz Ignaz Winkler aus Innsbruck die Apothekerkunst in Passau (1695) erlernte, wo er anschließend kurzzeitig servierte. – Es fällt auf, daß mit Ausnahme von Berlin (8x) und Brixen (6x) keine Stadt häufiger als dreimal als Ausbildungsort erscheint. Dabei ist alledings zu berücksichtigen, daß die Apothekerfamilien Peer in Brixen und Winkler in Innsbruck enge Kontakte miteinander pflegten, so daß ein reger Lehrlingsaustausch stattfand und Brixen daher so oft angesteuert wurde. Demgemäß suchte man – wahrscheinlich auch in anderen Fällen – die Lehrstelle nicht zuletzt nach den persönlichen Beziehungen der Eltern und den jeweiligen regionalen Möglichkeiten aus, während es dem ausgelernten Gesellen freistand, bestimmte Orte selbst zu wählen. Im übrigen ist die gewünschte Heimatnähe insofern zu verstehen, als viele Lehrlinge gerade einmal das 14. Lebensjahr vollendet hatten und somit für eine größere Entfernung vom Elternhaus schlichtweg noch zu jung waren.[1]

6.2. Gehilfenzeit und Tätigkeitsorte

Insgesamt liegen 142 reine Gehilfenbriefe sowie die bereits erwähnten 41 kombinierten Zeugnisse vor. Da die Zahlen variieren, je nach dem, ob der Geselle schon in derselben Apotheke gelernt hat oder erst als Gehilfe dort eingetreten ist, sind die Daten im folgenden Diagramm 2 getrennt erfaßt. Im Fall der reinen Gehilfenbriefe stammt das älteste Dokument[2] aus dem Jahr 1552, bei den kombinierten Zeugnissen zählt wiederum dasjenige von 1572. Die durchschnittliche Verweildauer als

---

1 Vgl. SCHWARZ Teil 2 (1976), 69.
2 Im Stadtarchiv Frankfurt/Main wird ein noch älteres Zeugnis für den aus Lübeck stammenden Apotheker Rabodus Krämer verwahrt, in dem ihm gewissenhafte Diensterfüllung bescheinigt wird (Lübeck 1461). Vgl. SCHULZ (1960), 27. Da es sich jedoch nicht um einen Gehilfenbrief im hier verstandenen Sinne handelt, wird das Dokument für diese Auswertungen auch nicht verwendet. Zu Rabodus Krämer vgl. ferner RITTERSHAUSEN (1970).

Gehilfe betrug 1,74 Jahre, während sich an die Lehre in derselben Offizin im Mittel nur 1,18 Konditionsjahre anschlossen. Daß die Gesellen nach vorausgegangener Lehre kürzer in der Apotheke blieben, leuchtet ein, denn aufgrund ihrer bereits abgeleisteten Zeit kannten sie den Betrieb und konnten somit nicht mehr viel Neues lernen. Im übrigen war es manchmal Bestandteil des Lehrkontraktes, noch kurze Zeit unentgeltlich zu servieren.

Diagramm 2: Verweildauer der Gehilfen in ein und derselben Apotheke
Berücksichtigter Zeitraum: 1552 - 1836

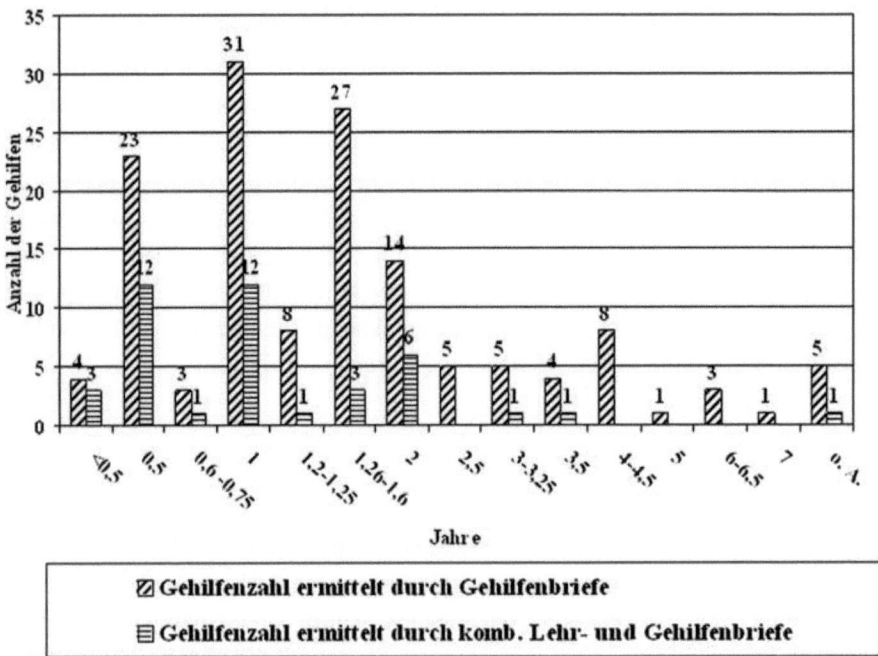

Viele Gesellen nutzten ihre Wanderjahre für weite Reisen, wobei das Ziel, sich in der Apothekerkunst zu vervollkommnen, zweifellos im Vordergrund stand. Nicht zu unterschätzender Nebeneffekt war jedoch auch die damit verbundene persönliche Reifung und Bildung, da die jungen Männer auf diese Weise andere Menschen und Regionen kennenlernen und entsprechende Eindrücke sammeln konnten. Zudem bot sich ihnen eine Freiheit, die es auszukosten galt, denn spätestens mit dem Erwerb einer eigenen Apotheke wurden sie seßhaft und räumlich unflexibel. Es blieb zwar jedem selbst überlassen, sich auch dann weiterzubilden, doch die Erfahrungen der Servierjahre waren nicht mehr nachzuholen. Da im Zuge der Wanderschaft möglichst viele Betriebe besucht werden sollten, lag es nahe, durchschnittlich nur eindreiviertel Jahr an einer Stelle zu verweilen; diese Zeitspanne reichte aus, um Neues kennenzulernen, ohne daß allzuviel Routine das Tagesgeschäft bestimmte. Die Gesamtdauer der Konditionszeit läßt sich im übrigen nicht für jeden einzelnen Gesellen belegen, weil häufig nur bruchstückhaft Zeugnisse vorhanden sind, doch währte sie – in Anlehnung an die Gewohnheiten anderer Handwerksberufe – im allgemeinen fünf bis zehn Jahre[1]. Allerdings schrieben einige Medizinalordnungen außerdem vor, wie lange der Geselle serviert haben mußte, um Provisor oder Apotheker werden zu können. So heißt es beispielsweise im ‚Königlichpreußischen und brandenburgischen Medicinaledict' von 1725, daß dazu „wenigstens sieben Jahre"[2] erforderlich seien, und noch 1801 verlangte die ‚Revidierte Ordnung nach welcher die Apotheker in den königlich-preußischen Landen ihr Kunst-Gewerbe betreiben sollen' fünf Jahre Servierzeit.[3]

Die vorhandenen Gehilfenbriefe belegen, daß es – im Gegensatz zur Auswahl der Lehrorte – sehr wohl bevorzugte Ziele bei den wandernden Gesellen gab. Grundsätzlich blieb es zwar jedem freigestellt, alle möglichen Ort zu besuchen, doch manche Städte versprachen eine besonders gute Ausbildung. Die Gesellen favorisierten demnach vor allem Straßburg (10x), gefolgt von Augsburg (6x) und Regensburg (6x), Berlin (5x) und Frankfurt/Main (5x), Nürnberg (3x) und Wien (3x). Weiter von Interesse waren Linz, Mainz, München, Ulm und Prag (je 3x). Bei den kombinierten Zeugnissen rangieren Augsburg (2x), Frankfurt/Main (2x) und Berlin (2x) an vorderster Stelle, von den bereits angeführten Orten werden Regensburg, Nürnberg und Wien genannt. Daher sollen im folgenden einige Städte kurz beschrieben werden.

Von diesen Zielen bot sich Straßburg mit seiner Universität und bekannten Apotheken den Gesellen als attraktive Wanderstation geradezu an, wobei insbesondere die Spielmannsche Hirsch-Apotheke als hervorragende Unterrichtsstätte für viele einen Anziehungspunkt bildete. Gehilfen reisten deshalb aus allen Teilen Deutschlands in das Elsaß, um dort zu konditionieren; sie stammten aus Harburg, Nürnberg, Mettelzimmern, Ulm, Osnabrück, Herzberg am Harz, Stadthagen, Köln, Wetter und Darmstadt und nahmen somit große Entfernungen auf sich, um nach Straßburg zu gelangen. Auch zeitlich gesehen, blieb die Attraktivität dieser Stadt

---

1 Vgl. MEYER (1997), 49.
2 Königliches preußisches und brandenburgisches Medicinaledict (1725), 25.
3 Vgl. Revidierte Ordnung nach welcher die Apotheker in den königlich-preußischen Landen ihr Kunst-Gewerbe betreiben sollen (1801), 12.

von 1630 bis 1814 ungebrochen; wie bei den Lehrbriefen so sind allerdings auch die hier und im folgenden genannten Jahreszahlen nicht als absolute Eckdaten zu verstehen, sondern nur als Richtwerte auf der Basis der überlieferten Dokumente. – Ähnlich zählte Augsburg über lange Zeit zu den häufig besuchten Zielen: Das älteste untersuchte Zeugnis ist auf das Jahr 1613 datiert, das jüngste auf 1784. Dabei dürfte – neben der guten Verkehrsanbindung – wohl hauptsächlich das dort hochentwickelte Apothekenwesen die Gesellen dazu gereizt zu haben, weite Wege zurückzulegen, um in der Fugger-Stadt zu arbeiten; sie kamen aus Osnabrück, Straßburg, Ötting, Nördlingen, Strakowitz, Linz, Windsheim und Bozen. – Auffallend oft wanderten Apothekergesellen im 17. und 18. Jahrhundert auch nach Regensburg, wo sie in den Offizinen des Christian Bieler (1689), des Urbanus Lindwurm (1716), des Johann Christoph Schwenter (1723), der Familie Pflanz[1] (1753 und 1783) und des Johann Georg Leipold[2] (1761) Anstellung fanden. Wiederum zeigt sich die räumliche Flexibilität der Burschen, denn sie reisten aus Osnabrück, Thierstein, Bayreuth, Wiesbaden und Erlangen an[3]. Im Falle Regensburgs kann man zudem erkennen, daß auch Familientraditionen bei der Auswahl der Wanderstationen eine Rolle spielten: So konditionierte Friedrich Wilhelm Gottfried aus Osnabrück dort ebenso wie später sein Sohn Friedrich Wilhelm Gottfried [d.J.]. Gleiches gilt für die Oertels: Vater Johann Friedrich Oertel aus Thierstein besuchte die Donaustadt und ließ sich am Ende seiner Wanderschaft in Bayreuth nieder; sein Sohn, Johann Friedrich Oertel aus Bayreuth, wählte dann ebenfalls diesen Ort zur Bereicherung seiner Erfahrungen. Man darf deshalb annehmen, daß während des Aufenthaltes der Väter Kontakte entstanden, die eine Vermittlung der Söhne in Lohn und Brot erleichterten. Regensburg bot außerdem ein abwechslungsreiches gesellschaftliches Leben, denn als Sitz des Immerwährenden Reichstages versam-

---

1 Ernst Wilhelm Martius beschreibt seine Gehilfenzeit in der Apotheke zum Goldenen Löwen in Regensburg sehr positiv: Johann Tobias Pflanz, Besitzer der Apotheke, war ein betagter Witwer und hatte mehrere Kinder, von denen fünf im Haus lebten. Der Sohn arbeitete in der Offizin, die zwei ältesten Töchter versorgten den Haushalt. Martius freute sich vor allem über die zuvorkommende Behandlung. Nachdem die Apotheke an den Sohn übergeben worden war, blieb Martius – bei besserer Bezahlung – noch weitere eineinhalb Jahre. Schließlich bekam er von Conrad Christian Pflanz ein Dokument, das ihm auch die abgeleistete Zeit beim Vater bestätigte. Vgl. MARTIUS (1847), 34f.
2 Vgl. HEIN/ SCHWARZ Erg.-Bd. 2 (1997), 187.
3 Der Herkunftsort von Burckhard Ludwig Henrizi, der bei Leipold seine Lehrzeit absolvierte und anschließend noch ein halbes Jahr in dessen Apotheke servierte, ist nicht bekannt.

melte die Stadt viele Menschen, darunter Diplomaten und Gesandte, von deren glanzvollen Auftritten und rauschenden Festen Ernst Wilhelm Martius in seinen Memoiren berichtet. Darüber hinaus besaß die Bibliothek der Benediktinerabtei St. Emmeram zahlreiche Manuskripte und seltene Drucke, so daß es genügend Gelegenheiten gab, in dieser geistig anregenden Stadt wissenschaftliche Studien außerhalb der Apotheke zu betreiben.[1] Man kann somit davon ausgehen, daß die dort mögliche Erweiterung der Allgemeinbildung zur persönlichen Entfaltung der jungen Burschen entsprechend beigetragen hat.

Die bisher bekannt gewordenen Gehilfenbriefe, die in Berlin ausgestellt wurden, stammen aus dem 18. und den ersten Jahrzehnten des 19. Jahrhunderts. Auch hierbei lassen sich teilweise eindeutig familiäre Vorlieben konstatieren: Johann Friedrich Böhme aus Halle (1772) und sein Sohn Johann Friedrich Böhme aus Bernau (1801) arbeiteten sogar in der gleichen Apotheke, denn Johann Caspar Köhler und Johann Christian Carl Schrader[2] waren nacheinander Besitzer der Apotheke zum schwarzen Adler.[3] Fast alle der in Berlin tätigen Gesellen hatten nur kurze Wege bis dorthin zurückzulegen, da sie in Schlop (Neumark), Zehden oder Schievelbein beheimatet waren.[4] Im Falle Berlins ist im übrigen zu bedenken, daß die Stadt in der betreffenden Zeit bei weitem noch nicht die Ausdehnung und Bedeutung erlangt hatte, die sie heute besitzt. – Frankfurt/Main erfreute sich vor allem im 18. Jahrhundert als Wanderziel großer Beliebtheit. Das früheste Zeugnis stellte die Witwe des Johann Wilhelm Müller im Jahr 1722 aus. Außerdem boten Burckhard Ludwig Roßler, Apotheker zum goldenen Hirschen (1736), Gottlieb Christoph Dieterich (1740), Johann Jacob Casimir Leonhard (1779) und Johann Matthias Henrici (1762) Arbeitsplätze für Gesellen an; ferner absolvierten zwei Burschen bei Caspar Conrad Rühle (1754 und 1759) im Anschluß an die Lehre eine kurze Gehilfenzeit. In diesem Zusammenhang erstaunt es, daß die über die Stadtgrenzen hinaus bekannte Apotheke der Familie Salzwedel zwar wenigstens einmal als Lehrort genannt wird, nicht aber als Station eines wandernden Gesellen, was jedoch nicht heißen muß, daß es keine Gehilfen in der Salzwedelschen Offizin gegeben hat. Solche reisten jedenfalls von Eisleben, Bremen, Friedberg, Soest und Leipzig an den Main, wo sie ein bedeutendes Handelszentrum erwartete. Während der Messetage besuchte man Freunde, beglich Rechnungen und tätigte Einkäufe.

---

1 Vgl. hierzu MARTIUS (1847), 34-38.
2 Vgl. HEIN/ SCHWARZ 2 (1978), 601.
3 Vgl. REINHARD (1998), 64.
4 Der Geburtsort von Georg Wilhelm Möhring (1807) ist nicht bekannt.

Zudem ergaben sich über die Materialisten[1] der Stadt Möglichkeiten, eine Anstellung zu finden; denn Gehilfen wurden wie Waren gehandelt: Wer einen neuen benötigte, meldete seinen Bedarf dem Materialisten, der wiederum den Gesellen vermittelte und zwar nach dem Prinzip: Je finanzkräftiger der Kunde, desto qualifizierter die empfohlene Arbeitskraft. Die Stellensuche erfolgte allerdings nur teilweise auf diesem Wege, zumal die meisten ohnehin aufs Geratewohl in die Städte reisten. Die Vielfalt der zur Messe versammelten Menschen bot jedenfalls die Chance, neue Kontakte zu knüpfen und manchmal sogar eine preiswerte Transportalternative zur teuren Postkutsche auf zu tun. So hatte etwa Martius in Frankfurt/Main einen Sattler kennengelernt, der dort seine Waren vertrieb und ihn anschließend auf seinem Gespann, mit nach Dillenburg nahm.[2]

Besonders in der ersten Hälfte des 18. Jahrhunderts steuerten einige Gehilfen Nürnberg an; die Burschen kamen aus Schaffhausen, Wiesbaden und Naumburg. Dabei stammt das älteste bekannte Gehilfenzeugnis von dort aus dem Jahre 1719, während das jüngste auf 1763 datiert ist. Nürnberg war wie Frankfurt/Main ein wichtiger Handelsplatz in Deutschland und damit ein zentraler Knotenpunkt für den Warenverkehr. – Nicht zuletzt zählte Wien zu den für angehende Apotheker interessanten Metropolen. Schon 1607 bescheinigte Bartholomäus Waldtman Leonhart Stöberl ein Jahr Gehilfenzeit. Wenceslaus Lavin von Ottenfeldt (1669) und Joseph Melchior Greimoldt (1724) öffneten ebenfalls ihre Offizinen für Gesellen, die u.a. von Nürnberg, Blankenburg und Bayreuth in die Stadt gelangten, deren glanzvoller Aufstieg als Kaiserresidenz und Kulturzentrum nach dem erfolgreichen Widerstand gegen die Türken einsetzte. Damit verbunden war ein reges gesellschaftliches Leben, das auf junge Menschen sicherlich einen großen Reiz ausübte und einen Besuch zusätzlich lohnenswert erscheinen ließ.

Als Fazit ist demnach festzuhalten, daß die Wahl der Tätigkeitsorte von vielfältigen Faktoren bestimmt war: Neben einer günstigen geographischen Lage spielten in erster Linie die Qualität der jeweils vorhandenen Apotheken und damit der dort vermittelten Ausbildung eine Rolle. Auch erhoffte kulturelle Aktivitäten sowie die Aussicht, in der betreffenden Stadt neue Kontakte knüpfen zu können, scheinen die Wahl beeinflußt zu haben. Dabei waren insbesondere Handelszentren vergleichsweise gut erreichbar, die außerdem eine größere Zahl von Apotheken und somit

---

1 Die Materialisten sind die Vorläufer der heutigen Großhändler. Die Apotheker kauften bei ihnen Drogen und Chemikalien ein, wobei sich dieser ‚Materialwaren'-Handel überwiegend in Städten mit großen Messen etablierte. Vgl. hierzu ADLUNG/ URDANG (1935),112-117.
2 Vgl. MARTIUS (1847), 51-55 und 63.

auch höhere Chancen auf einen Arbeitsplatz boten. Im übrigen brachten Burschen auf der Wanderschaft immer wieder Neuerungen aus anderen Regionen mit, weshalb die Möglichkeit, Erfahrungen auf dem aktuellen Stand der Praxis zu sammeln, dort am besten war, wo viele Gesellen Station machten.

6.3. Wanderwege

Bei näherer Beschäftigung mit den Ausstellungsdaten der Lehr- und Gehilfenbriefe wird deutlich, daß die Burschen bevorzugt im Frühjahr die Lehrzeit beendeten bzw. eine neue Anstellung als Gehilfe antraten. Von den insgesamt 301 ausgewerteten Dokumenten sind allein 126 in den Monaten März und April ausgefertigt worden, wobei vor allem das Osterfest ein beliebter Termin zum Stellenwechsel gewesen ist. So stammen 42 Zeugnisse aus der Zeitspanne zwischen Gründonnerstag und Mittwoch nach Ostern, 15 weitere von Montag, Dienstag und Mittwoch der Woche vor und Donnerstag, Freitag und Samstag derjenigen nach dem Fest[1]; zudem ist bei den letzteren Datierungen nicht auszuschließen, daß der Dienst sehr wohl zu Ostern beendet war, die Urkunden jedoch erst zu einem späteren Zeitpunkt ausgefertigt wurden. – Ein anderer, den Arbeitsplatzwechsel betreffender Schwerpunkt läßt sich in den Herbstmonaten ausmachen, denn im September sind 52 Zeugnisse erteilt worden, im Oktober 18, wobei man häufig die Zeit um Michaelis (29. September) wählte: 18 Attestate tragen ein Datum, das zwischen dem 26. und dem 30. September liegt. So konditionierte beispielsweise Heinrich Christoph Ebermaier von Johannis (24.Juni) bis Michaelis in der Brandeschen Apotheke in Hannover (1758); das Dokument selbst stammt vom 30. September 1758. Ferner bescheinigte Dorothea Katharina Luck ihrem ältesten Sohn Philipp Christoph Luck die Lehre von „Michaelis 1770 bis dahin 1774"; im Anschluß daran verbrachte der Junge noch einige Zeit in der mütterlichen Apotheke zu, so daß er erst 1775 sein Zeugnis erhielt (1775). Bei Urkunden, die Anfang Oktober ausgestellt sind, ist wiederum nicht auszuschließen, daß etwa eine aufwendige Gestaltung des Briefes die Aushändigung verzögerte, das Dienstverhältnis aber schon zum 29. September beendet war. – Gleichwohl fanden auch in den übrigen Monaten Arbeitsplatzwechsel statt: Im Mai verließen 13 Gesellen ihre Apotheke, im Juni 14, im Juli 8 und im August 12; die restlichen Dokumente verteilen sich auf November bis Februar.

---

1 Zur Ermittlung der jeweiligen Daten des Osterfestes dienten die Tabellen bei LIETZMANN (1984), 65-71.

Daran erkennt man schon einmal mehr, daß die Sommermonate im allgemeinen beliebter waren als die Winterzeit; nur wenige Gehilfen suchten zu Weihnachten einen neuen Patron (Linz 1697, Kaltern 1769, Berlin 1733). Daß gerade Frühjahr und Herbst für einen Stellenwechsel bevorzugt wurden, ist schon allein aus rein praktischen Gründen gut nachvollziehbar. In Anbetracht der mühsamen Fortbewegung erschwerte der unwirtliche Winter die Reise erheblich, so daß eine feste Bleibe über die kalten Monate wünschenswert war. Demnach begab sich der Gehilfe erst zu Beginn der wärmeren Jahreszeit auf die Wanderschaft oder sorgte zum Ende des Sommers noch einmal für eine Veränderung. Die auffallende Häufung um Ostern und Michaelis läßt sich aber auch durch die traditionelle Zweiteilung des Jahres in ein Sommer- und ein Winterhalbjahr erklären, wobei als Fixpunkte der Ostersonntag als Sommer- und Michaelis als Wintertag dienten.[1] Hinzu kommt, daß der Michaelistag eine besondere Bedeutung im christlichen wie im heidnischen Brauchtum besaß. In germanischen Ländern fanden nämlich am 29. September Gelage und Schmausereien statt, die einem Erntefest ähnelten; dementsprechend legte die Kirche das Erntedankfest für den ersten Sonntag nach Michaelis fest. Mit dem Ende des Sommers begann die Arbeit bei Licht, und der Meister gab den Gesellen den „Lichtbraten". Außerdem war dieser Tag wichtig für die Garten- und Ackerbestellung: Vorher darf kein Dung auf die Wiesen gebracht werden, während die Wintersaat um diesen Zeitpunkt eingesät werden mußte.[2]

Was schließlich die Bezeichnung des Ausstellungstages der Urkunde nach Heiligenfesten betrifft, so war eine solche im Mittelalter sehr gebräuchlich, wurde aber im 17. und 18. Jahrhundert zunehmend unüblich; vielmehr benutzte man die bis heute verwendete Datierung nach Monatstagen. Als Relikte findet man auf den untersuchten Schriftstücken neben Ostern und Michaelis gleichwohl noch vereinzelt Johannis (z. B. Frankfurt/Main 1754) und einmal St. Gallentag (16. Oktober) (Zofingen 1681).

Aufschlußreich sind aber nicht nur die jeweils gewählten Wanderzeiten, sondern auch die Lage der Städte, die von den Gesellen besucht wurden und damit die Wanderwege, auf denen sie dorthin gelangten. Dabei muß man bedenken, daß das Fortkommen mühsam und beschwerlich war und die Reisenden daher jede Erleichterung durch Verkehrsmittel wie Kutsche oder Schiff zu schätzen wußten. Schon seit dem Mittelalter existierten quer durch Europa zahlreiche Handelsbeziehungen und damit entsprechende Straßennetze. Bekannt sind in erster Linie die Hanserouten, die vornehmlich Nordosteuropa durchzogen sowie West und Ost verbanden.

---

1 Vgl. GROTEFEND (1898), 13-15.
2 Vgl. hierzu SARTORI 3 (1914), 256-258.

Nach Auflösung der Hanse im Jahre 1669 bildete sich trotz territorialer Zersplitterung ein nationaler Markt aus. Handel und Gewerbe überschritten die regionalen Grenzen, so daß die bislang weitgehend getrennten nördlichen und südlichen Wirtschaftsgebiete näher zusammenfanden. Neben den freien Reichsstädten entstanden weitere einflußreiche und vom Handel profitierende Territorien. Den ersteren kamen ihre alten Verbindungen zugute; daher konnte sich beispielsweise Augsburg im 18. Jahrhundert als Mittelpunkt des Geldverkehrs behaupten, während Frankfurt/Main durch seine Messe, auf der überwiegend holländische und französische Waren vertrieben wurden, zunehmend an Bedeutung gewann.[1]

Der aufblühende Merkantilismus (17. bis Anfang 18. Jahrhundert) verlangte ein entsprechend leistungsfähiges Verkehrssystem, dessen Rückgrat nach wie vor die Wasserstraßen waren. So wurde etwa auf der Donau 1696 für die Strecke Regensburg – Wien und 1712 für die Strecke Ulm – Wien ein regelmäßiger Personen- und Warenverkehr eingerichtet. Schiffsreisen von Wien nach Linz währten je nach Jahreszeit 14 bis 25 Tage, von Passau nach Regensburg 9 bis 15 Tage.[2] Interessant sind in vorliegenden Zusammenhang schließlich auch die damaligen Postrouten in Deutschland. Als Beispiel seien die Verhältnisse im Jahr 1709 geschildert: Zu dieser Zeit gab es Donnerstag mittags eine Verbindung von Frankfurt/Main über Mainz, Hanau, Fulda, Aschaffenburg, Würzburg, Nürnberg, Speyer, Straßburg nach Basel; Sonntag mittags wurden Strecken von Frankfurt/Main nach Mainz, Hanau, Fulda, Aschaffenburg, Würzburg, Nürnberg, Bamberg, Neuburg/Donau, Erfurt, Leipzig, Dresden, Prag, Regensburg, Passau, Wien, Preßburg, Breslau, Kreuznach, Speyer, Straßburg, Basel, Zürich, Augsburg, Ingolstadt, München, Innsbruck und weiter nach Italien bedient. In Unna schloß sich die Reiterpost nach Hamburg an; von dort gelangte man weiter nach Lübeck, Flensburg, Stralsund und in die osteuropäischen und skandinavischen Länder. Der Botenverkehr transportierte Waren und Briefe,[3] auf vielen Linien auch Personen und deren Gepäck. Allerdings stellten sich die Leistungen der Post zu Beginn des 18. Jahrhunderts noch recht dürftig dar, denn ein normaler Wagen benötigte von Weimar nach Erfurt rund fünf Stunden, während ein gut trainierter Fußgänger die gleiche Strecke in vier Stunden schaffte. Eine Reise mit der Post von Leipzig nach Frankfurt/Main dauerte ca. sechs Tage; als Fahrgeld bezahlten die Passagiere etwa sechs Groschen pro Meile – ein stolzer Preis, der nicht für jeden erschwinglich war. Außerdem ließen

---

1 Vgl. SIEVEKING (1928), 34-36.
2 Vgl. VOIGT 2 (1965), 238f.
3 Vgl. GALEN (1998), 96f.

der Komfort und die Sicherheit arg zu wünschen übrig, wie die Beschreibung einer Fahrt im 18. Jahrhundert von Münster nach Osnabrück verdeutlicht:

„Es läßt sich wirklich für einen Reisenden nichts Gefahrvolleres gedenken, als ein schwerbepackter, engspuriger, kurzer, mit einem elenden Verdeck versehener Postwagen, welcher durch die schlechten Wege von den gröbsten Postknechten bei stockfinsterer Nacht fortgebracht wird, und der auf so mancher Tour teils mit, teils ohne Verschulden des Postillons umgeworfen wird. Aber nicht allein bei Nacht, auch bei Tage fällt dieses elende Fahrwerk oft um."[1]

Ein weiteres Zitat – ebenfalls aus dem 18. Jahrhundert–, das die Strapazen einer Reise mit der Postkutsche auf den Punkt bringt, stammt von Christian Fürchtegott Gellert:

„Den linken Arm trage ich in einer Binde, und ich wäre glücklich, wenn ich den Kopf auch in einer tragen könnte, so zerschlagen ist mir. Ich habe binnen acht Tagen kein vernünftiges Wort denken können, und wer weiß, ob ich es jemals wieder lerne."[2]

Erst im Laufe des 18. Jahrhunderts richtete man das Augenmerk verstärkt auf den Bau neuer Straßen und die Erneuerung überkommener Wege, um die Güter vermehrt über Land transportieren zu können. Indes sollten auch die Bemühungen um Verbesserung der Verbindungen nicht darüber hinwegtäuschen, daß das Straßennetz unserem heutigen keinesfalls vergleichbar war: Handelte es sich doch im günstigsten Fall um Wege, die – mit großen und kleinen Steinen befestigt – eine Breite von ca. acht bis zwölf Metern aufwiesen.[3] Daraus läßt sich schließen, welche Anstrengungen die Burschen auf sich nehmen mußten, um ihre Ziele zu erreichen.

Wenn man die von den Gehilfen angesteuerten Orte betrachtet, stellt man fest, daß die meisten der im vorangegangenen Kapitel genannten Städte an stark frequentierten Verkehrswegen liegen. Ulm, Regensburg, Passau, Linz und Wien waren überdies auch auf dem Wasserweg zu erreichen; außerdem besaßen viele eine gute Postanbindung.

Die Karte 1 zeigt die Lage der bevorzugt angesteuerten Städte: Die dicke Linie deutet den Verlauf der ehemaligen Hanserouten an; zugleich sieht man Rhein, Main und Donau als Schiffahrtswege. Sofern keine detaillierten Reiseberichte vorliegen, kann man freilich nicht mit Sicherheit sagen, welche Routen und Ver-

---

1 Zit. nach VOIGT 2 (1965), 426.
2 Zit. nach VOIGT 2 (1965), 426.
3 Vgl. hierzu VOIGT 2 (1965), 421f und 428f.

kehrsmittel der einzelne Geselle tatsächlich gewählt hat. So läßt sich beispielsweise nicht nachvollziehen, wie der Gehilfe Peter Bock von Xanten ins „Holländische" und wieder zurück gelangt ist. Fuhr er von seinem Startpunkt aus mit den Flößern über den Rhein oder benutzte er die ‚Flämische Straße' Richtung Arnheim? Bewiesen ist nur, daß er in Holland war und anschließend zu seinem alten Arbeitgeber zurückkehrte (Xanten 1788 mit Zusatz von 1792). Biographische Aufzeichnungen – wie etwa die von Justus Pfaler, Ernst Wilhelm Martius oder Johann Ludwig Knütter – belegen jedenfalls, daß es nicht unüblich war, Schiffe oder Kutschen zu nehmen. Vielfach wanderten die Gesellen auch zumindest Teilstrecken zu Fuß, um Kosten zu sparen oder um die Landschaft besser genießen zu können.

Karte 1: Geographische Lage der von den Gehilfen bevorzugten Städte

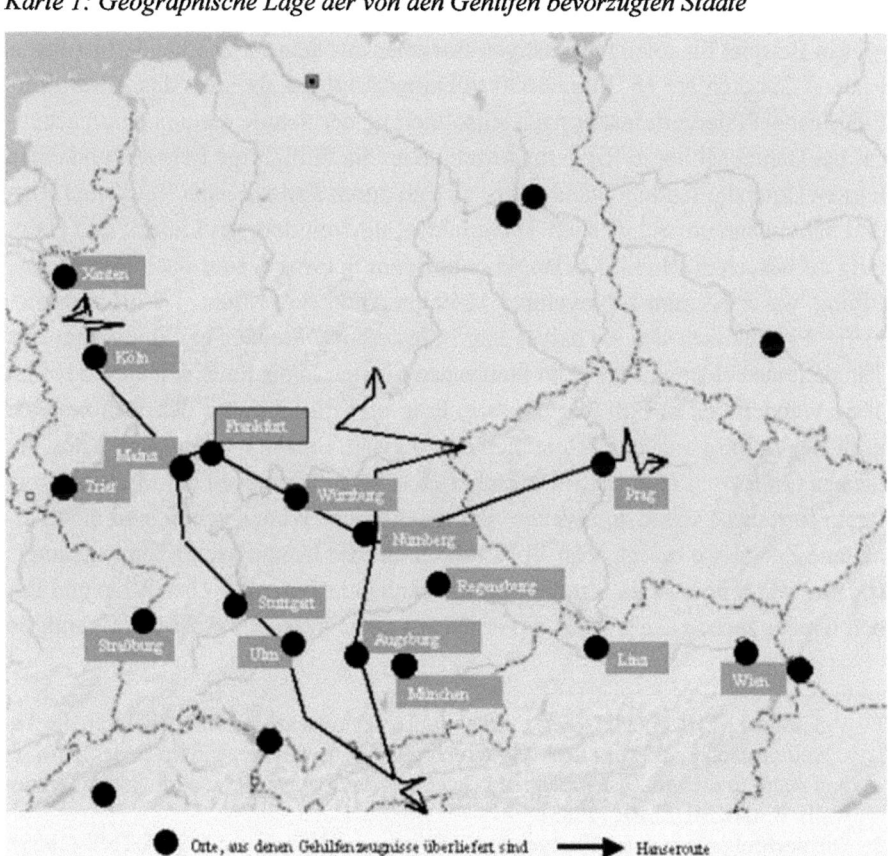

Die Tatsache, daß an dieser Stelle wie auch im folgenden Kapitel die Schweiz ausgespart bleibt, besagt nicht, daß es keine Wanderungen von Deutschland dorthin gegeben hat. Vielmehr suchten schon im 17. und 18. Jahrhundert einzelne Gehilfen die Schweiz auf, doch war ihre Zahl gering, denn der eigentliche Strom in das Alpenland setzte erst im 19. Jahrhundert ein.[1] Außerdem lassen die wenigen bekannten, aus der Schweiz stammenden Lehr- und Gehilfenbriefe im Rahmen der hier vorgenommenen Untersuchungen keine repräsentativen Schlüsse zu.

6.4. Wanderungen einzelner Gesellen

Anhand ihrer Zeugnissen oder gar spezieller Reiseberichte lassen sich zumindest die Wanderungen einzelner Gesellen gut nachvollziehen.

Ein Beispiel für solch reiselustigen Burschen aus dem 17. Jahrhundert ist Justus Pfaler.[2] Geboren am 16. März 1630 in Dorpat/Livland als Sohn des Apothekers Fide Justus Pfaler, erlernte er nach Absolvierung der Schule die ‚ars pharmaceutica' bei Daniel Müller in Riga. Im Anschluß an die fünfjährige Lehrzeit und einen kurzen Heimataufenthalt wanderte er zu Fuß durch Estland nach Reval und Riga und nahm dann ein Schiff nach Travemünde, um von dort aus Lübeck und Hamburg zu besuchen. Hierauf gelangte er auf dem Seeweg weiter nach Danzig und Elbing, wo er bis zum 1. November 1649 bei Apotheker Michael Wolf konditionierte. Es schlossen sich ein halbes Jahr in Insterburg/ Preußen und dreiviertel Jahr Tätigkeit als Feldapotheker beim litauischen Fürsten Janus Radsiwill an. Im Herbst 1651 wanderte er zu Fuß über Aussig, Prag und Pilsen durch den Böhmerwald nach Regensburg und kam schließlich über Passau, Linz und Grein nach Ybbs. An diesem Ort setzte Pfaler am 3. Dezember 1651 seine Servierzeit bei Michael Breutigam fort; diese sowie drei weitere Stationen seiner Wanderschaft sind durch erhaltene Zeugnisse belegt. Von Ybbs fuhr er auf der Donau nach Krems, gelangte sodann weiter über Wien, Preßburg, Rust nach Odenburg und über Wien und Baden wieder zurück nach Wien, wo er jedoch keine passende Anstellung fand. So

---

1 Vgl. hierzu FEHLMANN (1997). Wankmüller untersuchte in zwei Aufsätzen die Tätigkeit deutscher und vor allem württembergischer Apothekergehilfen in der Schweiz und nennt in diesem Zusammenhang Daten aus dem 18. und 19. Jahrhundert. Vgl. jeweils WANKMÜLLER (1983).
2 Die nachfolgenden Ausführungen basieren im wesentlichen auf NOWOTNY (1959). Dieser stützt sich auf ein überliefertes Reisetagebuch sowie die erhalten gebliebenen Zeugnisse.

reiste er weiter über Gloggnitz und Bruch/Mur nach Leoben und nahm am 8. Oktober 1653 bei den dortigen Jesuiten die Arbeit auf. Auch hier bekam er eine positive Beurteilung mit auf den Weg, als er 1654 die Stadt verließ, um sich in Padua an der Universität einzuschreiben. Nachdem er dort zwei Monate verbracht und anschließend Venedig, Vicenza und Verona besucht hatte, gelangte er über Trient und den Brenner nach Innsbruck und Hall, hierauf den Inn entlang bis Rosenheim und landete letztendlich in München; dort servierte er ein Jahr lang in der Apotheke des Johann Wolfgang Schmidt. Am 8. März 1656 verabschiedete sich Pfaler aus München, um über Braunau, Linz, Melk, St. Pölten, Wien und Preßburg nach Raab zu ziehen, wo er sich für ein Jahr in der Regimentsapotheke verdingte, bevor er 1657 für zwölf Monate in der Apotheke zum Schwarzen Mohren in Wien diente. Die letzte durch einen Gehilfenbrief belegte Station ist die Offizin des Johann Baptist Julianis in Radkersburg, der ihm 1659 eineinhalb Jahre Arbeit bei ordentlicher Führung bescheinigte. Am 20. August dieses Jahres übernahm Justus Pfaler schließlich als Provisor die Apotheke zum Schwarzen Adler in Linz, die er nach dem Tod der Besitzerin, der Witwe Dorrer, durch Kauf erwarb. Am 14. Februar 1663 legte er den Bürgereid der Stadt Linz ab und heiratete im gleichen Jahr Eva Felicitas Männer, mit der er sieben Kinder hatte. Im Herbst 1702 ist er auf einer Reise in Stockstall/ Niederösterreich verstorben.

Wenn man die Reisewege des Justus Pfaler verfolgt, so läßt sich erkennen, daß er sich zumindest teilweise auf den Hanse-Routen bewegt hat. Zunächst benutzte er den Landweg von Dorpat nach Reval und Riga, sodann den Seeweg nach Travemünde, Lübeck und Hamburg, anschließend die ‚Wasserstraße' nach Danzig und Elbing. Man darf annehmen, daß er auch von Regensburg über Passau nach Linz auf einem Schiff fuhr und wohl ebenso von Padua nach Venedig. Die Wanderung durch den Böhmerwald mag vielleicht Kostengründe gehabt haben. Bewundernswert bleibt in jedem Fall, welche Entfernunge Pfaler zurückgelegt hat – Distanzen, die in den nachfolgenden Karten veranschaulicht werden: Dabei zeigen die Punkte die durchreisten Städte an, während die Quadrate die Arbeitsstationen markieren. Insgesamt wanderte Justus Pfaler elf Jahre lang quer durch halb Europa, bevor er sich niederließ. Die Dauer seiner Lehrzeit liegt mit fünf Jahren ebenso im Durchschnitt wie die sich anschließende Servierzeit pro Apotheke.

135

Karte 2: Wanderung des Gesellen Justus Pfaler von 1649 bis 1659 (Teil 1)

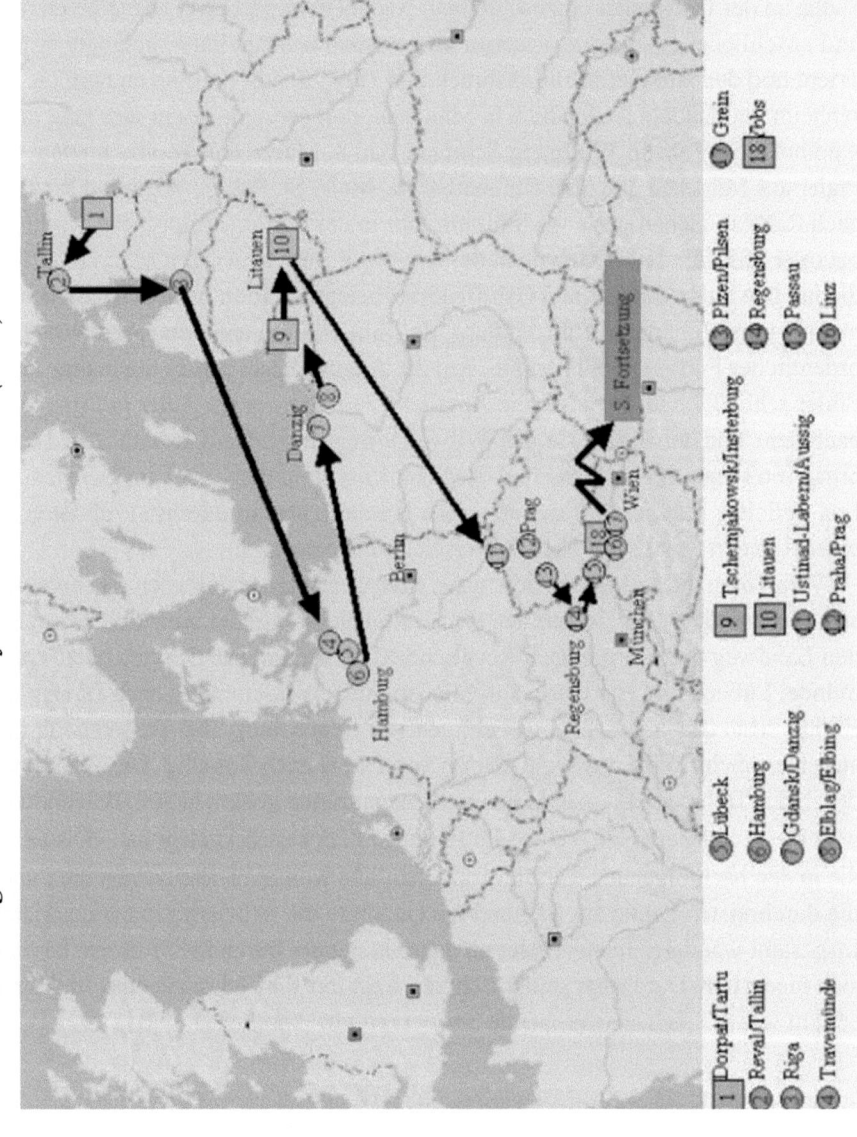

136

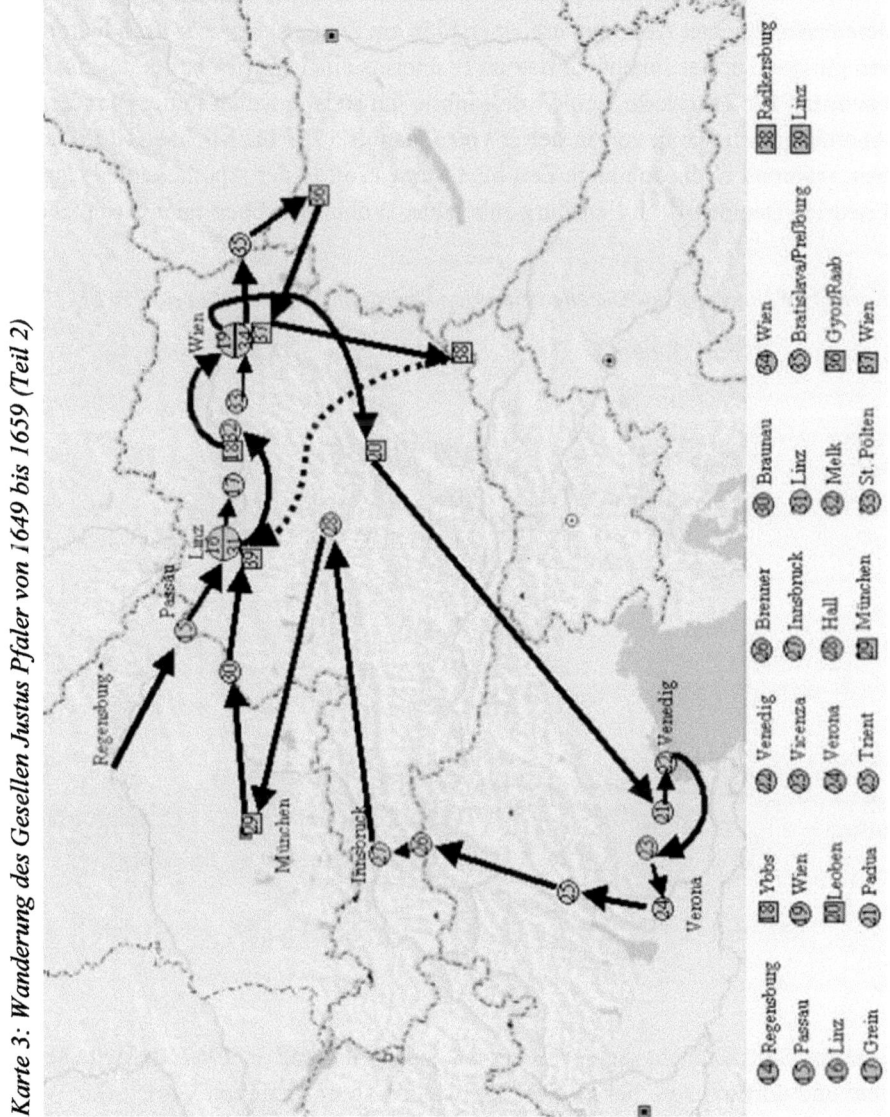

Karte 3: *Wanderung des Gesellen Justus Pfaler von 1649 bis 1659 (Teil 2)*

Ein weiterer Gehilfe, dessen Wanderung zu beschreiben sich lohnt, ist Heinrich Christoph Ebermaier[1], der – geboren am 13. Mai 1735 in Goslar als Sohn eines Rektors – 1750 in der Ratsapotheke zu Hildesheim seine Lehrzeit begann. Über deren erfolgreichen Abschluß erhielt er 1756 ein Zeugnis, bevor er nach Nordhausen ging, wo er bei Johann Christoph Praetorius einenviertel Jahre, bis zum Johannistag 1757 servierte. Seine Reise führte ihn sodann weiter in die Brandesche Apotheke nach Hannover, in der er von Johannis 1757 bis Michaelis 1758 tätig war, während er die folgende Zeit bis Ostern 1760 in der Apotheke des August Friedrich Dempwolff in Lüneburg zubrachte. Wohin sich Ebermaier anschließend

Karte 4: Wanderung des Gesellen Heinrich Christoph Ebermaier von 1750 bis 1760

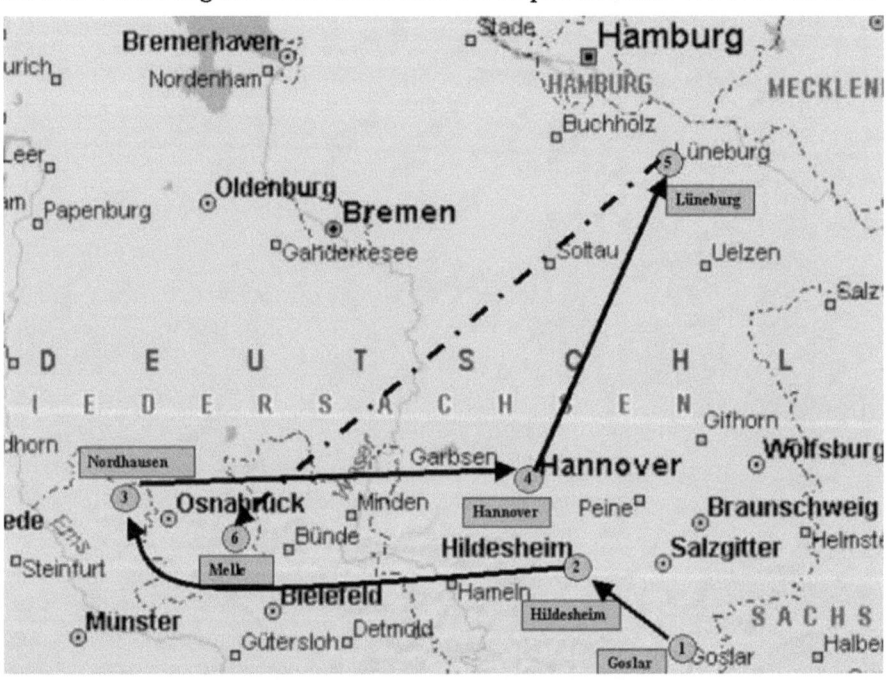

wandte, läßt sich nicht sagen. Sicher ist jedenfalls, daß er 1767 in Melle heiratete und dort die Apotheke seines Schwiegervaters Diederich Christoffer Witte übernahm. Die Karte 4, die nochmals die einzelnen angesteuerten Orte darstellt zeigt, daß auch Ebermaier sich zumindest von Hannover nach Lüneburg auf den

---

1 Vgl. HEIN/ SCHWARZ Erg.-Bd. 2 (1997), 67.

ehemaligen Wegen der Hanse bewegte – mit Hilfe welcher Verkehrmittel, muß allerdings offen bleiben. Bemerkenswert ist, daß er jeweils etwa eineinhalb Jahre an einer Station verweilte und die Stellen zu Ostern, Johannis oder Michaelis wechselte. Ebermaier, der am 4. August 1803 gestorben ist, hat sich durch eine Übersetzung der lateinischen Ausgabe der ‚Anfangsgründe der Apothekerkunst' des schwedischen Apothekers Andreas Johann Retzius von 1771 ins Deutsche (1777) hervorgetan.

Die Inhaber der Hirsch-Apotheke zu Osnabrück hatte es bei ihren Wanderungen vor allem in den Süden gezogen. Bereits Wilhelm Schwarz erhielt 1613 ein Zeugnis der Stadt Augsburg, in dem ihm bescheinigt wurde, ein Jahr bei Hans Bartholomäus Rollenburg gearbeitet zu haben; 1615 bestätigte ihm die Stadt Schweinfurt ein dreiviertel Jahr Tätigkeit. Nach dem Tod von Schwarz 1647 heiratete seine zweite Frau, Anna Pott, den Apotheker Johann Gottfried aus Sande. Dieser Ehe entstammt Friedrich Wilhelm Gottfried,[1] der zunächst seine Lehrzeit in der väterlichen Apotheke verbrachte, wie der erhaltene Brief aus dem Jahre 1669 beweist. Außergewöhnlich an diesem Zeugnis ist, daß Johann Gottfried darin mitteilt, an wen sich sein Sohn auf seinen Rat hin wenden solle: nämlich an ‚den edlen Herrn Henricus Bergfelten, physicus ordinarius der Reichsstadt Ulm', wohin der junge Geselle dann auch tatsächlich reist. Der entsprechende Brief, ausgestellt im Jahre 1673, bezeugt, daß Friedrich Wilhelm Gottfried ein Jahr lang in der dortigen Stadt-Apotheke gearbeitet hat. In diesem Fall haben also eindeutig persönliche Kontakte seines Vaters das Ziel Ulm bestimmt. Doch zuvor verbrachte er noch eineinhalb Jahre in Regensburg, wo ihm Georg Sigismund Strobelberger am 25. Juni 1672 ein Zeugnis erteilt; einem Nachsatz ist zu entnehmen, daß Gottfried nach Ausstellung des Dokumentes noch etliche Wochen in der Apotheke blieb, da ‚der neue Geselle nicht fähig und sein Herr alt und schwach war'. Die letzte gesicherte Lebensstation ist dann mit der Übernahme der Hirsch-Apotheke zu Osnabrück verbunden, die er von 1680 bis 1710 führte. – Sein gleichnamiger Sohn Friedrich Wilhelm Gottfried hielt sich im übrigen ebenfalls ein Jahr lang in Regensburg auf, und zwar in der Apotheke des Urbanus Lindwurm, wie ein Dokument vom 1. April 1716 bestätigt. Über Lindau (1718) reiste er weiter nach Straßburg, wo er ein halbes Jahr verweilte.

Auch der erste Apotheker der Meyer-Dynastie hat auf seiner Wanderschaft weite Strecken zurückgelegt. Geboren am 24. Oktober 1705 in Osnabrück, wurde Johann Friedrich Meyer von seinem Vater persönlich im Lesen und Schreiben sowie

---

1 Vgl. MEYER (1995), 11.

in den Grundlagen der lateinischen Sprache unterrichtet; mit sieben Jahren besuchte er dann das örtliche Gymnasium. Den ursprünglichen Plan, wie sein Vater Theologie zu studieren, setzte er allerdings nicht in die Tat um, sondern trat in die Apotheke seiner Großmutter ein, um unter wechselnden Provisoren die Lehrzeit zu absolvieren. Einer von diesen förderte seine Liebe zu Büchern und ermöglichte ihm somit ein Studium der chemischen Grundlagen. Abgesehen von diesem Lichtblick, scheint er ansonsten eine harte Zeit durchgemacht zu haben, wie er selbst 1771 in einem Lebenslauf schreibt:

„Ich will hier davon nicht sagen, wie ich an Begierde und Fleiß, etwas rechtschaffenes zu erlernen, von Freunden und Feinden bin gehindert, und an meinem Muthe niedergeschlagen worden. Es werden sich noch viele alte Apotheker erinnern können, wie sclavisch und boshaft sie in ihren Lehrjahren, besonders wenn sie bey Witwen gelernt haben, von ihren Anführern sind tractirt worden. Glücklich sind diejenige, die nur mit einer verdorbenen Gesundheit des Leibes, und nicht zugleich mit einem verdorbenen Gemüthe davon gekommen sind."[1]

Nach Beendigung der ‚Disziplin' im Jahre 1726 ging Meyer im Winter nach Leipzig; dort fand er allerdings keine Anstellung, so daß er bis Pfingsten auf eigene Kosten leben mußte. Hierauf reiste er in die Ratsapotheke nach Nordhausen, doch schon zwei Monate später zog es ihn weiter nach Clausthal und Andreasberg, wo er sich Einblick in das Bergbau- und Schmelzwesen verschaffte.

---

1 BALDINGER (1771), 8f. Im Vorwort zu diesem angegebenen Werk schildert Meyer sein Leben.

Abb. 20: Johann Friedrich Meyer

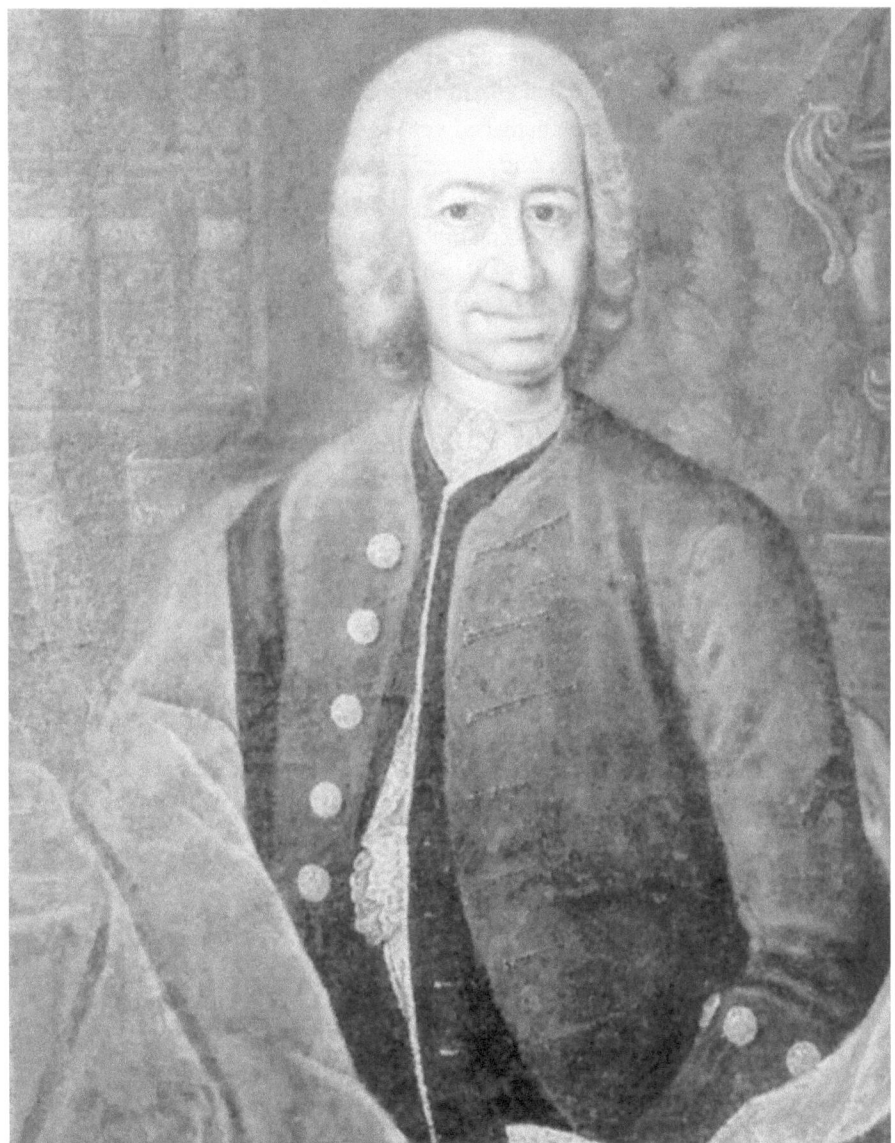

Man riet ihm, Frankfurt/Main zu besuchen, indes bekam er auch dort keine Arbeit. So nahm er notgedrungen eine ‚Condition' in Trier bei einem jungen Apotheker an, der die Offizin erst kurz vorher gekauft hatte und wegen des ihr anhaftenden schlechten Rufes keine Gesellen finden konnte. Nach einjähriger Servierzeit erhielt

Meyer 1728 ein Gehilfenzeugnis, bevor er sich auf den Weg nach Halle begab; in der dortigen Apotheke des Waisenhauses[1] fand er optimale Bedingungen vor, die denn auch seine Kenntnisse entsprechend förderten. Zwei Jahre später rief ihn schließlich seine Großmutter nach Osnabrück zurück und bestellte ihn zum Provisor der Hirsch-Apotheke. Nach dem Tod von Agnesa Maria Gottfried ging die Offizin 1737 in Meyers Hand über und ist seitdem im Familienbesitz. 1738 heiratete er die Tochter des örtlichen Predigers und verbrachte mit ihr glückliche, aber kinderlose Ehejahre. Meyer starb 1765 an einem hitzigen Fieber, nachdem er bereits lange zuvor ein kranker Mann gewesen war.[2] Während seines ganzen Lebens hat er durch Lesen und Experimentieren sein Wissen in der Chemie vervollkommnet. Die Karte 5 zeigt noch einmal die Stationen seiner Reise.

Karte 5: Wanderung des Gesellen Johann Friedrich Meyer von 1726 bis 1737

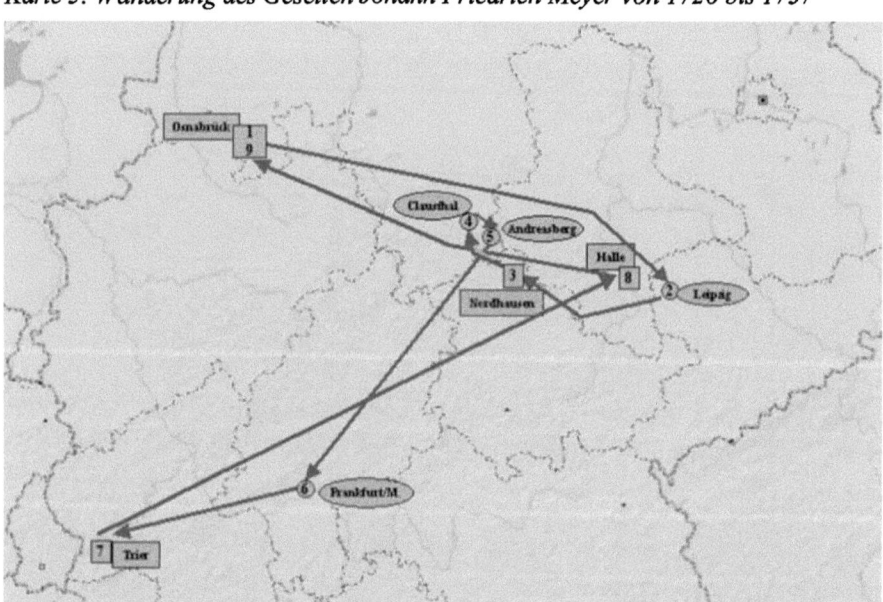

---

1 Zu den Arzneien der Halleschen Waisenhausapotheke vgl. z. B. POECKERN (1985).
2 Die Apotheke ging 1765 an seinen Bruder, den Bramscher Apotheker Johann Rudolf Meyer. Vgl. MEYER (1995), 16.

Die Osnabrücker Hirsch-Apotheker besuchten also auch wichtige Metropolen wie Augsburg, Regensburg, Ulm, Lindau und Straßburg. Auf welchen Wegen Friedrich Wilhelm Gottfried nach Regensburg und von dort nach Ulm reiste, ist freilich nicht mehr festzustellen, doch liegt zumindest für die zweite Etappe die Nutzung der Donauschiffahrt nahe. Ebenso kann man nur vermuten, daß Johann Friedrich Meyer einige seiner Ziele wie Leipzig, Frankfurt/Main und Halle über Routen der ehemaligen Hanse erreichte, zumal Osnabrück eine gute Verkehrsanbindung besaß.

Besonders gut nachzuvollziehen ist dagegen die Wanderschaft des Apothekers Johann Ludwig Knütter: Er führte nämlich ein Tagebuch, in dem er die einzelnen Stationen seiner Reisen beschrieb und festhielt[1]; außerdem sind zumindest die Texte seiner Gehilfenzeugnisse überliefert[2], während allein der Lehrbrief noch im Original existiert. Knütter wurde am 7. August 1740 in Zehden an der Oder (heute polnisch Cedynia) geboren. Nach einer gründlichen Schulbildung trat er am 5. Juni 1755 die Lehre bei Samuel Schmedicke in Freienwalde an. Nachdem er am 5. Juni 1760 dessen Apotheke verlassen hatte, fand er seine erste Arbeit als Geselle in der Schraderschen Offizin in Berlin. Die Einstellung erfolgte letztlich auf Gesuch Georg Ernst Stahls, wie der Wortlaut eines entsprechenden Antwortschreibens des Schraderschen Erben nahelegt:

„HochEhrwürdiger Hochgelahrter Herr Prediger.
Der Herr Hof-Rath Stahl haben mir dieser Tage einen Brief communiciret, aus welchem vernommen, daß derselbe Ihren Sohn, welcher bei Herrn Schmedicke in Freyenwalde ex-discipliniret, in eine wohl bestellte Apotheque als Geselle wollen versorgt wissen. Da nun dieser den jüngsten Gesellen wegen seiner trotzigen Auffführung habe dimittiren müssen, so kann dem Gesuch willfahren."[3]

Schon zu Ostern 1761 wechselte Knütter nach Wittstock, wo er bis 1763 arbeitete und eine kurze Bescheinigung seiner Tätigkeit sowie seiner guten Leistungen erhielt. Daraufhin begab er sich weiter nach Küstrin, um für ein halbes Jahr bei Apotheker Hoppe zu servieren. Um Ostern 1764 trat er eine Reise nach Schweden an, wobei er über Stettin und Anklam zunächst Greifswald erreichte und dann mit dem Schiff nach Karlskrona übersetzte; dort verdingte er sich bei Johann Henr. Ferber,

---

1 Das originale Tagebuch ist im Zweiten Weltkrieg verbrannt. Rudolph Knütter hat jedoch 1921 Auszüge daraus für eine Chronik der Familie verwendet. Auf dieses Manuskript, das im StA Stralsund liegt, stützen sich im wesentlichen die obigen Ausführungen.
2 Zu diesen Zeugnissen vgl. KAUPITZ-PENZLIN (1901), 127f. und 145f.
3 KAUPITZ-PENZLIN (1901), 145.

der ihm nach einem Jahr einen deutschsprachigen Gehilfenbrief ausstellte. Auf dem Landweg über Schmolund, Ostergotland, Sommerland und Upland begab er sich nach Stockholm und trat in den Dienst des Apothekers Barck in der Neuen Straße. Bereits im Oktober 1765 reiste er zur Universitätsstadt Abo (Turku), wo er neben der Arbeit bei dem Apotheker Leydermann weitere Studien betrieb. Als ihn Briefe seines Vaters zurückriefen, machte sich Knütter im Mai 1766 auf den Heimweg: Per Schiff gelangte er nach Stralsund, wo er acht Tage lang verschiedene Sehenswürdigkeiten besuchte; dann setzte er seine Reise über Stettin zu Wasser fort und erreichte schließlich Zehden. Über seine Tätigkeit zwischen 1766 und 1768 ist nichts Näheres bekannt, doch mit großer Wahrscheinlichkeit nutzte er die Zeit zur Weiterbildung; außerdem legte er damals die Prüfung vor dem Obercollegium medicum in Berlin ab und erhielt damit die Approbation als Apotheker erster Klasse. Von Ostern bis Michaelis 1768 war Knütter bei dem Apotheker Christian Friedrich Frank in Hamburg tätig; anschließend übernahm er für eineinhalb Jahre als Provisor die ‚Pharmacie francaise' der Witwe La Drague in der französischen Kolonie zu Berlin; als das Geschäft verkauft wurde, arbeitete er kurze Zeit in der Langeschen Apotheke und wechselte im Anschluß daran nach Stendal, um die Werkentinsche Apotheke in Schwung zu bringen. Als sein Vater plötzlich starb, kehrte er nach Zehden zurück; doch schon einige Tage später reiste er nach Frankfurt/Oder und nahm bei Apotheker Muth eine Stellung an, die er zu Johannis wieder aufgab, um sich ganz seinen Studien zu widmen und im Wintersemester Vorlesungen in Berlin zu hören. Danach pachtete Knütter vom 1. Oktober 1771 bis zum 1. November 1775 die ehemalige Hoppesche Apotheke in Treptow. 1776 übersiedelte er nach Gartz an der Oder, wo er von seiner Mutter, die sich inzwischen mit einem ebenfalls verwitweten Apotheker verheiratet hatte, eine Apotheke kaufte und im gleichen Jahr Anna Sophie Sump heiratete. Aus dieser Ehe gingen acht Kinder hervor. Knütter war stets darauf bedacht, Vermögen und Ansehen der Familie zu mehren, und auch seine unsteten Wanderungen zeigen den Ehrgeiz und den Schwung, der sein ganzes Leben bestimmte, bis er am 7. März 1813 verstarb.

Ähnlich wie Justus Pfaler bewegte sich Johann Ludwig Knütter teilweise in Nordeuropa und auf den entsprechenden Seewegen. Die Landreise von Karlskrona nach Stockholm war sicher beschwerlicher als eine Schiffspassage, doch ließen sich auf diese Weise Land und Leute besser erkunden. Die Verbindung Stockholm-Abo wurde im übrigen schon seit dem 14. Jahrhundert für Handelsbeziehungen genutzt[1]. Desgleichen zählte die Wasserstraße von Stralsund nach Stettin und weiter über die Oder nach Zehden zu den wichtigen Verkehrsadern. Jedenfalls verhielt

---

1 Vgl. WECZERKA (1997), 261.

Karte 6: Wanderung des Gesellen Johann Ludwig Knütter von 1755 bis 1776 (Übersicht)

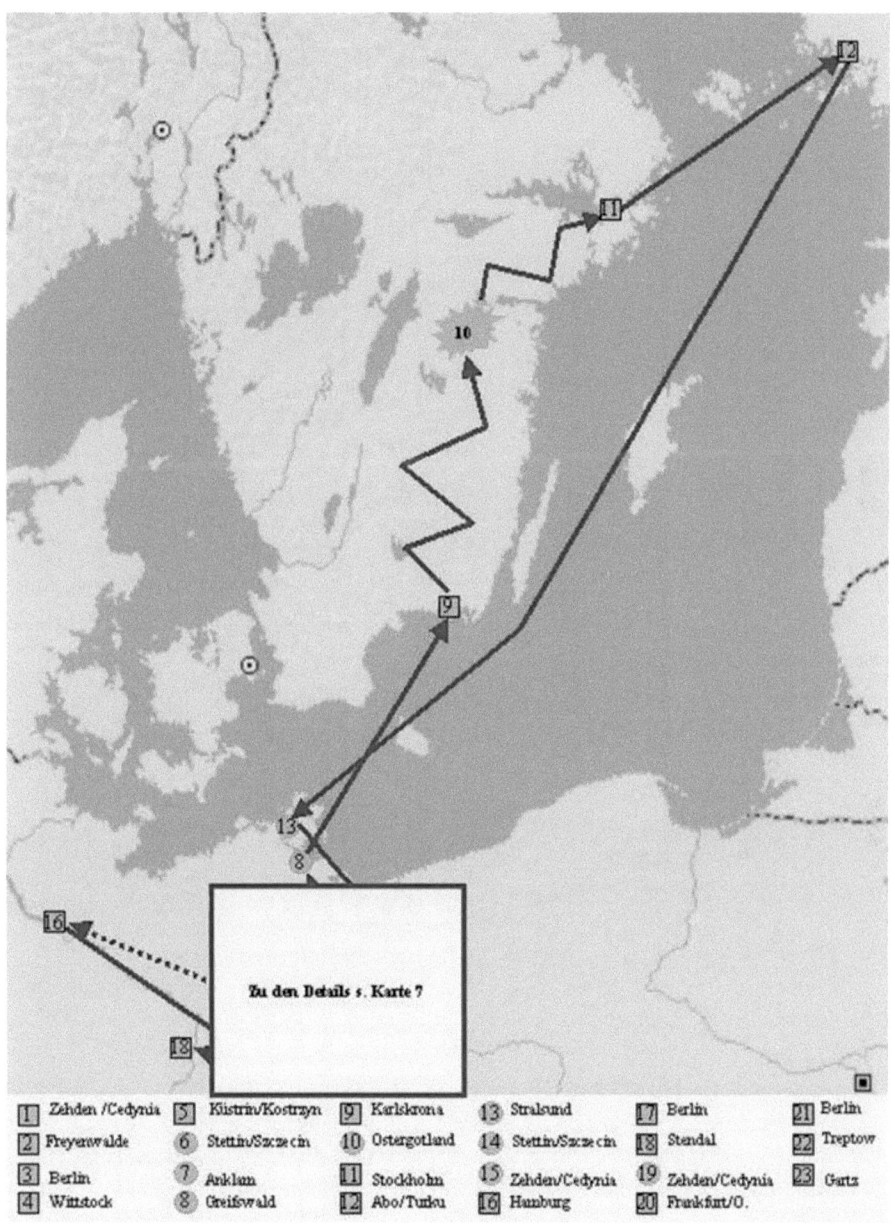

1 Zehden/Cedynia	5 Küstrin/Kostrzyn	9 Karlskrona	13 Stralsund	17 Berlin	21 Berlin
2 Freyenwalde	6 Stettin/Szczecin	10 Ostergotland	14 Stettin/Szczecin	18 Stendal	22 Treptow
3 Berlin	7 Anklam	11 Stockholm	15 Zehden/Cedynia	19 Zehden/Cedynia	23 Gartz
4 Wittstock	8 Greifswald	12 Abo/Turku	16 Hamburg	20 Frankfurt/O.	

Karte 7: Wanderung des Gesellen Johann Ludwig Knütter von 1755 bis 1776 (Detail)

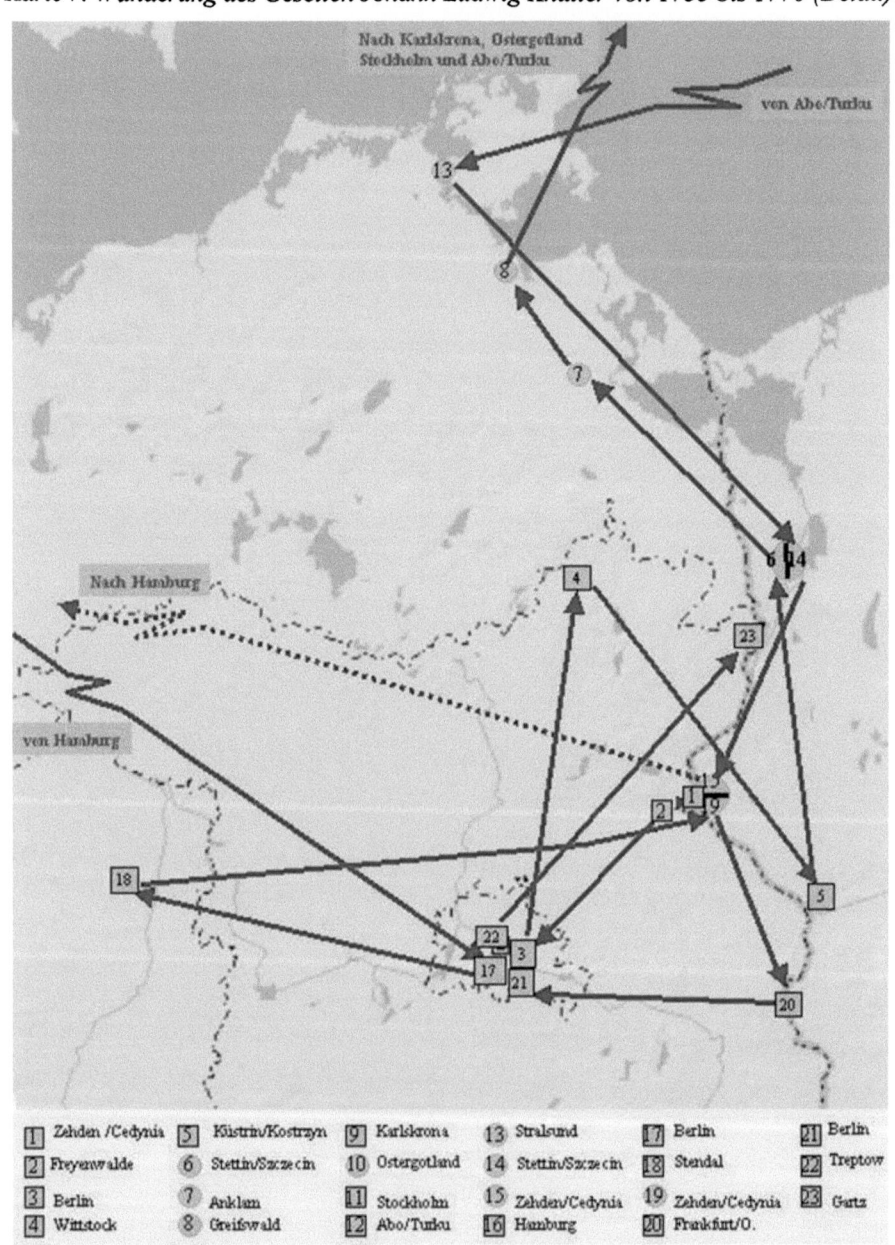

sich Knütter mit seiner fünfjährigen Lehrzeit und einer Verweildauer von einem halben bis maximal zweieinhalb Jahren pro Kondition durchschnittlich, und auch er wechselte gern zum Ostertermin die Stelle. Die Karten 6 und Karte 7 fassen noch einmal seine Wanderung zusammen.

Etwas anders stellt sich die Situation im Fall der Familie Winkler[1] aus Innsbruck dar, die zumindest zeitweise durch einen engen Kontakt zur Familie Peer in Brixen geprägt war, weshalb u.a. auch ein Austausch von Gesellen stattfand. – Die ältesten in Innsbruck vorhandenen, im vorliegenden Zusammenhang relevanten Dokumente betreffen Franz Ignaz Winkler (1674-1709): ein Zeugnis über eine zweijährige Lehr- und eine halbjährige Gehilfenzeit beim Hofapotheker Johann Georg Seyffert in Passau (1695) sowie eine Bescheinigung von Daniel Leopold Fockhy über eine halbjährige Tätigkeit in dessen Prager Apotheke (1699). – Sein gleichnamiger Sohn (1707-1759) erlernte die Apothekerkunst im elterlichen Betrieb unter dem Provisor Franz Anton Wenger. Ausgestattet mit dem Lehrbrief vom 20. März 1725 machte er sich anschließend auf den Weg und zwar zunächst nach Steyr; dort servierte er für ein Jahr bei Maximilian Matthäus Tillmetz, der ihm dies am 10. April 1726 bestätigte. Seine Reise führte Winkler weiter nach Linz in die Apotheke zum Schwarzen Adler, wo er bei Johann Wilhelm Pfaler (einem Nachkommen des Justus Pfaler) arbeitete und von diesem nach zwei Jahren am 6. April 1728 einen Gehilfenbrief erhielt. Die letzte bekannte Station seiner Wanderung ist die Hofapotheke in Landshut, von der sich er am 2. Mai 1732 nach dreijähriger Mitarbeit verabschiedete. – Auch in der nächsten Generation, verließ ein Franz Ignaz (1743-1800), Neffe des oben Genannten, seine Heimatstadt. Er lernte von 1759 bis 1762 bei Franz Xaver Heinzig, Hofapotheker in Brixen, und übernahm dann 1765 die vom Onkel ererbte Apotheke in Innsbruck. 1771 stellte er seinem jüngeren Bruder Josef Benedikt Winkler ein Zeugnis über drei Jahre Ausbildungszeit aus. Die enge Beziehung zwischen Innsbruck und Brixen zeigt schließlich auch der berufliche Werdegang des Franz Robel, der bei Johann Peter Paul Peer in Brixen in die Lehre ging. Im Anschluß daran wanderte Robel 1811 über Zwischenstationen nach Innsbruck, wo er zunächst sieben Jahre in der Winklerschen Apotheke als Gehilfe verbrachte. Nach dem Tod des Inhabers wurde er zum Provisor befördert und bestätigte in dieser Eigenschaft am 1. November 1827 Franz Winkler ein halbes Jahr Gehilfentätigkeit.[2] Franz Ignaz Winklers Weg von Steyr über Linz

---

1 Vgl. hierzu WINKLER (1928).
2 Zu erwähnen ist, daß das Konzept zum Lehrbrief für Robel im Familienarchiv Peer in Brixen verwahrt wird, während das Original Bestandteil der Winklerschen Sammlung ist.

nach Landshut verlief entlang von Flüssen: Zuerst an der Enns, dann an der Donau, schließlich an der Isar. Ob er dabei Schiffe benutzte, weiß man nicht. Im übrigen befindet sich die Stadtapotheke in Innsbruck bis heute im Besitz der Familie Winkler.

6.5. Soziale Herkunft der Apothekerlehrlinge

Für die sozialgeschichtliche Einordnung der angehenden Apotheker sind u. a. deren familiäre Herkunft und das Milieu, in dem sie sich bewegten, von Bedeutung, wobei vor allem der Nachweis der ehelichen Geburt und der Stand der Eltern für das Fortkommen der Kinder wichtig waren. Darüber hinaus begründeten verschiedene Faktoren die jeweilige Einstufung in die gesellschaftliche Rangordnung, deren Schranken sich kaum durchbrechen ließen. Eine wichtige Rolle spielten zunächst einmal Besitz und Vermögen, mithin die Möglichkeit, nach außen zu repräsentieren. Noch stärkeren Einfluß hatte hingegen der Beruf: Je weniger körperliche und je mehr geistige Arbeit zu verrichten war, desto mehr galt man. Daneben blieben schließlich die soziale Herkunft und die Familienzugehörigkeit entscheidend; die adelig Geborenen behielten den Titel mit allen Privilegien, während z.B. die Kinder eines Henkers zeitlebens ausgegrenzt wurden. Ab dem 18. Jahrhundert ist ein langsamer Wandel wahrzunehmen. Die Unterschicht wuchs zahlenmäßig so an, daß sie nicht mehr integrierbar war. Hinzu kam eine zunehmende Beamtenschaft, so daß die bis dahin sehr starren sozialen Grenzen aufweichten. Unterschiedliche Größe erreichten in den Städten diejenigen Gruppen, die für die Bevölkerung bestimmte öffentliche Dienstleistungen anboten. Darunter fielen einerseits die Schreiber, Amtsleute und Gerichtsdiener, andererseits die Lehrer und Apotheker. Meistens arbeiteten diese auf eigene Rechnung, konnten sich teilweise aber auch zünftig organisieren.[1]

Diese Ständeordnung schlug sich deutlich im Titelwesen nieder, das seinen Höhepunkt im späten 17. und im ganzen 18. Jahrhundert fand. Von 1590 bis 1790 wurden Adelige etwa mit ‚Edler, Wohledler, Hochwohledler, Hochedler, Wohledelgeborner, Hochwohledelgeborner, Wohlgeborner' angesprochen, die Geistlichkeit mit ‚Würdiger, Ehrwürdiger, Wohlehrwürdiger, Hochwohlehrwürdiger, Hochwürdiger'. Während um die Mitte des 16. Jahrhunderts sich der Rat noch als ‚ehrsam' bezeichnete, nannte man ihn Ende des 17. Jahrhunderts ‚ehrenvest' und

---

1 Vgl. DÜLMEN 2 (1999), 104, 176-186 und 288.

‚wohlweise'. Der Theologe galt gar als ‚weise und ehrwürdig, gestreng und hochgelehrt'. Die unteren Stände mußten auf eine entsprechende Anrede verzichten, während beispielsweise Handwerker versuchten, durch Titel den Anschein eines höheren Ranges zu erwecken. Wenngleich die Aufklärung Ende des 18. Jahrhunderts solche Eitelkeiten anprangerte, blieben diese Gepflogenheiten noch lange erhalten.[1]

Bedeutend für die Ehrenhaftigkeit eines Menschen blieb seine eheliche Geburt, wobei dieser Sachverhalt in Dorf und Stadt unterschiedlich interpretiert wurde: Im ländlichen Bereich orientierte man sich am Zeitpunkt des Eheversprechens, also des Verlöbnisses. Kam es danach zu einer Schwangerschaft, konnte das Kind durch eine kirchliche Trauung vor der Geburt legitimiert werden. Dagegen steckte die städtische Bevölkerung, vor allem die Handwerkerschaft, den Rahmen deutlich enger. Als ehelich geboren galt nur, wer frühestens neun Monate nach der öffentlichen Hochzeit seiner Eltern zur Welt gekommen war. Der Ausschluß nichtehelich geborener Burschen gründet sicher auch auf der großen Konkurrenz im Handwerk, da durch diese Vorgaben einigen jungen Männern von vornherein der Zugang verwehrt werden konnte.[2]

Kurz zu erwähnen ist das Schulsystem der damaligen Zeit. Während es schon im Spätmittelalter in den Städten Schreib- und Rechenschulen gab, verbreiteten sich diese in den ländlichen Gebieten erst im späten 16. und im anschließenden 17. Jahrhundert. Man bemühte sich zunehmend um hauptamtliche Lehrkräfte, doch deren dürftige Besoldung führte dazu, daß sie nebenbei weiteren Tätigkeiten nachgehen mußten. Im Prinzip sollten die Kinder aller Bevölkerungsschichten die Schule besuchen, eine Pflicht wurde jedoch erst zum Ende des 18. Jahrhunderts realisiert. Ob und wie lange die Kinder tatsächlich am Unterricht teilgenommen haben, bleibt unklar. Jedenfalls gehörten in den Elementarschulen Buchstabieren, Lesen, Schreiben, Religion, Sitten- und Naturlehre sowie Kopfrechnen zum Lehrstoff. Dabei hing der Erfolg des Unterrichtes entscheidend von der Qualität des Lehrers und dem unterstützenden Engagement des Pfarrers und der Gemeinde ab. Erst ab dem Ende des 18. Jahrhunderts regelten staatliche Instruktionen wirksam das Schulwesen. Zu den höheren Lehranstalten zählten viele verschiedene Institutionen, z. B. die Latein- oder Gelehrtenschule, klösterliche Kollegien oder Gymnasien; auch privater Unterricht blieb weiterhin zulässig. An den erstgenannten lehrte man die lateinische Sprache, betrieb die Lektüre entsprechender Texte und

---

1 Vgl. DÜLMEN 2 (1999), 192f.
2 Vgl. DÜLMEN 3 (1999), 186-189.

studierte anschließend Dialektik und Rhetorik. Ziel waren vor allem die Erziehung zu Zucht und Disziplin, Gedächtnistraining und die Wahrung der Tradition.[1]

Vor diesem Hintergrund stellt sich die Frage, aus welchen Schichten die Apothekerlehrlinge stammten und ob sie ihrem gesellschaftlichen Rang treu blieben. Zur Beantwortung kann man u. a. die Lehrzeugnisse heranziehen. Während nämlich die Gehilfenattestate meist nur den Geburtsort als nähere Information über den Gesellen preisgeben, nennen manche Lehrbriefe den Namen und Beruf des Vaters, selten den Namen der Mutter, und bestätigen vielfach die eheliche Geburt des Discipulus. Zum schulischen Werdegang lassen sich nur im Einzelfall konkrete Aussagen treffen, doch grundsätzlich war eine passable Vorbildung möglich. Im folgenden sollen nun einzelnen Lehrjungen namentlich erwähnt werden, stellvertretend für die jeweilige soziale Gruppe, aus der sie stammen. – So bekam beispielsweise der in Nürnberg von Heinrich Engelland 1669 entlassene Lehrling Nicolaus Salzwedel[2] seinen zukünftigen Beruf vermutlich schon in die Wiege gelegt, denn als „des ehrbarn und wohlfürnehmen Herrn Johann Salzwedels Bürger und Apotheker in Frankfurt ehelicher Sohn" kannte er sicher von Kindesbeinen an die Arbeit in der Apotheke. Am 14. März 1651 in der Freien Reichsstadt geboren, besuchte Nicolaus Salzwedel dort das örtliche Gymnasium, servierte nach Abschluß der Lehre in Danzig und Dresden und bereiste anschließend Holland sowie verschiedene Nordsee- und Ostseestädte. Er besaß einen ausgeprägten Familiensinn, aber auch ein reges Interesse an kirchlichen Angelegenheiten, wie seine Stiftung zur Errichtung eines theologischen Seminars belegt; zudem betätigte er sich als Pfleger des Armenhauses und Mitpfleger des evangelisch-lutherischen Almosenkastens. Auch sein Sohn Johann Jacob erwarb den Lehrbrief in Nürnberg (1733). Als dritter Besitzer der Apotheke zum Schwan in Frankfurt/Main heiratete er 1737 Katharina Münch. Im Laufe seines Lebens sammelte er ein ansehnliches Vermögen an, das u. a. auch aus einer Erbschaft seines Paten, des Bankiers Johann Jobst Gluer, stammte. – Ähnlich erging es Friedrich Wilhelm Gottfried aus Osnabrück. Der bestallte Stadtapotheker Johann Gottfried hatte nämlich seinen Sohn zum Nachfolger bestimmt, so daß dieser zunächst im elterlichen Betrieb die Apothekerkunst erlernte; anschließend begab er sich u.a. nach Regensburg, wo man ihm 1672 einen Gehilfenbrief aushändigte. Friedrich Wilhelm Gottfried hat dann von 1680 bis 1710 die Hirsch-Apotheke in Osnabrück geleitet.[3]

---

1 Vgl. DÜLMEN 3 (1999), 170-183.
2 Zur Familie Salzwedel vgl. SCHULZ (1933), 58-64.
3 Vgl. MEYER (1995), 11.

Johann Wilhelm Pfaler aus Linz erlernte seinen Beruf bei Christoph Mayr in Salzburg. Das Dokument, das er zum Abschluß erhielt (1693), bestätigt, daß er der Sohn des „edlen und kunstreichen berühmten Herrn Justus Pfaler Innern Raths Bürger auch Statthaubtmann und Apothekers zum schwarzen Adler" war. Schon Justus Pfaler[1], dessen unstetes Wanderleben an anderer Stelle beschrieben wurde, stammte aus einer Apothekerfamilie, deren Wurzeln auf ein altes bayrisches Geschlecht zurückgehen. Johann Wilhelm übernahm als drittältester Sohn der Familie 1701 die väterliche Apotheke und führte sie lange Jahre. Auch sein Sohn Wilhelm (geb. 1710) ergriff zunächst die gleiche Profession, trat dann aber nach kurzer Tätigkeit in der Linzer Apotheke als Laienbruder in den Jesuitenorden ein und starb 1760 als Klosterapotheker in Raab. – Auch die zeitlich folgenden Briefe, die Angaben zur Herkunft enthalten, belegen, daß die Lehrlinge oft aus Apothekerfamilien stammten. Dazu zählt Johann Burckhard Caspari aus Trarbach, Sohn des „wohledlen, ehrenwerten und wohlachtbaren Herrn Johann Franz Caspari Apotheker und Stadtschreiber" (Darmstadt 1721), ebenso wie Franz Ignaz Winkler aus Innsbruck, des „hochedlen und kunsterfahrenen Herrn Ignatii Winckler gewesener Stadtapotheker allhier eheleiblicher Sohn" (Innsbruck 1725). – Weiterhin bescheinigt Bartholomäus Möricke[2] seinem ehelich geborenen Sohn Albrecht Ludwig die absolvierte Lehrzeit (Neuenstadt 1726). Nachdem dieser 1730 die Apotheke in Neuenstadt übernommen hatte, verheiratete er sich mit der Tochter des dortigen Stadt- und Amtspflegers, Hauptzollers und geistlichen Verwalters Maria Christine Wolters.[3]

Während über Abraham Frickhard aus Zofingen nur bekannt ist, daß er ehelicher Sohn des Apothekers David Frickhard war (Basel 1740), zählt Friedrich Leberecht Supprian zu den Pharmazeuten, die im späteren beruflichen Leben einen hohen Rang einnahmen. Sein Lehrbrief (Aschersleben 1740) belegt, daß er als ehelicher Sohn des Johann Wilhelm Supprian „Medicinae licentiati und recipirten Practici wie auch königlich-preußisch privilegierten Apothekers" in Großen-Salze geboren wurde. Wie sein Vater entschloß sich auch Friedrich Leberecht zum Studium der Medizin. 1745 wurde er an der Universität Halle zum Doktor der Medizin promoviert und fungierte dort ab 1746 als Extraordinarius. Daneben hatte er stets die Geschäftsführung seiner Apotheke inne; außerdem war er Magister der Philosophie und königlich-preußischer Hofrat.[4] – Mehr weiß man auch über das Leben

---

1 Vgl. NOWOTNY (1956).
2 Der Dichter Eduard Möricke ist ein entfernter Nachfahre dieser Familie.
3 Vgl. MUNDING (1978), 4-6.
4 Vgl. HEIN/ SCHWARZ Erg.-Bd. 2 (1997), 319.

von Johann Justus Merck[1]. Sein im Jahre 1753 in Stuttgart von Apotheker Friedrich Ludwig Gmelin ausgefertigter Gehilfenbrief, besagt, daß er der „hinterlassene eheliche Sohn des Franciscus Merck, des gewesenen langjährigen Apothekers in Darmstadt", war. Geboren am 3. Dezember 1727, begann er zu Ostern 1744 bei Gotthold Christian Meyer in Dresden seine Lehre, die er 1748 abschloß. Wo er die Zeit von 1748 bis 1751, dem Jahr des Eintritts in die Apotheke Gmelins, verbrachte, ist nicht bekannt. Jedenfalls übernahm er 1754 die väterliche Offizin und verheiratete sich mit Anna Sophie Adolphine Dern. Als er am 17. Juni 1758 starb, hinterließ er einen Nachkommen, Johann Anton Merck, der am 9. September 1756 geboren worden war. Im Lehrzeugnis des Sohnes (Frankfurt/Main 1776) kam der Vater nochmals zu Ehren, als „Herr Johann Justus Merck, berühmter Apotheker zu Darmstadt". Aus der u. a. von Johann Justus und Johann Anton Merck geleiteten Apotheke ist bekanntlich der heutige Pharmakonzern Merck in Darmstadt entstanden. – Ebenfalls berühmt ist ein weiterer Geselle, nämlich Johann Heinrich Linck [d. J.] (1734-1807) aus Leipzig. Sein von Caspar Conrad Rühle unterzeichneter Lehrbrief (Frankfurt/Main 1754) ist des Lobes voll über seinen Vater, den „Herrn Johann Heinrich Linck [d. Ä.] der kayserl[ichen] Reichsakademie [...] und der englischen Societät der Wissenschaft Mitglied wie auch privilegierten Apothekers in Leipzig". Dieser stammte ebenfalls aus einer Apothekerfamilie und hatte die Profession zu Hause erlernt. Er reiste viel, bis er ab 1710 die väterliche Apotheke übernahm. Neben seiner Tätigkeit in der Offizin war er ein vielseitiger Naturforscher und Wissenschaftler, der vor allem die ererbte Natualiensammlung erheblich erweiterte. Als ‚Plinius III.' wurde er 1722 in die Kaiserlich Leopoldinisch-Carolinische Akademie der Naturforscher aufgenommen, gleichzeitig war er Mitglied der Royal Society of London. Johann Heinrich Linck [d. J.][2] studierte von 1754-1757 Pharmazie und Medizin. Ab 1757 führte er nach dem Tode seiner Mutter die elterliche Offizin weiter und besaß damit auch das bereits erwähnte Naturalienkabinett, das er wiederum deutlich vergrößerte. 1760 wurde er zum Kurfürstlich-Sächsischen Kommerzienrat und im Jahre 1770 zum Mitglied der Leopoldina ernannt. Bekannt ist vor allem der von ihm verfaßte ausführliche Katalog der Linckschen Sammlung.

Nicht zuletzt unterwies Samuel Gotthelf Klunge, privilegierter Hof- und Stadtapotheker in Eisenach, gleich drei seiner ehelichen Söhne nacheinander in der ‚ars pharmaceutica'. Sein ältester Sohn Johann Christoph Gotthelf verließ die Apotheke im Jahre 1762, der zweite, Johann Friedrich, im August 1766; der jüngste Filius

---

1 Vgl. LÖW (1951), 29-32.
2 Vgl. HEIN/ SCHWARZ 1 (1975), 373f.

Heinrich Christian Gabriel beendete seine Lehre 1770. – Weiterhin betreute Philipp Johann Ehrengott Gmelin den Discipulus Philipp Friedrich Palm, des Apothekers in Schorndof ehelichen Sohn (Stuttgart 1777). Im übrigen gehört die Familie Palm zu den traditionsreichsten Apothekergeschlechtern im deutschen Sprachraum; Philipp Johann Palm gründete die Palmsche Apotheke in Schorndorf, die seitdem fast vierhundert Jahre ununterbrochen im Familienbesitz ist.[1]

Neben einer Großzahl von Apothekerkindern finden sich auch einzelne Sprösslinge, deren Väter mit artverwandten Tätigkeiten ihr Brot verdienten. Die Profession des Materialisten übte beispielsweise der Vater des Franz Bernoulli, Hieronymus Bernoulli, aus (Heidelberg 1725), der ursprünglich den Beruf des Apothekers erlernt hatte, aber in Bern nicht als solcher tätig werden durfte. Er gründete daher 1705 eine Drogerie, durch deren geschickte Leitung er zu einem der führenden Großhändler der Stadt aufstieg.[2]

Eine Reihe von angehenden Apothekern stammte außerdem aus Familien von Kirchenbediensteten, so z.B. Johann Friedrich Köhler aus Angestädt; sein Lehrzeugnis (Mühlhausen 1689) weist ihn als Sohn des „ehrenwerten und wohlgelahrten Herrn Johann Friedrich Köhler, wohlverordneten Pfarrers in Angestädt" aus. Auch in zwei späteren Gehilfenbriefen (Windsheim 1690 und Rothenburg 1691) ist nochmals seine Herkunft erwähnt. Der Pfarrer wird als „ehrwürdig" bzw. „ehrenwert" und „wohlgelehrt" tituliert, was der damals üblichen Anrede entspricht und zeigt, daß Kirchenvertreter geachtete Menschen waren und zu einem gehobenen Stand gehörten. Vergleichbares gilt für Christian Friedrich Kleinow aus Senske bei Rathenau, der seine Ausbildung in der Lehmannschen Apotheke in Neustadt/Brandenburg absolvierte: Sein Zeugnis (1717) nennt ihn den Sohn des „wohlverdienten Pastors zu Senske und Wagenitz, Caspar Kleinow". – Des weiteren erlernte Diederich Christoffer Witte die Apothekerkunst in Bremen bei der Witwe des Johannes Biermann. Zum Abschluß erhielt er eine Urkunde (1737), deren Inhalt auch seine familiäre Abstammung als des „Herrn Probst Witte zu Imsumb eheleiblicher Sohn" preisgibt. Über seinen beruflichen Werdegang ist im übrigen nichts Genaues bekannt; lediglich die Übergabe seiner Apotheke in Melle im Jahre 1767 an den Schwiegersohn Heinrich Christoph Ebermaier ist dokumentiert.

Neben Kindern von Apothekern und Kirchenbediensteten schlugen auch Lehrersöhne die pharmazeutische Laufbahn ein. Verhältnismäßig gut belegt ist z.B. der

---

1 Vgl. N.N. (1918), 547.
2 Vgl. HEIN/ SCHWARZ Erg.-Bd. 1 (1986), 26f.

familiäre Hintergrund von Johann Friedrich Oertel aufgrund eines Geburtsbriefes, der 1694 in Thierstein ausgestellt wurde und im Archiv des Germanischen Nationalmuseums in Nürnberg zusammen mit seinen Lehr- und Gehilfenzeugnissen verwahrt wird. Bürgermeister und Rat des Marktfleckens Thierstein fertigten diese Urkunde aus, da Oertel eine Beglaubigung seiner ehelichen Abstammung und der ordnungsgemäßen Trauung seiner Eltern benötigte. Sein Vater, Schulmeister und Gerichtsschreiber zu Johenberg und seine Mutter Ursula hatten am 3. Februar 1656 in Thierstein geheiratet. Johann Friedrich wurde als fünftes Kind der Ehe geboren. Der Beginn seiner beruflichen Laufbahn läßt sich anhand der vorhandenen Urkunden belegen: Im Jahre 1687 erhielt er zunächst in Bayreuth ein Zeugnis über fünf Jahre Lehr- und ein Jahr Gehilfenzeit bei Apotheker Wolfgang Perger.[1] Weitere Stationen seiner Wanderungen waren Regensburg (1689), Linz (1691) und Würzburg (1693). Vermutlich benötigte er den Geburtsbrief für seine Niederlassung in Bayreuth, denn sein Name erscheint 1721 (Hof/Vogtland) im Lehrbrief seines Sohnes Johann Friedrich Oertel [d. J.] aus Bayreuth: „Herrn Johann Friedrich Oertel Cammerdiener und Hofapotheker Sohn". Ein Gehilfenbrief aus Wien von 1724 für den Sohn rühmt nochmals den Vater. Johann Friedrich [d. J.] trat als Apotheker in die Fußstapfen seines Vaters. – Auch Christoph Gottfried Sachs läßt sich hier einreihen: Als Sohn des Johann Christian Sachs, „hochfürstlich-markgräflich-sächsisch- wohlbestellter Friedensrat und des hiesigen Gymnasii illustris Rectoris" (Karlsruhe 1774), erhielt er sicher eine solide Schulbildung, die für sein Arbeitsleben von Vorteil war.

Zu den überlieferten Berufen der Väter gehört auch der des Arztes. So entstammt z.B. Conrad Hieronymus Senckenberg, der jüngere Bruder des bekannten Johann Christian Senckenberg[2], als ehelicher Sohn „des hochedlen best-und wohlgelahrten Herrn lectori Senckenberg Physici primarii" zu Frankfurt am Main (Hanau 1727) einem Medizinerhaushalt und damit einem gutbürgerlichen Milieu. Die Anrede zeigt die Hochachtung vor dem Vater, dem ersten Stadtphysicus zu Frank-

---

1 Wolfgang Perger hatte im Jahre 1672 mit Erlaubnis des Rates und des Landesherrn die zweite Apotheke in der Stadt Bayreuth gegründet, die anläßlich einer Visitation als „fein formiertes und eingerichtetes Corpus" gelobt wurde. Das endgültige Privileg für seine Mohren-Apotheke erhielt er 1683. Vgl. HEIN/ SCHWARZ Erg.-Bd. 1 (1986), 348.

2 Johann Christian Senckenberg vermachte sein Vermögen einer Stiftung, mit der 1817 die Senckenbergische Naturforschende Gesellschaft gegründet wurde. Noch heute ist die nach ihm benannte Senckenbergische Bibliothek mit dem Sondersammelgebiet der biologischen Wissenschaften und der Medizin eine wichtige Außenstelle dieses Zusammenschlusses.

furt/Main. – Benjamin August Struve[1] aus Prenzlau, geboren als vierter Sohn des „hochedlen Herrn Ernest Gotthold Struve, Doctor medicinae zu Prenzlau und Landphysicus des ackermärkischen und stolpinischen Kreises", beendete 1742 seine Lehrzeit bei Henning Christian Marggraf in Berlin. Im Anschluß daran arbeitete er zwölf Jahre lang in Königsberg, Danzig, Leipzig, Weimar und Hannover. Schließlich kaufte er im Jahre 1755 die Ratsapotheke in Görlitz, die er bis zu seinem Tode führte. Zu Lebzeiten tat er sich vor allem durch wohltätige Stiftungen hervor. – Als einziges bearbeitetes, für eine Frau ausgestelltes Zeugnis ist der Brief für Maria Elisabeth Ferster aus München (1758) besonders erwähnenswert. Die „eheleibliche" Tochter des „hochedlen, gestrengen, hochgelehrten Herrn Carl Felicium Ferster utriusque Medicinae doctoris dann landtstattl. Operator" ging für dreieinhalb Jahre beim Münchner Stadtapotheker Franz Xaver Ortmayr in die Lehre. Erstaunlich ist, daß bereits Mitte des 18. Jahrhunderts eine Frau eine solche Ausbildung absolvieren durfte; indes spielte dabei wohl die soziale und gesellschaftliche Herkunft der Dame eine Rolle, da ihr Vater ein angesehener Arzt war, der sie entsprechend fördern konnte. Maria Elisabeth Ferster betreute jedenfalls später die Apotheke des Klosters Reutberg.[2]

Eine weitere Gruppe von Vätern arbeitete als Kaufmann oder Beamter im weitesten Sinne. In dem entsprechenden Dokument, mit dem Friedrich Christian Engelmann dem Lehrling Johann Arnold Fockelmann aus Friedberg den Abschluß seiner Ausbildung (Friedberg 1734) bescheinigt, bezeichnete er seinen Schüler als „des Johann Arnold Fockelmann, Haupt- und Handelsmann wie auch älterer Schöffe allhier deßen Sohn". Zwar fehlen hierbei Titel wie ‚hochedel' oder ähnliches, doch ein Handelsmann gehörte immerhin zur Mittelschicht.

Eher selten werden die Eltern eines Jungen beide genannt, wie es bei der Urkunde für Johann Andreas Fleischauer aus Nürnberg (Weißenburg 1793) geschehen ist. Es handelt sich nämlich um den Sohn von „Frauen Margarethe Fleischauerin Kaufmannsfrau des S[ui] Tit[uli] Johann Andreas Fleischauer Kauf- und Handelsmann selig hinterlassener ehelich erzeugter Sohn". Die Mutter zählt also nicht nur als Witwe des verstorbenen Mannes, sondern auch als Kaufmannsfrau. Denn zu Ende des 18. Jahrhunderts war es durchaus üblich, daß verheiratete oder verwitwete Frauen auf den Märkten gleichberechtigt ihre Waren verkauften, auch

---

1 Vgl. HEIN/ SCHWARZ Erg.-Bd. 2 (1997), 314f.
2 Vgl. SCHNABEL (1965), 124.

wenn ihr einziger gesellschaftlich anerkannter Status der einer Hausfrau oder Witwe war.[1]

Der Vater des Adrian Möhrlin aus Ravensburg (1734), „Tit[uli] Herrn Tobias Möhrlin des Gerichts", verdiente bei Gericht seinen Lebensunterhalt. Die genaue Bezeichnung seiner Tätigkeit, ob er als Richter, Schöffe oder Justizdiener verpflichtet war, fehlt allerdings. Vermutlich zählte er zu den einfachen Staatsbediensteten, da auf Titel jeglicher Art verzichtet wurde. – Der älteste Lehrbrief, der die Herkunft des Lehrlings beschreibt, stammt aus Basel (1648). Hans Conrad Lavater[2] war „des ehrenvesten fürnemen hohen und weisen Herrn Hanß Lavater Bürger zu Zürich und gewesener Amtsmann zu Wintherthur ehelicher Sohn", stammte also aus dem Hause eines Staatsbediensteten. Er war der erste Pharmazeut der bedeutenden Familie Lavater aus Zürich. Nach der Lehre bei Johann Friedrich Eglinger in der Apotheke zum schönen Eck in Basel konditionierte er in Lyon und Montpellier. Im Jahre 1653 gründete er die Apotheke zu Wannen, die er bis zu seinem Tod führte. Neben der Apothekertätigkeit war er zudem Mitglied des großen Rates.

Eines der wenigen Handwerkerkinder war Johann Michael Schiller[3] aus Windsheim. Der Sohn des Ziegelmeisters Johann Wilhelm Schiller lernte die Apothekerkunst bei Johann Jacob Jergius in Lauf (1781). Auf seiner Wanderschaft machte er u. a. Station in Augsburg bei Stadtapotheker Johannes Biermann (1784). Im Jahre 1785 übernahm er schließlich die Marien-Apotheke in Rothenburg o. d. Tauber, wo er bereits 1789 versuchte, eine pharmazeutische Lehranstalt nach dem Vorbild von Johann Christian Wiegleb zu errichten. Außerdem unterrichtete er von 1791 bis 1793 Naturwissenschaften am Gymnasium in Rothenburg. Letztendlich konnte er 1821 sein pharmazeutisches Privatinstitut eröffnen. Es war das erste seiner Art in Bayern, anerkannt von Fachkollegen, löste sich aber nach dem Tod des Begründers auf. Zeitgenossen lobten Schiller als ausgezeichneten Wissenschaftler.

Johann Balthasar Michel[4] aus Öttingen war der Sohn des „Johann Christian Michel, gewesener Bürger und Sattler in der fürstlich- wettringischen Residenzstadt Öttingen" (Augsburg 1717). Johann Balthasar übernahm von seinem Onkel Johann Georg Michel die Apotheke zum goldenen Engel in Augsburg, die er bis an sein Lebensende leitete. Vor allem sein Apothekergarten, den viele ausländische Gewächse zierten, war berühmt. Sein botanisches Interesse spiegelt sich ebenfalls in einem von ihm angelegten Kräuterbuch (1747) mit 200 naturgetreuen Pflanzen-

---

1 Vgl. DÜLMEN 2 (1999), 107.
2 Vgl. HEIN/ SCHWARZ Erg.-Bd. 2 (1997), 183f.
3 Vgl. HEIN/SCHWARZ 2 (1978), 581.
4 Vgl. HEIN/SCHWARZ Erg.-Bd. 1 (1986), 315f.

abbildungen im Scherenschnitt wider – eine Tradition, die wiederum sein Sohn fortführte.

Etwas ausführlicher sind die Daten, die zum Werdegang von Johann Moritz Kunckel[1] aus Wetter überliefert sind. Sein Lehrbrief belegt, daß er „des hiesigen Hauptmann Gunckels ehelicher Sohn" war (Gudensberg 1789). Durch einen Taufeintrag ist ferner nachgewiesen, daß er am 9. Dezember 1769 das Licht der Welt erblickte. Nach seiner Lehre in Gudensberg begab er sich auf Wanderschaft, während der er u. a. in Zweibrücken (1790), Waslenheim (1792) sowie in der Spielmannschen Apotheke in Straßburg (1794/1796) konditionierte. Zwischenzeitlich erhielt er die Einberufung als Militärapotheker zur Rheinarmee und setzte anschließend seine Gehilfenzeit bis 1796 bei Spielmann fort. Im Sommer 1796 war er bereits wieder in seine Heimatstadt zurückgekehrt. Am 25. Februar 1797 heiratete er Louise Friederike Kisselbach aus Kirchhain, wobei Kunckel in den entsprechenden Unterlagen bereits als Apotheker aus Korbach geführt wird.

Alle bisherigen Angaben zum Beruf des Vaters stammen aus den jeweiligen Lehr- oder Gehilfenzeugnissen. Darüber hinaus gibt es einige Discipuli, deren soziale Herkunft aus anderen Quellen wie Apothekenfestschriften, Zeitschriften, Familienchroniken oder Autobiographien[2] bekannt ist. Beispielsweise ist Johann Carl Hiepe, der seine Ausbildung bei Johann Werner Deneker in Quedlinburg beendete (1731), der Stammvater der Familie Hiepe in Wetzlar. Die dortige Hauptapotheke erhielt 1703 ihr Privileg und befand sich ab 1753 im Besitz der Familie Hiepe. Johann Carl war das zehnte von zwölf Kindern des Pfarrers Johann Gottfried Hiepe zu Riestedt.[3] Bevor er 1753 die Apotheke übernahm, hatte er auf seinen Wanderungen Lindau (1732), Luccau (1734), Mannheim (1736), Frankfurt/Main (1736) und Trier (1739) besucht.

Johann Jacob Sander[4], der bei Johann Ludewig Kraegelius in Kassel lernte (1723), war ebenfalls Mitglied eines alten Apothekergeschlechtes. Sein Vater Gabriel Sander gründete 1706 eine Apotheke in Hofgeismar und zog zu diesem Zweck mit seiner Frau Anna Martha und seinen beiden Söhnen Johann Friedrich und Johann Jacob von Borgentreich dorthin. Nach seiner Lehre konditionierte Johann Jacob in verschiedenen Städten, mußte aber seine Wanderzeit frühzeitig unterbrechen, um in Hofgeismar die Apotheke seines Vaters weiterzuführen. Die Stadt wußte um seine Verdienste und wählte ihn daher von 1746 bis 1763 zwölf-

---

1 Vgl. MEYER (1997).
2 Zur Bedeutung von Autobiographien vgl. FRIEDRICH (1995).
3 Vgl. N.N. (o.J.).
4 Vgl. ADLUNG (1928), 1453-1460.

mal zum Bürgermeister. Bis zu seinem Lebensende gehörte er außerdem dem Stadtrat an. Nach seinem Tod übernahm sein ältester Sohn Georg Wilhelm Sander die Apotheke, die aus dessen Händen anschließend in den Besitz seines Neffen, des bereits erwähnten Carl Friedrich Sander, überging.

Gut dokumentiert ist das Leben der Familie Böhme[1]: Johann Friedrich Böhme wurde 1741 als Sohn des königlich Preußischen Leutnants Johann Christian Böhme und dessen Frau Maria Dorothea, geb. Blümler, in Halle geboren. Nach seiner Lehr- und Gehilfenzeit in Spandau (1762) begab er sich auf die Wanderschaft; schließlich bestand er 1772 sein Apothekerexamen in Berlin. Noch im gleichen Jahr kaufte er in Bernau von der Witwe Westphal ein Wohnhaus mit der darin befindlichen Apotheke. Im Jahre 1773 heiratete er die Pfarrerstochter Anna Benedicta Wollersdorf, die am 18. September 1774 einen Sohn, Johann Friedrich, gebar. Letzterer lernte die Apothekerkunst bei seinem Vater (Bernau 1795) und konditionierte bis zu seiner Approbation 1801 an verschiedenen Orten, u. a. in Wusterhausen (1795) und Berlin (1801). Im Jahre 1804 ehelichte er die Gastwirtstochter Anne Caroline Brennicke. Als Böhme 1829 starb, ließ seine Witwe die Apotheke für den Sohn aus erster Ehe, Johann Friedrich Ferdinand Böhme, zehn Jahre verwalten, bis dieser sie nach seiner Ausbildung übernehmen konnte.

Ein weiterer bekannter Vertreter der Apothekerschaft ist Ernst Wilhelm Martius[2]. In seinen Memoiren berichtet er ausführlich über sein Leben und die Pharmazie seiner Zeit. Geboren 1756 in Weißenstadt als Sohn eines Diakons, war er von seinen Eltern zunächst zum Pfarrer bestimmt. Er gelangte jedoch durch seinen Taufpaten und späteren Lehrherrn und Schwiegervater Ernst Wilhelm Weinl zur Pharmazie und erlernte den Apothekerberuf in der Hofapotheke in Erlangen (1776). Seine Konditionszeit führt ihn u. a. nach Coburg (1778) und Regensburg (1783). 1791 trat er erneut in die Hofapotheke ein, deren Leitung er ein Jahr später übernahm. Am 13. Februar 1792 heiratete er Regina Weinl.

Georg Martin Kron, der 1788 seinen Lehrbrief aus den Händen von Johann Simon Miedel erhielt (Weiden 1788), stammte aus einer angesehenen Schwarz- und Schönfärberfamilie. Nach dem Ende seiner Lehre fand er Anstellungen in Regensburg und Nürnberg, bevor er an der Universität Erlangen Chemie studierte. Schließlich ließ er sich in Basel nieder und arbeitete dort als Chemiker in einer Färberei, womit er die ursprüngliche familiäre Tradition fortsetzte.[3]

---

1 Vgl. BÖHME (1988), 23-27 und 29-35.
2 Vgl. MARTIUS (1847).
3 Vgl. APOTHEKER-KALENDER (1997), Blatt 3.

Basierend auf den ausgewerteten Dokumenten, soll die folgende Tabelle die soziale Herkunft der Apothekerlehrlinge zusammenfassend veranschaulichen.

Beruf des Vaters	Zahl der Lehrlinge
Apotheker	40
Kirchenbedienster verschiedenen Ranges	13
Schulmeister, Conrector, Rector	6
Staatsbediensteter	6
Doctor medicinae, Chirurg, Wundarzt	5
Kauf- und Handelsmann	4
Handwerker (Schmied, Sattler, Färber, Ziegelmeister)	4
Hauptmann	3
Gerichtsbediensteter, Schöffe	2
Ludimoderator und Organist	1
Bauer	1
Insgesamt	85

Berücksichtigt sind diejenigen Lehrlinge, deren Herkunft belegt ist und von denen ein Lehr- und/oder ein Gehilfenzeugnis überliefert ist. Da nicht zu allen Discipuli Hinweise vorliegen, sind die Ergebnisse nicht absolut zu werten, spiegeln aber doch einen deutlichen Trend wider. Der größte Teil der Lehrlinge stammt demnach aus Apothekerfamilien. Möglicherweise steckte häufig die Absicht dahinter, den vom Vater geführten Betrieb auf den Sohn zu übertragen, womit auch die berufliche Perspektive des Jungen vorgezeichnet und zugleich gesichert war.

Eine weitere große Gruppe bilden die Kinder aus Familien von Kirchenbediensteten verschiedenen Ranges, die für eine solide Schulbildung ihrer Sprößlinge sorgen konnten, was für die Apothekerlaufbahn, aber auch für andere Professionen, von Vorteil war; denn gute Lateinkenntnisse erleichterten den Umgang mit den Medikamenten in der Offizin und waren außerdem Voraussetzung zur Aufnahme in die Lehre. Darüber hinaus nahmen Geistliche, Schulmeister und Apotheker einen ähnlichen gesellschaftlichen Rang ein. Es war also nicht abwegig, einen anderen Beruf als den des Vaters zu ergreifen, weil das soziale Milieu damit nicht verlassen wurde. Die Familien einiger Lehrlinge zählten zu den Gruppen der Beamten im weitesten Sinne und der Schulmeister und gehörten damit der Mittelschicht an.

Hingegen fällt auf, daß nur relativ wenige Kinder aus Handwerkerfamilien den Weg in die Offizin fanden. Ähnlich wie bei den Apothekern war auch in diesen Berufssparten das Bestreben groß, den angestammten Betrieb innerhalb der Familie weiterzugeben. Sofern jedoch die jüngeren Söhne keine Möglichkeit der Arbeit in der heimischen Werkstatt sahen, orientierten sie sich offenbar anderweitig oder kamen vielleicht auch über verwandtschaftliche Verbindungen zur Pharmazie. Ähnliches gilt wahrscheinlich für die Kaufmannsfamilien, bei denen das Interesse, einen anderen Beruf als den des Kaufmanns zu erlernen, ebenfalls gering war. Doch kann man in diesem Fall die Pharmazie zumindest als verwandt betrachten, denn neben der Herstellung von Arzneien stand auch der Handel damit im Interesse des Apothekers.

Insgesamt läßt sich daher sagen, daß die meisten Lehrlinge aus der Mittelschicht stammten, wobei dies für den gesamten betrachteten Zeitraum gilt.

7. Vergleichende Betrachtungen

7.1. Ähnliche Gepflogenheiten anderer Berufsgruppen

Auch bei anderen Berufen, vor allem im Handwerk, waren Lehrbriefe sowie Bescheinigungen der Wanderschaft üblich. Ausgestellt wurden sie in der Regel durch die geschworenen Meister der örtlichen Zünfte. Das Verfahren ist gut dokumentiert und soll deshalb kurz beschrieben werden.

Der Zusammenschluß der Handwerker in Zünften diente in erster Linie wirtschaftlichen Interessen, bildete aber auch die Grundlage für die Organisation des jeweiligen Berufsstandes und die Kontrolle der diesem angehörenden Meister. Ab dem 15. Jahrhundert wurden Zunftsatzungen erlassen, während bis dahin ‚Herkommen und Gewohnheit' als Gesetz galten. Vorschriften zur Dauer der Lehrzeit gab es indes schon seit dem Ende des 13. Jahrhunderts: So ist wohl die Ordnung der Kölner Tuchscherer von 1270, in der eine Ausbildung von zwei Jahren festgeschrieben wird, eine der frühesten Bestimmungen zur Lehrzeit. Andere Berufe verlangten drei bis vier Jahre, manchmal war für Meistersöhne eine Verkürzung möglich.[1] Als Voraussetzung für die Zulassung zum Handwerk mußte der Lehrling u. a. von ‚ehelicher und ehrlicher Geburt' sein. Zu den Rechtlosen und damit Unehrlichen zählten unehelich Geborene sowie Angehörige bestimmter Berufe wie Scharfrichter, Büttel oder Schäfer bzw. Mitglieder spezieller Gruppen wie Juden, Heiden und Zigeuner[2]. Sofern der Junge und seine familiären Verhältnisse nicht vor Ort bekannt waren, wurde die Abstammung durch den Geburtsbrief oder ein gleichwertiges Dokument (Echterbrief) nachgewiesen. Die Aufnahme des Lehrlings erfolgte im 17. und 18. Jahrhundert überwiegend durch ‚Aufdingen' vor der geöffneten Handwerkslade. Wieviele Meister und Gesellen bei der Zeremonie anwesend sein mußten, um sie gültig zu machen, war je nach Beruf und Ort verschieden. Der Junge hatte jedenfalls zu schwören, „sich ehrlich und treu zu verhalten und seine Lehrjahre ehrlich auszustehen, wie es einem ehrlichen Jungen gebührte".[3] Nach ordnungsgemäßer Beendigung der Ausbildung erfolgten die Lossprechung und die

---

1 Vgl. WISSEL 1(1971), 109, 274 und 289.
2 Im 16. Jahrhundert zählten auch Bader und Wurzelkrämer zu den unehrlichen Leuten. Vgl. hierzu WISSEL 1 (1971), 145-215.
3 Vgl. WISSEL 1(1971), 278-287.

Erteilung des Lehrbriefes. Diese Zeremonien waren mitunter sehr kostspielig, denn mancherorts verlangte das Handwerk ein üppiges Mahl. Außerdem gab es verbreitet Initationsriten, das sog. ‚Gesellenmachen', auch wenn dieses immer wieder von den Obrigkeiten aufgrund der übertriebenen Üppigkeit verboten wurden.[1]

Hatten die Jungen endlich den Gesellenstand erreicht, gingen sie auf Wanderschaft. Üblich war das Wandern schon gegen Ende des 14. Jahrhunderts; doch setzte sich die allgemeine Pflicht[2] erst mit dem 16. Jahrhundert durch, wobei in den Handwerksrollen die zahlenmäßig variierenden Wanderjahre als Bedingung zur Erlangung der Meisterwürde festgeschrieben wurden. Zur Wanderschaft gehörten auch Ausweispapiere: Zum einen war es der Lehrbrief, zum anderen brauchte man vielerorts auch den Geburtsbrief. Häufig wiesen sich die Gesellen zusätzlich durch besondere mündliche Grußformeln aus, oft verbunden mit speziellen Fußstellungen und Handzeichen. Am Ende des Dienstverhältnisses in der Fremde erhielt der Bursche als Zeugnis eine Kundschaft, die ihm gute Kenntnisse und einwandfreies Benehmen bescheinigte. Die schriftliche Form dieser Dokumente wurde üblich, als eine breite Schicht der Bevölkerung lesen und schreiben konnte; bis dahin legitimierten sich die Arbeitsuchenden in erster Linie durch die Kenntnis der Wahrzeichen der erwanderten Städte.[3] Mit dem Reichstagsabschied von 1731 sollten die meist handgeschriebenen Kundschaften durch Vordrucke ersetzt werden. Überhaupt hatte dieses von Kaiser Karl VI. ratifizierte Gesetz nachhaltigen Einfluß auf das Lehrlings- und Gesellenwesen, denn es bestimmte in allen Einzelheiten die Formalitäten für die Wanderschaft. Nach der Lossprechung war dem Gesellen gegen Entgeld eine Kopie seines Lehr- und seines Geburtsbriefes auszuhändigen, während die Originaldokumente in der Handwerkslade verblieben, bis sich der Betreffende niederlassen und selbst Meister werden wollte. Wenn der Bursche in der Fremde in Lohn und Brot trat, mußte er seine Papiere für die Dauer seines Aufenthaltes beim örtlichen Meister hinterlegen. Nach Beendigung des Arbeitsverhältnisses bekam er sie zurück, zusammen mit einer gedruckten Kundschaft folgenden Inhaltes:

---

1 Vgl. SCHLENKRICH (1995), 119f.
2 Neben den Berufsgruppen, die das Wandern förderten, gab es auch einige wenige gesperrte Handwerke. Durch das Verbot der Wanderschaft sollte auswärtige Konkurrenz ferngehalten und eine Monopolstellung aufgebaut werden. Davon betroffen waren im 14. Jahrhundert die Bernsteindreher in Lüneburg sowie im 16. Jahrhundert in Nürnberg u. a. die Brillenmacher, Drahtzieher, Messingbrenner und -schläger, Gold-und Silberspinner und die Trompetenmacher. Vgl. SCHOENLANK (1889), 602f.
3 Vgl. hierzu WISSEL 1 (1971), 302-304 und 312f.

„Wir geschworne und andere Meister des Handwercks derer N. in der Stadt N. bescheinigen hiemit, daß gegenwärtiger Gesell/ Nahmens N. von N. gebürtig/ so... Jahr alt/ und von Statur ... auch Haaren...ist/ bey uns allhier... Jahre ... Wochen in Arbeit gestanden/ und sich solche Zeit über treu/ fleißig/ stille/ friedsam und ehrlich/ wie einem jeglichen Handwerckspurschen gebühret, verhalten hat/ welches wir also attestiren/ und deßfalls unsere sämtliche Mit-Meistere/ diesen Gesellen nach Handwercks-Gebrauch überall zu fördern/ geziemend ersuchen wollen. N. den etc.
  (L.S.) N. Obermeister
  (L.S.) N. Obermeister
  (L.S.) N. Als Meister". [1]

Dieses Formular legte der Wandernde bei seiner neuen Stelle vor, um in Dienst genommen zu werden. Hatte er in einer Stadt keine Arbeit gefunden, wurde dies auf dem letzten Attestat notiert, damit dieses weiterhin als Ausweis dienen konnte. Erhielt er an einem anderen Ort eine neue Kundschaft, so entwertete man die alte mittels eines Vermerks. Den Meistern wiederum war es verboten, Gesellen anzunehmen, die solche Papiere nicht vorlegten.[2]

Die Umsetzung des Reichstagsabschiedes verzögerte sich allerdings nicht unerheblich; vielerorts wurde er erst 1732 veröffentlicht, in Schweinfurt sogar erst 1749, was für die Gesellen entsprechende Probleme zur Folge hatte: Wenn sie nämlich von einer Region, in der die Kundschaften noch nicht vorgeschrieben waren, in eine Gegend kamen, wo die Attestate verlangt wurden, bekamen sie keine Anstellung. Sie fühlten sich daher durch diese Neuregelungen stark in ihrer Freiheit beeinträchtigt und leisteten massiven Widerstand. Gleichwohl blieben die Kundschaften bis zur Einführung der Wanderbücher (zuerst in Bayern 1808) schließlich unentbehrlich. Danach stellten einige Zünfte weiterhin zusätzlich Attestate aus, die allerdings keine Gültigkeit als Reisedokumente mehr besaßen.[3]

Warum die Wanderschaft junger Handwerksburschen überhaupt wünschenswert war, zeigt beispielhaft die Fürstlich-Oetting und Oetting-Spielbergsche Wanderordnung vom Ende des 18. Jahrhunderts, machte sie doch darauf aufmerksam, daß man in verschiedenen Städten im gleichen Handwerk unterschiedliche Kunstgriffe habe, die nur am jeweiligen Ort zu erlernen seien; ferner erscheine der Aufenthalt in der großen Welt wichtig für die Reifung, damit der Junge zum Mann und

---

1 Zit. nach WISSEL 3 (1981), 113. An den freigelassenen Stellen trug man die Daten des jeweiligen Gesellen ein.
2 Vgl. WISSEL 3 (1981), 112-115.
3 Vgl. STOPP 1 (1982), 50f.

nützlichen Bürger gebildet werde. Auch eine möglichst weite Entfernung von der Heimat wurde gefordert und eine Reise ins Ausland sehr empfohlen:

„Besucht vorzüglich England und Frankreich! in diesen beyden Staaten findet ihr jedes Handwerk zu einer Vollkommenheit gebracht, welche es den freien Künsten nähert. Von den großen Meistern dieser Reiche werdet ihr edlen Stolz lernen, nicht um Brod allein, sondern auch um Ruhm zu arbeiten".[1]

Der Radius der nachweisbaren Wanderungen scheint in der Tat fast grenzenlos gewesen zu sein, wie die Gesellenbücher verschiedener Handwerke belegen. Beispielsweise arbeiteten in Nürnberg von 1689 bis 1739 im Glaserhandwerk Burschen aus Bayern, Württemberg und der Schweiz, aus Leipzig, Straßburg, Konstanz, Breslau, Wien, Bludenz, Schwarzburg-Sondershausen, Linz, Berlin und Frankfurt/Main.[2] Auch Streiklisten sind wertvolle Quellen zur Erfassung der Wanderbreite: so verließen zwischen dem 24. und 26. Oktober 1789 aufgrund eines Streikes 61 Schreinergesellen die Stadt Frankfurt/Main, die aus dem gesamten deutschsprachigen Raum stammten.[3]

Grundsätzlich waren die Wanderziele für die meisten freigestellt. Andererseits gab es für verschiedene Berufe Stätten, an denen die jeweilige Handwerkskunst besonders hoch entwickelt war und die deshalb eine entsprechend vielseitige Fortbildungsmöglichkeit boten. Empfehlungen, welche Orte aufgesucht werden sollten, finden sich im übrigen in der Ende des 18. Jahrhunderts gebräuchlichen Reiseliteratur: So schlägt etwa ‚Becks Reisebuch für junge Professionisten' dem Bader vor, sich nach Wien, Berlin, Straßburg und Paris zu wenden; der Kürschner reise dagegen besser nach Leipzig, Danzig, Königsberg, Breslau, Warschau, Petersburg, Moskau und Preßburg, während der Müller sich Stuttgart, Ulm, Nürnberg und Anspach zum Ziel nehmen sollte. Auch Streckenvorschläge sind angegeben: Wer z. B. von Augsburg nach Nürnberg wandern wollte, sollte dies über Oberhausen, Langweit, Norndorf, Meding, Donauwerth, Kaiserschein, Buchdorf, Monheim, Pappenheim, Weissenberg, Ellingen-Pleinfeld, Gemünd, Ritterspach, Schwabach

---

1 Zit. nach WISSEL 1 (1971), 311. Vgl. hierzu auch 309-311.
2 Vgl. SCHOENLANK (1889), 598.
3 Sie stammten u. a. aus Ansbach, Amöneburg, Arolsen, Bayreuth, Berlin, Biel, Braunschweig, aus dem Breisgau, Bremen, Bückeburg, Butzbach, Darmstadt, Duderstadt, Einbeck, Escherau, Frankfurt/Main, Fürstenberg (Mecklenburg), Glückstadt, Graz, Hamburg, Hannover, Harburg, Harteisen, Höxter, Johannisburg, Jüterborg, Laubach, Löwenberg, Lüneburg, Magdeburg, Mannheim, Marklissa, Nordhausen, Nördlingen, Nordheim, Nürnberg, Odrussen, aus der Pfalz, Preetz, Sorau, Schleswig, Singen, Ulm, Urach, Würzburg und Zittau.Vgl. WISSEL 1 (1971), 453f.

und Eibach tun¹. Eine Meilentabelle zur Ermittlung der Entfernungen², Kurzbeschreibungen einiger Städte und Länder, ein Wörterbuch-Anhang sowie eine Münz- und Rechnungstabelle runden die praktischen Anleitungen ab.

Viele der angestrebten Orte lagen mehr als einen Tagesmarsch auseinander, weshalb die örtlichen Zusammenschlüsse der Handwerker für die Übernachtung sorgten. Jedem Zugewanderten, der Anspruch darauf hatte, wurde in der Herberge kostenlos ein Bett und eine Mahlzeit überlassen. Im allgemeinen durfte er ein bis drei Tage bleiben; hatte er bis dahin keine Arbeit gefunden, so mußte er weiterziehen. In den Regionen, wo keine Herberge unterhalten werden konnte, bestand für die örtlichen Meister die Pflicht, Gastfreundschaft zu gewähren.³ – Dem wandernden Gesellen drohten unterwegs viele Gefahren. Es mangelte daher nicht an guten Ratschlägen für das Verhalten und zur Vorbeugung über Krankheiten, wobei immer wieder zu Reinlichkeit, ordentlicher Kleidung, Nüchternheit und Mäßigkeit ermahnt wurde. Überall war Vorsicht geboten; man solle sich die jeweilige Reisegesellschaft genau ansehen und besonders auf die Kundschaften achten:

„Wer seine Kundschaft wohlbehalten nach Hause bringt, hat schon eine gute Meinung für sich, und noch dazu ein Dokument seines Wohlverhaltens für seine Nachkommen. Daher muß man seine Kundschaft wie seinen Reise- und Gesundheitspaß nicht bloß so schlechthin, wie einen Thorzettel (Billet) zu sich stecken, sondern wohl verwahren, auch solche keinem zu lesen anvertrauen, als dem, der das Recht dazu hat; denn das erste kann sehr schlimme Folgen haben. Manchem Furchtsamen, der sich seine Kundschaft wohl noch auf der Straße abnehmen ließ, ist sie schon vor seinen Augen zerrissen worden und er mußte ohne Widerreden Soldat seyn, oder lüderliche Kameraden lockten sie dem Leichtsinnigen ab, und so geriet er in die Hände des Streiffers, und mußte in einem Arbeitshause verschmachten. Erst unter dem Thore gieb deine Pässe ab[...]"⁴.

Diese als Beleg für die Wanderschaft ausgestellten Kundschaften sind im Handwerk so vielfältig wie die Berufe der Gesellen; zwar stimmen sie inhaltlich im großen und ganzen überein, nicht jedoch hinsichtlich der verwendeten Schmuckelemente: Es finden sich Wappen, Bordüren, zunfttypische Symbole, Heiligenbilder und szenische Darstellungen, die allesamt den jeweiligen Zeitgeschmack wider-

---

1 Vgl. BECK (1794), 246, 268-271.
2 Vgl. BECK (1794), 244. Genannt werden: Amsterdam, Augsburg, Berlin, Braunschweig, Bremen, Breslau, Kassel, Köln, Danzig, Dresden, Erfurt, Esslingen, Frankfurt/M., Hall, Hamburg, Heidelberg, Königsberg, Leipzig, Lübeck, Lüneburg, Magdeburg, Mainz, München, Nördlingen, Nürnberg, Prag, Regensburg, Rostock, Stettin, Straßburg, Tübingen, Ulm, Wien, Wittenberg.
3 Vgl. WISSEL 1 (1971), 324-326.
4 BECK (1794), 218.

spiegeln und eine Tendenz zur prachtvollen Gestaltung zeigen. Bei den meisten Zeugnissen der zünftigen Handwerke handelt es sich um vorgedruckte Formulare; manche dieser Dokumente sind so abgefaßt, daß alle Berufszweige sie nutzen konnten, in anderen Fällen leistete sich jede Zunft einen eigenen Entwurf. Doch kommen auch handgeschriebene Exemplare vor, die aus kleinen Orten stammen, in denen sich gedruckte Blätter nicht lohnten, oder deshalb angefertigt wurden, weil diese gerade vergriffen waren.[1] – Einige dieser kalligraphisch gestalteten Dokumente weisen große Ähnlichkeiten mit den Apotheker-Zeugnissen auf. Dies gilt z. B. für den Lehrbrief des Sattlergesellen Melchior Plume (Münster 1633): eine schlichte, pergamentene, in Kurrent geschriebene Urkunde, mit der ihm der Rat der Stadt sechs Jahre Lehrzeit bescheinigt.[2] Desgleichen handelt es sich bei dem Attestat für den Perückenmacher Johann Nikolaus Eisenach (Erfurt 1768)[3] um ein solches Schriftstück: Der Text entspricht dem der üblichen Apotheker-Zeugnisse, ebenso wie die künstlerische Gestaltung der Initiale der auf den gewöhnlichen pharmazeutischen Briefen.

Was die vorgefertigten Formulare betrifft, so gab es etwa in Regensburg unterschiedliche Kundschaften, die mit Stadtansichten, teilweise zusätzlich mit diversen Bordüren geschmückt waren und u. a. den Maurern, Schlossern, Büchsenmachern, den Schreinern und Zinngießern gehörten. Für eine Zunft, die auf sich hielt, war es also wichtig, ein eigenes Formular zu besitzen; denn wenn ein Geselle andernorts seine Papiere vorzeigte, vermittelte eine kunstvoll gestaltete Bescheinigung einen guten Eindruck von der Zunft und von dem Wanderburschen, der an solch hervorragender Stelle gelernt und gearbeitet hatte.[4] Ein Beispiel für ein Gesellenzeugnis, dessen Blanko-Entwurf allen zünftigen Handwerken der Stadt zur Verfügung stand, ist der Brief für den Schreiner Johann Michael Wersky (Münster 1785).[5] Das Formular trägt oben eine in Kupfer gestochene Ansicht von Münster aus westlicher Richtung. Der vorgedruckte Text beginnt: „ Wir geschworne und andere Meister des... Amts/ Zunft[6] in der hochfürstlichen Haupt-und Residenzstadt Münster..."; die Aussteller haben lediglich das Handwerk – in diesem Fall Schreiner – sowie die Angaben zur Person des Empfängers ergänzt. Das genannte Exemplar trägt außerdem unten links neben dem Siegel einen handschriftlichen Entwertungsver-

---

1 Vgl. STOPP 1 (1982), 53,103f. und 163f.
2 Original im StA Münster, AVI-9.
3 Original im StA Münster, AVI-9.
4 Vgl. FREYTAG (1927), 341f.
5 Abgebildet bei HOMANN (1982), Nr. 8.
6 Im Original sind die Worte „Amts" und „Zunft" übereinander gedruckt.

merk eines Meisters aus Osnabrück: „Obiger Gesell hat hiervor eine Neue empfangen. Osnabrück den 27ten Nov 1785".

Die Kundschaften für wandernde Handwerksburschen sind meist auf weißem Papier, selten auf Pergament, bevorzugt in schwarzer Farbe bedruckt. In der Regel hat man oberhalb und seitlich der Schrift, oft aber auch rundum Verzierungen angebracht. Vor allem Stadtansichten treten gehäuft auf, die – hauptsächlich von einem überhöhten Standpunkt aus gezeichnet – die wichtigsten Gebäude und sonstige Sehenswürdigkeiten abbilden. Ergänzend dazu finden sich Bordüren der jeweiligen Stilepoche: Formen des Rokoko etwa, charakterisiert durch Muschelwerk, aber auch die mehr geraden Begrenzungslinien des späteren Klassizismus. – Einen großen Raum nehmen weitere graphische Darstellungen ein. Allegorien wie Füllhorn und Bienenkorb als Zeichen für Fruchtbarkeit, Glück und Fleiß wurden ebenso benutzt wie Bildnisse von Schutzpatronen aller Art. Gleichfalls häufig anzutreffen sind Wappen, vielfach mit Putten, Engeln, Grazien, Löwen, Stieren, Adlern u.a. als Haltern. Bei speziellen, d.h. nur für eine bestimmte Zunft vorgesehenen Formularen verwendete man immer wieder handwerkstypische Gegenstände: So bildeten die Bierbrauer z.B. Hopfen, Gerste, Schöpfkelle, Malzschaufel, Faß, Kanne oder Becher ab.[1] Ein Zeugnis für einen Koch besitzt in der Initiale Hinweise auf die Speisekarte in Form von Hechten, Karpfen, Schnecken, Schildkröten und diversem Geflügel.[2] Das Kürschnerhandwerk wird durch wilde Tiere, die zur Fellgewinnung dienen, repräsentiert. Bei Kupferschmieden sind es Werkzeuge wie Hammer oder Amboß, die als Symbole gewählt werden. Vor allem die Kundschaften der Maurer zeigen einen großen Bezug zu ihrem Beruf in Gestalt von Mauerwerk, Säulen, Gerüsten, Tor- und Brückenbögen.[3] – Ein variantenreiches Gestaltungselement ist die Verwendung von Sentenzen, Bibelzitaten und sonstigen Texten.[4] Genannt sei hier etwa der Spruch: „Die Gottes Gueth Dich stets behuet", der sich im übrigen auch auf dem Gehilfenbrief für einen Apotheker findet; weitere Beispiele sind „Unter dem Schutze seiner Gnad/ bist Du gesichert früh und spat. Psalm CXXI" oder „Freund kommst Du her von wo es sey/ geh nicht an unsrer Stadt vorbey/ Schau hier als Ächter Wandersman/ Die Arbeit großer Meister an." Die Inhalte solcher Verse stehen häufig im Zusammenhang mit der Reise oder geben gute Wünsche mit auf den Weg; vielfach erläutern sie aber auch die als Schmuck angebrachten szenischen Darstellungen. Eine oder mehrere der genann-

---

1 Vgl. hierzu STOPP 1 (1982), 136f., 1152-155 und 168.
2 Vgl. FREYTAG (1927), 338.
3 Vgl. STOPP 1 (1982), 172f.
4 STOPP 1 (1982), 240-250 listet in seinem Werk vielfältige Beispiele auf.

ten Verzierungsmöglichkeiten lassen die Kundschaften der Handwerker in der Regel zu prachtvollen Dokumenten mit stark repräsentativem Charakter werden.

Man kann also feststellen, daß es zwischen den Handwerksattestaten und den pharmazeutischen Lehr- und Gehilfenbriefen Ähnlichkeiten, aber auch deutliche Differenzen gibt. Das Verfahren der Ausfertigung dieser Dokumente scheint im Handwerk straff organisiert gewesen zu sein, da zur Unterzeichnung auch die Obermeister der jeweiligen Zunft herangezogen wurden. Der Text war vorgegeben, so daß kaum Spielraum für eine individuelle Beurteilung blieb. Ein weiterer wichtiger Unterschied ist, daß die meisten Kundschaften gedruckt waren. Zur äußeren Gestaltung benutzte man indes ähnliche Motive und Schmuckelemente wie bei den Apotheker-Zeugnissen.

Im Gegensatz zu den zünftigen Handwerken sind die Bescheinigungen der Handlungsgehilfen und anderer ähnlicher Berufe überwiegend handgeschrieben und reich geschmückt: Beispielsweise wird das Zeugnis für einen Spezereienhändler, ausgestellt 1758 in Kitzingen[1] von einer Stadtansicht dominiert; in die Initiale ist Iustitia, die personifizierte Gerechtigkeit, ausgestattet mit Waage und Lot, eingezeichnet. Aber auch einfachere Dokumente kommen vor, wie der Lehrbrief des Handlungsgehilfen Georg Conrad Weinmann (Nürnberg 1765)[2], der äußerlich den pharmazeutischen Zeugnissen entspricht. Er ist in Schönschrift verfaßt und obenauf mit dem dreiteiligen Wappen Nürnbergs versehen. Möglicherweise kann man für die Kaufleute das gleiche Argument wie für die Apotheker anführen: Die Erstellung eines Vordrucks war vermutlich zu teuer und nicht rentabel, da er zu selten benötigt wurde. – Zobel spricht in seinem Hand- und Reisebuch ausdrücklich auch Handlungsgehilfen und Handlungsdiener an[3], was auf eine rege Reisefreudigkeit dieser Personengruppe schließen läßt. Insgesamt gesehen, besitzen die Zeugnisse für Handlungsgehilfen genauso viele Ähnlichkeiten mit denen für Apotheker wie die der zünftigen Handwerker. Außerdem sind erstere wie die pharmazeutischen Urkunden überwiegend handgeschrieben.

---

1 Original im StA Kitzingen.
2 Original im Germanischen Nationalmuseum Nürnberg, Graph. Slg. Kps. 1202, HB 8483. Außerdem werden dort noch weiter verwahrt, z.B. Lehrbrief für einen Handlungsdiener, Leipzig 1699 (Kps. 1202, HB 6561) oder Lehrbrief für einen Spezereienhändler, Nürnberg 1707 (Kps. 1202, HB 6407).
3 Vgl. ZOBEL (1794), IV.

7.2 Die praktische Ausbildung im 19. und 20. Jahrhundert

Da es bis zum Ende des 18. Jahrhunderts für Apotheker keine staatliche Abschlußprüfung nach der praktischen Berufsausbildung gab, stellte derjenige Patron den Lehrbrief – eventuell beglaubigt von einem Physicus – aus, in dessen Offizin sich der jeweilige Lehrling aufgehalten hatte. Wie bereits erläutert, waren diese Zeugnisse und die Gehilfenbriefe wichtige Dokumente, denn für den Erhalt der Approbation mußten die angehenden Pharmazeuten ihre Lehr- und weitere Wanderjahre belegen können. Die erforderliche Prüfung zur Erlangung der Erlaubnis, als Apotheker tätig sein zu dürfen, erfolgte dagegen durch Physici, Medizinalkollegien und im 18. Jahrhundert zunehmend durch Professoren der Medizinischen Fakultäten und lag somit in öffentlicher Hand.

Zu Anfang des 19. Jahrhunderts wurden die Medizinal- bzw. Apothekerordnungen in Preußen (1801), Baden (1806), Bayern (1808) und später auch in Württemberg und Sachsen grundlegend verändert. Damit unterstand die Ausbildung nun weitgehend einer staatlichen Regelung[1], wobei die ‚Revidierte preußische Apothekerordnung' von 1801 eine Reihe neuer Bestimmungen schuf: So unterband die Einführung einer gesetzlichen, vor dem Kreisphysicus abzulegenden Abschlußprüfung, beispielsweise die Erteilung eines Lehrbriefes trotz unzureichenden Wissens. Ein Nichtbestehen des Examens hatte die Verlängerung der Ausbildungszeit und für den Apotheker eventuell das Verbot, Lehrlinge anzunehmen, zur Konsequenz, sofern er den Unterricht nachlässig erteilt hatte. Erst nach der erneuten und erfolgreichen Befragung durfte das Attestat ausgehändigt werden.[2] Manchmal schrieb der zuständige Physicus zusätzlich ein Zeugnis über die Examinierung und bewertete darin die Leistungen des Kandidaten. So äußerte etwa im Jahr 1809 ein Doktor Sonnenberg in Stolpe über den Prüfling Johann Heinrich Gottlieb Mulerth, daß dieser zwar hinlängliche Kenntnisse in der lateinischen und deutschen Sprache und im Schönschreiben sowie gründliches Wissen in der Pharmazie erworben, in der Botanik aber noch manches nachzuholen habe.[3]

Im Zuge der Reformen schrieb der Gesetzgeber ab 1804 in Österreich und ab 1808 in Bayern für angehende Apotheker zwingend ein Universitätsstudium vor. In Preußen und in anderen deutschen Staaten blieb ein solches dagegen fakultativ. Es

---

1 Vgl. BEYERLEIN (1991), 95 und 161.
2 Vgl. DANN (1926), 1118.
3 Vgl. Zeugnis für Johann Heinrich Gottlieb Mulerth (Stolpe 1809), unterzeichnet von Dr. Sonnenberg, dem zuständigen Physicus (Deutsches Apothekenmuseum Heidelberg).

reizte jedoch, eine Hochschule zu besuchen, da sich – abgesehen von der wissenschaftlichen Kenntniserweiterung – die absolvierten Semester in bestimmtem Umfang auf die geforderte Konditionszeit anrechnen ließen.[1] Die Prüfungsordnung vom 5. März 1875 vereinheitlichte schließlich die Vorschriften, indem sie die angehenden Apotheker im gesamten Deutschen Reich zu einem mindestens dreisemestrigen Universitätsstudium verpflichtete – im Anschluß an eine drei-, für Abiturienten zweijährige Lehr- und eine dreijährige Servierzeit. Am Ende des Hochschulstudiums erhielten sie nach dem Examen die Approbation und damit die Erlaubnis zum selbständigen Führen einer Offizin. Mit der Prüfungsordnung vom 18. Mai 1904 verlängerte sich dann die akademische Ausbildung auf vier Semester.[2] Gleichwohl war dafür das Abitur noch immer nicht notwendig, und erst 1920 beschloß der Reichstag, die Reifeprüfung als Vorbedingung für die Ergreifung des Apothekerberufes einzuführen.[3]

Am 8. Dezember 1934 erließ der Reichsminister des Innern eine neue Verordnung, die erstmals die praktische Tätigkeit in der Apotheke auf insgesamt drei Jahre verkürzte und zugleich das Studium um weitere zwei Semester aufstockte. Nun führte folgender Weg zur Approbation:

- zweijähriges Praktikum in der Apotheke
- pharmazeutische Vorprüfung
- sechs Semester Studium an der Universität
- pharmazeutische Prüfung
- ein Kandidatenjahr in der Apotheke
- Approbation.

Durch Übergangsregelungen wurde während des Zweiten Weltkrieges das Kandidatenjahr zunächst kurzfristig ganz ausgesetzt, später auf vier Monate verkürzt, wobei diese Zeit bereits in den Semesterferien vor Abschluß des Studiums abgeleistet werden konnte. Damit kompensierte man den Arbeitskräftemangel in der Apotheke und hatte gleichzeitig für die Wehrmacht schneller eine größere Zahl bestallter Apotheker zur Verfügung.[4] Nach Kriegsende führte Bayern als erstes Land die ursprüngliche Kandidatenzeit von einem Jahr wieder ein. Ab dem 19. Dezember 1951 galt laut einer Verordnung des Bundesinnenministeriums in der gesamten

---

1 Vgl. BEYERLEIN (1991), 161.
2 Vgl. RANKENBURG (1996), 22f und 35.
3 Vgl. BEYERLEIN (1991), 165f.
4 Vgl. RANKENBURG (1996), 61 und 69f.

Bundesrepublik erneut die alte Prüfungsordnung von 1934 mit einer insgesamt sechsjährigen Ausbildung. Am 1. Oktober 1968 trat dann die neue Bundesapothekerordnung in Kraft, die u.a. den pharmazeutischen Unterricht regelte, der nun mit dem Hochschulbesuch beginnen sollte; zudem war vorgesehen, dem siebensemestrigen Studium ein Jahr praktische Tätigkeit in der Offizin folgen zu lassen und daraufhin den Absolventen nach Bestehen des dritten Examens die Erlaubnis zum Führen der Bezeichnung ‚Apotheker' zu erteilen. Die Approbationsordnung vom 1. Juni 1971 sorgte dann für die Umsetzung dieses Zeitplans. Die – aus heutiger Sicht – vorletzte Reform der Ausbildung erfolgte schließlich mit der Neufassung vom 1. Oktober 1989: Die Studiendauer verlängerte sich auf acht Semester und entspricht damit den EG-Richtlinien; zusätzlich wurde eine achtwöchige Famulatur vor dem ersten Prüfungsabschnitt vorgeschrieben.[1]

Unter diesen Aspekten erklärt sich denn auch das relativ abrupte Ende der Lehr- und Gehilfenbriefe zu Beginn des 19. Jahrhunderts in der bis dahin gebräuchlichen Form; denn die Erfüllung der neugeschaffenen Ausbildungsanforderungen an die Pharmazeuten mußte zwangsläufig mit andersartigen Bescheinigungen nachgewiesen werden. Man kann seither unterscheiden zwischen Schriftstücken zur Bestätigung erfolgreich bestandener staatlicher Prüfungen und nach wie vor vom Apothekenleiter ausgefertigten Arbeitszeugnissen.

Besonders gut belegen läßt sich die Vielfalt der nach 1875 ausgestellten Dokumente anhand des Ausbildungsgangs von Walther Friedrich Muth aus Lockwitz bei Dresden. Dieser verbrachte zunächst vom 1. April 1880 bis zum 1. April 1883 seine Lehrzeit in der Marien-Apotheke in Dresden bei Apotheker Zielke. Im Anschluß daran erhielt er zum einen ein Zeugnis der ‚Prüfungsbehörde für Apothekergehülfen', zum anderen eine Arbeitsbestätigung von Zielke. Ersteres ist ein schmuckloser Vordruck, dem nur die persönlichen Angaben wie Name und Geburtsort, ferner die Note sowie Datum und Unterschriften der Kommission handschriftlich eingefügt sind:

„Vor der unterzeichneten Prüfungsbehörde hat Herr Walther Friedrich Muth, gebürtig aus Dresden, die Prüfung als Apothekergehülfe gut bestanden. Dresden, den 28. März 1883. Die Prüfungsbehörde für Apothekergehülfen."[2]

---

1 Vgl. RANKENBURG (1996), 210f.
2 Original im Nachlaß Muth, Lockwiztal-Apotheke Dresden (GEHE-Archiv Stuttgart)

Die Arbeitsbestätigung[1], ausgestellt am 31. März 1883, erinnert hingegen in Grundzügen an die einstigen Gehilfenbriefe. Auf einem schlichten, hochformatigen Papier von Zielke handschriftlich verfaßt, trägt es einen kleinen ovalen Apothekenstempel. Die Ausdrucksweise änderte sich nur insofern, als der Empfänger des Dokumentes an erster Stelle genannt und dessen Tätigkeitsbereich näher beschrieben wird. Die Bewertung erfolgte nach wie vor mit positiven Worten. Von 1883 bis 1884 blieb Muth noch als Rezeptar und Defektar in der Marien-Apotheke und bekam am 31. März 1884 ein wiederum einfaches Empfehlungsschreiben, diesmal beglaubigt vom Stadtphysicus:

„Herr Walther Muth aus Lockwitz bei Dresden versah bei mir während der Zeit vom 1. April 1883 bis heute den 31. März 1884 abwechselnd Receptur und Defectur, was ich ihm hiermit bescheinige. Herr Muth, der sich schon während der bei mir durchgemachten Lehrzeit stets musterhaft betragen, hat auch während dieser Conditionsjahre die Erwartung erfüllt, die ich an ihn gestellt habe, ich kann ihn meinen Herrn Collegen als einen stets bescheidenen in jeder Weise gewissenhaften, gewandten und treuen Mitarbeiter durchaus empfehlen. Mit Bedauern sehe ich ihn aus meinem Geschäfte scheiden, das er zu seiner weiteren Ausbildung verläßt, und meine letzten Glückwünsche begleiten ihn auf seinen fernern Lehrwegen. Dresden, den 31.3.84, Zielke Apotheker, Besitzer der Marienapotheke in Dresden."[2]

Während seiner weiteren Konditionszeit verpflichtete sich Muth vom 1. April 1884 bis zum 1. April 1885 bei W. Brückner in Aachen und anschließend bis zum 1. April 1886 bei M. Naumann in der Löwenapotheke in Lommatzsch. Beide Patrone erteilten ihm gute Beurteilungen, von denen hier eine als typisches Beispiel wiedergegeben sei:

„Herr Walther Muth aus Lockwitz bei Dresden hat vom 1. April 1885 bis heute in meiner Apotheke als Gehülfe conditioniert, und während dieser Zeit die Receptur versehen. Durch pünktliche, gewissenhafte Erfüllung der übernommenen Pflichten hat sich Herr Muth meine volle Zufriedenheit, durch sein bescheidenes, zuvorkommendes Benehmen meine ganze Achtung erworben, und begleiten ihn mein[e] besten Wünsche für seine Zukunft. Lommatzsch, den 1. April 1886. M. Naumann Apotheker."[3]

Von Mai 1886 bis September 1887 absolvierte Muth das vorgeschriebene Studium an der Universität Leipzig. Neben einer Studienbescheinigung, die sämtliche besuchten Veranstaltungen auflistet, erhielt er dann am 12. Dezember 1887 den

---

1 Original im Nachlaß Muth, Lockwitztal Apotheke Dresden (GEHE-Archiv Stuttgart)
2 Original im Nachlaß Muth, Lockwitztal-Apotheke Dresden (GEHE-Archiv Stuttgart)
3 Original im Nachlaß Muth, Lockwitztal-Apotheke Dresden (GEHE-Archiv Stuttgart)

„Pharmazeutischen Approbationsschein"; dabei handelt es sich um ein Formular, dessen allgemeiner Wortlaut in der „Bekanntmachung, betreffend die Prüfung der Apotheker vom 5. März 1875" festgelegt ist:

„Pharmazeutischer Approbationsschein. Nachdem Herr... aus...die pharmazeutische Prüfung vor der... Prüfungskommission zu ... mit dem Prädikate ... bestanden hat, wird ihm hierdurch die Approbation zum selbständigen Betriebe einer Apotheke im Gebiete des deutschen Reichs in Gemäßheit von § 29 der Gewerbe-Ordnung vom 21. Juni 1869 erteilt. ..., den ... 18.... (Siegel und Unterschrift der approbirenden Behörde)"[1].

Solange der Gesetzgeber also Servierjahre vor dem Besuch der Universität vorschrieb, um im Anschluß an das Studium die Approbation zu erlangen, kann man die von den Apothekern ausgestellten Arbeitsbescheinigungen durchaus als Nachfolger der Gehilfenbriefe betrachten. Denn diese Attestate waren, wie die letztgenannten im 17. und 18. Jahrhundert, vonnöten, um die geforderte praktische Ausbildungszeit in der Apotheke nachzuweisen. Den einstigen Lehrbrief hatte dagegen bereits ein staatliches Dokument abgelöst, nämlich das behördliche Zeugnis über die bestandene Gehilfenprüfung.

Als dann die Prüfungsordnung von 1934 die zuletzt einjährige Servierzeit vor dem akademischen Studium durch ein zweijähriges Praktikum in der Apotheke ersetzte, das mit dem Vorexamen abschloß[2], war somit nur noch eine einzige staatliche Urkunde für den Nachweis der praktischen Ausbildung notwendig. Das entsprechende Zeugnis (Abb. 21) wurde nach Bestehen der Prüfung erteilt und besaß folgenden Wortlaut:

„Zeugnis über die pharmazeutische Vorprüfung. Die Apothekerpraktikantin... geboren am... 19... in ...hat vor dem unterzeichneten Prüfungsausschuß die pharmazeutische Vorprüfung mit dem Urteil... bestanden. ..., den ... 19... Prüfungsausschuß für die pharmzeutische Vorprüfung."[3]

Diese Form blieb bis zur Aufhebung des Vorexamens im Jahr 1971 erhalten. Mit der dann neu in Kraft tretenden Approbationsordnung wurde die praktische Ausbildung vor dem Studium vollständig gestrichen und statt dessen auf ein einjähriges Praktikum nach dem Hochschulbesuch beschränkt. 1989 führte man zusätzlich

---

1   Zit. nach Rankenburg (1996), 221.
2   Vgl. RANKENBURG (1996), 61.
3   Zit. nach dem Zeugnis für Monika Rehkop, Osnabrück, 26. Februar 1965. Original im Privatbesitz Schöne, Selm. Für männliche Kandidaten wurde natürlich die entsprechende Bezeichnung benutzt.

eine vergleichsweise kurze Famulatur von acht Wochen ein, die während des Studiums, jedoch bis zum Ablegen des ersten Staatsexamens nach vier Semestern abzuleisten war; die dazugehörige Bescheinigung – es handelt sich um einen Vordruck mit vorgegebenem Inhalt – stellt im übrigen der jeweilige Apotheker aus.

Insgesamt sind die Zeugnisse öffentlicher Hand seit der reichseinheitlichen Regelung von 1875 in ihrer äußeren Form weitgehend unverändert geblieben: schlichte, maschinell erstellte Papiere, deren Wortlaut im jeweils gültigen Gesetz festgelegt ist. Gleiches gilt für die noch der Vollständigkeit halber zu nennenden Approbationsurkunden; diese erwähnen das pharmazeutische Examen und dessen Benotung nicht, sondern erteilen lediglich die ‚Approbation als Apotheker'[1].

Neben den staatlichen Dokumenten erhielten die (angehenden) Apotheker selbstverständlich auch nach 1875 Beurteilungen durch ihre Arbeitgeber, die zwar keine offizielle Bedeutung für den Verlauf der Ausbildung mehr besaßen, aber dennoch viel über die Qualitäten und das Wissen des betreffenden Gehilfen aussagten. Obschon sich die Formulierungen dem Sprachgebrauch der jeweiligen Zeit anpaßten, blieben diese Zeugnisse doch insgesamt den einstigen Gehilfenbriefen ähnlich. So rühmte beispielsweise der Inhaber der Salvator-Apotheke in Wien 1904 seinen Mitarbeiter Hans Worlicek folgendermaßen: „Dessen Mitwirkung war eine in jeder Beziehung derart erspriessliche, daß ich dessen Scheiden aus dem Verbande unserer Apotheke nur ungern zugebe."[2] Meist bescheinigen diese Dokumente gute Leistungen, „gediegene Fachkenntnis" und Kundenfreundlichkeit. Bis in die fünfziger Jahre des 20. Jahrhunderts kommen Beglaubigungen durch die zuständige Medizinalbehörde vor[3] (Abb. 22). Noch heute ist die Ausstellung von Arbeitszeugnissen durch den Arbeitgeber üblich und das Recht auf ein solches sogar in §630 des BGB verbrieft.[4] Wichtig ist dabei vor allem die Beachtung der Objektivitäts- und Wahrheitspflicht. Um die Gratwanderung zwischen Ehrlichkeit und Wohlwollen dem Arbeitnehmer gegenüber zu bestehen, haben sich deshalb Beurteilungsfloskeln eingebürgert, die positiv klingen, zugleich aber die Leistung und Führung eindeutig beschreiben.[5] Gesetzliche Vorgaben zur äußeren Form sind nicht festgelegt, in der Praxis aber allgemeine Richtlinien gebräuchlich. Viele Apo-

---

1 Seit der Neufassung der Approbationsordnung 1989 ist erstmals auch die weibliche Form der Berufsbezeichnung zugelassen. Vgl. RANKENBURG (1996), 190.
2 Zeugnis für Hans Worlicek. Wien, 21.9.1904 (Original Privatbesitz Worlicek, Kehlheim)
3 Vgl. Zeugnis für Gisela Holtkamp, Bocholt, 31. März 1955 (Original im Privatbesitz Holtkamp, Münster)
4 Vgl. SCHLESSMANN (1988), 18.
5 Vgl. hierzu SCHLESSMANN (1988), 74-81.

theker verwenden zu diesem Zweck z.B. Papier mit aufgedrucktem Briefkopf und Apothekenlogo. Die Schriftstücke enthalten den Namen des Arbeitnehmers, die Dauer und Art der Beschäftigung sowie die Beurteilung seiner Fähigkeiten, wofür man noch immer die Ausdrücke ‚ehrlich, fleißig, pünktlich, zuverlässig' benutzt. Im übrigen ist die Ausstellung solcher Bescheinigungen für die Suche nach einem neuen Arbeitsplatz auch heute noch wichtig, denn nur selten verläßt sich der zukünftige Arbeitgeber allein auf die Studienleistung, die im Examenszeugnis beurkundet wird.

Abb. 21: Vorexamenszeugnis für Monika Rehkop. Osnabrück 1965

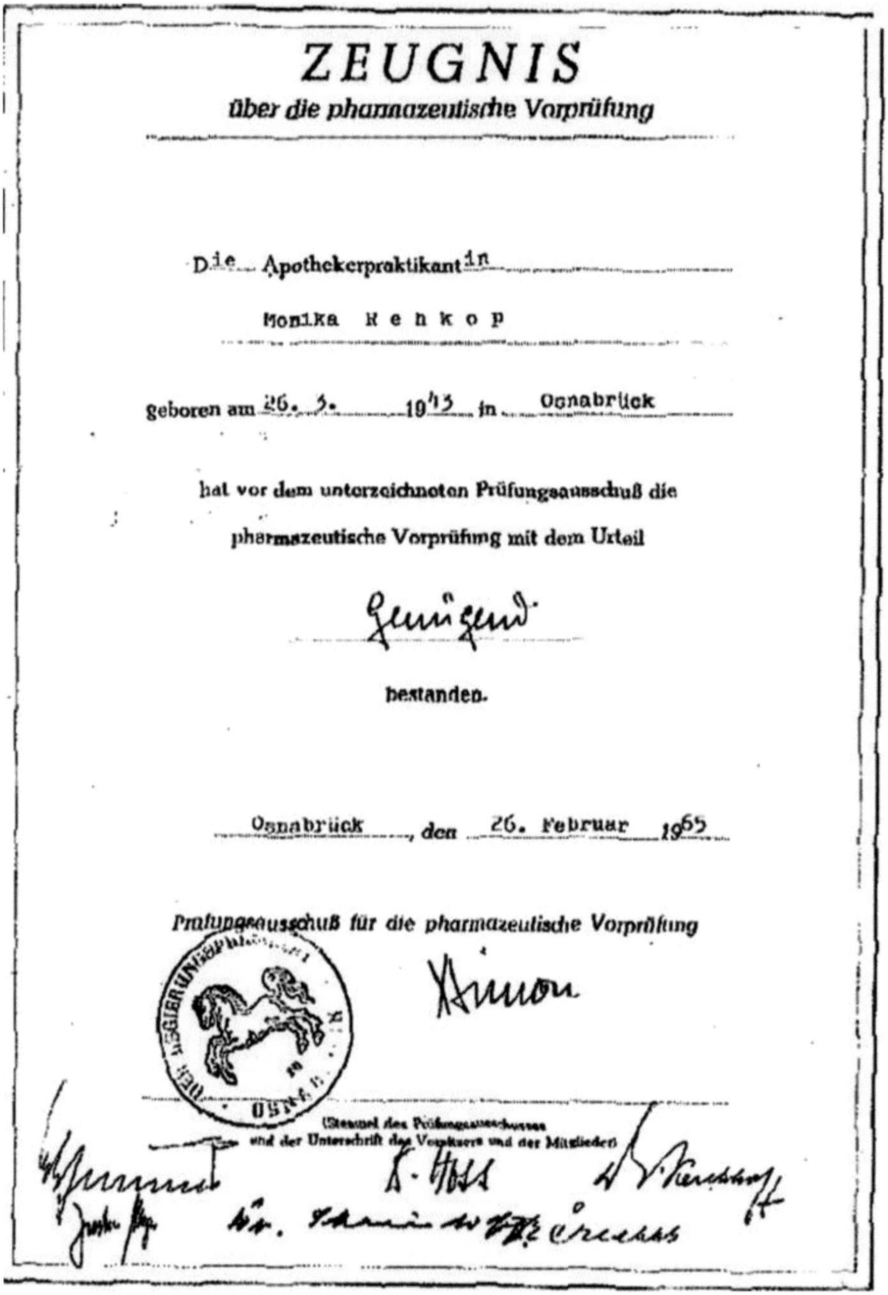

ZEUGNIS
über die pharmazeutische Vorprüfung

Die Apothekerpraktikantin

Monika Rehkop

geboren am 26. 3. 1943 in Osnabrück

hat vor dem unterzeichneten Prüfungsausschuß die pharmazeutische Vorprüfung mit dem Urteil

genügend

bestanden.

Osnabrück, den 26. Februar 1965

Prüfungsausschuß für die pharmazeutische Vorprüfung

(Stempel des Prüfungsausschusses und der Unterschrift des Vorsitzers und der Mitglieder)

Abb. 22: Arbeitszeugnis für Gisela Holtkamp. Bocholt 1955

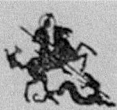

ST. GEORGIUS - APOTHEKE

BOCHOLT I. W.
W. Reygers (Inh.: Alfred Reygers)

Fernsprecher: 368 · Postscheck-Konto: Köln 95625 · Bank-Konto: Städt. Sparkasse Bocholt

Bocholt , den 31. März 19 55.

Z e u g n i s .

Die Studentin der Pharmazie, Frau Gisela Holtkamp geb. Gerlach, geboren am 19. April 1926 in Münster, war in der Zeit vom 1. Juni 1954 bis 31.3. 1955 in der von mir geleiteten Apotheke als Vertreterin tätig. Frau Holtkamp war in Rezeptur, Defektur und Handverkauf beschäftigt und bewältigte die ihr übertragenen Aufgaben mit gediegener Fachkenntnis, großer Gewissenhaftigkeit, Umsicht und vorbildlichem Fleiß. Sie zeigte immer großes Geschäftsinteresse und war mir stets eine sehr angenehme Mitarbeiterin. Im Umgang mit dem Publikum war sie von derselben Freundlichkeit wie auch mit ihren Mitarbeitern.
Frau Holtkamp war immer bestrebt, ihre Kenntnisse zu erweitern und zeigte vollstes Verständnis für die Aufgaben und Pflichten ihres Berufs. Ich werde auch in Zukunft Frau Holtkamp gerne in meiner Apotheke arbeiten sehen, wenn sie die Möglichkeit dazu hat.

Bocholt, den 31. März 1955.

St. Georgius-Apotheke
Inh. A. Reygers
Bocholt i. W., Marktplatz

Stadt Bocholt
Gesundheitsamt
500 (5/3) - M/K -

Bocholt, den 12.4.1955

Beglaubigt hinsichtlich der Zeit.

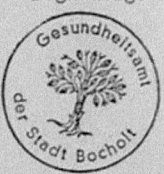

Medizinalrat.

8. Zusammenfassung

Pharmazeutische Lehr- und Gehilfenbriefe sind – vorwiegend aus dem 17. und 18. Jahrhundert stammende – Dokumente, die dem Apothekerlehrling den erfolgreichen Abschluß seiner Grundausbildung bzw. dem Gesellen die absolvierte Servierzeit bescheinigten. Ihre Ausstellung erfolgte im allgemeinen nach traditionellen Gepflogenheiten, teilweise aber auch aufgrund von gesetzlichen Vorgaben, zur Apothekerprüfung Lehr- und Servierjahre schriftlich nachweisen zu müssen. Inhaltlich schematisiert, enthalten diese Zeugnisse Angaben über den Zeitraum der Beschäftigung des Lehrlings oder des Gehilfen in der jeweiligen Apotheke, seine korrekte Führung und häufig noch Empfehlungen an den zukünftigen Arbeitgeber. Unterzeichnet und gesiegelt sind sie in der Regel vom ausbildenden Apotheker. Dabei benutzte der Patron sein privates Siegel, während zum Schmuck zusätzlich angebrachte Wappen in erster Linie Obrigkeiten repräsentieren. Zur Person des jeweiligen Schreibers läßt sich nur sehr selten eine Aussage treffen, da die Dokumente überwiegend keine Signatur tragen. Wahrscheinlich stammen sie von haupt- oder nebenberuflichen Schreibmeistern, deren Identität heute nicht mehr zu klären ist; ebenso kommen Kanzleien als Ausfertiger in Betracht. Jedenfalls beweisen die Urkunden deren große Kunstfertigkeit, denn viele Zeugnisse sind reichlich mit verschiedenem Zierat geschmückt. In den gewählten Ornamenten und Motiven spiegelt sich deutlich der Zeitgeist des 17. und 18. Jahrhunderts wider. Gottessymbole, Heiligenbildnisse, Allegorien, historische Figuren, Stadtansichten und apothekenspezifische Gerätschaften kann man ebenso finden wie Pflanzen- und Tierdarstellungen. Bemerkenswert ist, daß darin immer wieder die religiöse Prägung des alltäglichen Lebens zum Ausdruck kommt. Anhand des Schriftbildes läßt sich außerdem die Entwicklung der Schönschreibkunst im Laufe der Jahrhunderte gut verfolgen. Die Untersuchung von Urkunden aus jeweils gleichen Städten belegt, daß es keine ortsspezifischen Vorschriften zur Gestaltung der Briefe gab; einige Exemplare ähneln sich, wohingegen andere wiederum nicht in das entsprechende Schema passen.

Bei der Auswertung des Materials stellte sich heraus, daß die Lehrlinge überwiegend in der Nähe ihrer Heimat ihre Grundausbildung absolvierten, während sie anschließend ihre Gehilfenzeit zu mehr oder minder ausgedehnten Wanderungen nutzten. Als bevorzugte Ziele wählten sie u.a. Städte, die an alten Handelswegen lagen und neben günstiger Verkehrsanbindung auch Chancen für eine gute Fortbildung boten. Zu diesen Orten zählten insbesondere Straßburg, Augsburg, Regensburg, Würzburg, Frankfurt/Main, Nürnberg und Wien. Die Betrachtung der Wanderwege einzelner Gesellen zeigt, wie unterschiedlich lang und weit die Burschen gereist sind. Darüber hinaus darf man ein reges kulturelles Interesse der jungen Menschen annehmen.

Die Dauer der Lehr- und der Gehilfenzeit war im 17. und 18. Jahrhundert im deutschsprachigen Raum nicht einheitlich geregelt. Durchschnittlich errechnet sich aus den untersuchten Dokumenten eine Grundausbildung von etwa viereinhalb Jahren, während ein Geselle ungefähr eindreiviertel Jahre in der gleichen Apotheke verweilte. Bezüglich des sozialen Umfeldes läßt sich sagen, daß die meisten Lehrlinge aus Apothekerfamilien oder Familien mit ähnlichem Status stammten. Die Väter übten Berufe wie Pfarrer, Lehrer, Beamter oder Kaufmann aus. Mit der Wahl der Apothekerlaufbahn blieben die Jungen also ihrer gesellschaftlichen Rangstufe treu.

Vergleiche zeigen, daß die für Handwerker ausgestellten Atteste grundsätzlich denen für Apotheker ähneln, jedoch überwiegend gedruckt wurden. Man verwendete dieselben Motive und Schmuckelemente, wiewohl die Handwerkskundschaften häufig prachtvoller gestaltet sind.

Aufgrund der Weiterentwicklung der pharmazeutischen Ausbildung bis in die Gegenwart haben sich auch die erforderlichen Zeugnisse verändert. So gibt es zwar nach wie vor Beurteilungen durch den Arbeitgeber, die zum Teil in der Nachfolge der Gehilfenbriefe gesehen werden können; doch besitzen inzwischen diejenigen Dokumente, die das Ablegen von Prüfungen vor offiziellen Gremien bescheinigen, weitaus größere Bedeutung, denn nur sie allein erlauben heute die Ausübung des Apothekerberufes.

9. Anhang

9.1. Tabelle der Lehr- und Gehilfenbriefe in chronologischer Reihenfolge

Die folgende Tabelle listet alle gefundenen Lehr- und Gehilfenbriefe in chronologischer Reihung auf. Sie enthält Informationen zum Ausstellungsdatum und -ort, zum Empfänger samt dessen Herkunftsort, zum Aussteller und zur Art des jeweiligen Zeugnisses (L= Lehrbrief; G= Gehilfenbrief), wobei die Zahlen in der betreffenden Spalte anzeigen, wieviele Jahre der Lehrling bzw. der Gehilfe in der genannten Apotheke gearbeitet hat.

Ferner verzeichnet die Tabelle den jeweiligen Fundort der Originalurkunde oder die Literaturstelle, an der auf diese hingewiesen wird; alle Schriftstücke, deren Fundort mit einem * versehen wurde, erwähnt Ferchl bereits in seiner Übersicht.[1] Kurze Erläuterungen zu Besonderheiten der einzelnen Dokumente runden die Aufstellung ab. Sofern nicht anders angegeben, sind die Briefe in deutscher Sprache verfaßt.

Die benutzten Abkürzungen bedeuten:
AMH	Apothekenmuseum Hofgeismar
BSB	Bayerische Staatsbibliothek München
DAH	Deutsches Apothekenmuseum Heidelberg
FA	Familienarchiv
FB	Familienbesitz
GNMN	Germanisches Nationalmuseum Nürnberg; Archiv
GNMN	graph. Slg. Germanisches Nationalmuseum; graphische Sammlung
HA	Historisches Archiv
KA	Kreisarchiv
LA	Landesarchiv
MD	Merck-Firmenarchiv Darmstadt
o.A.	ohne Angabe/ das Attestat gibt keinen Beschäftigungszeitraum an.
ÖAZ	Österreichische Apotheker-Zeitung

---

[1] Vgl. FERCHL (1928), 19-44.

OÖLA	Oberösterreichisches Landesarchiv Linz
PB	Privatbesitz
PHMB	Pharmaziehistorisches Museum Basel
SA	Staatsarchiv
Slg	Sammlung
StA	Stadtarchiv
StM	Stadtmuseum

Nr.	Ausstellungs-datum	Ausstel-lungsort	Empfänger samt Herkunft	Aussteller	L	G	Aufbewahrungs-ort	Kurzbeschreibung
1.	1552 III 2	Innsbruck	Daniel Ecklin [Aarau]	Lukas Uschall		o.A.	unbekannt, Text überliefert[1]	
2.	1555 X 21	Preßburg	Daniel Ecklin, Aarau	Sigmund Gredus		1,2	unbekannt, Text überliefert[2]	
3.	1572 X 1	Hildesheim	David Beere	Antonius Meyer	4	2	StA Hildesheim	Zeugnisabschrift
4.	1585 I 10	Prag	Bartholomeus Schilling, Breslau	Nicolaus Rhedi		0,5	unbekannt, ehem. SA Breslau*	
5.	1607 IX 10	Wien	Leonhart Stöberl, Nürnberg	Bartholomäus Waldtman		1	GNMN*	seitl. Verzierungen; Text nur bis zur Hälfte des Bogens; rotes Siegel
6.	1613 II 21	Augsburg	Wilhelm Schwarz, Osnabrück	Rat der Stadt Augsburg		1	PB Meyer, Osnabrück	Pergament; Siegel der Stadt Augsburg in Blechkapsel
7.	1615 IX 1	Schweinfurt	Wilhelm Schwarz, [Osnabrück]	Rat der Stadt Schweinfurt		0,75	PB Meyer, Osnabrück	Pergament; Siegel fehlt

---

1 Vgl. FEHLMANN (1993), 325.
2 Vgl. FEHLMANN (1993), 325.

Nr.	Ausstellungs-datum	Ausstel-lungsort	Empfänger samt Herkunft	Aussteller	L	G	Aufbewahrungs-ort	Kurzbeschreibung
8.	1629 V 11	Münster-berg	Melchior Weiße, Leobschütz	Bürgermeister und Ratsmannen der Stadt Münsterberg	3		unbekannt, ehem. SA Breslau*	
9.	1630 X 10	Straßburg	Johannes Schmidt, Nürnberg	Carl Hingeler und Johann Georg Saladin		1,25	GNMN*	Pergament; reich verzierte Initiale; Siegel fehlt
10.	1634 III 28	Straßburg	Georg Conrad Unfriedt, Mettelzimmern	Johann Georg Saladin		3	GNMN*	schwarzgoldene Verzierungen; keine Unterschrift des Apothekers
11.	1640 [o.A.]	Schleiz	Caspar Birnbaum, Schleiz	Friedrich Hahn	5		unbekannt, ehem. Slg. Chemnitius, Weimar*	
12.	1641 V 28	Minden	Johannes Gottfried, Sande	Jacobus Moeys		1,5	PB Meyer, Osnabrück	
13.	1641 VI 3	Augsburg	Johann Carl Saladin, Straßburg	Caspar Welsch		1	GNMN*	Initiale mit roten und grünen Elementen; Siegel anhängend
14.	1648 X 1	Basel	Johann Conrad Lavater, Zürich	Johann Friedrich Eglinger	4		ZB Zürich, Handschriftenabteilung[1]	eng geschrieben, rundum verziert

1 Vgl. KELLER (1893), 184.

Nr.	Ausstellungs-datum	Ausstel-lungsort	Empfänger samt Herkunft	Aussteller	L	G	Aufbewahrungs-ort	Kurzbeschreibung
15.	1650 VII 8	Lugano	Johann Conrad Lavater, Zürich	Johannes Mozer		1,25	ZB Zürich, Handschriftenab-teilung	lateinisch
16.	1652 II 11	Darmstadt	Johann Melchior Biran, Gießen	Johann Beyer, Hofapotheker		4	StA Schweinfurt	Pergament; Siegel anhängend
17.	1653 VIII 19	Ybbs	Justus Pfaler, Dor-pat	Michael Breuti-gam, Stadtrichter und Apotheker		1,5	OÖLA	einfach geschnörkelte Initiale; Siegel in Holzkapsel
18.	1654 IX 12	Leoben	Justus Pfaler, Dor-pat	Adam Aboed±		1	OÖLA	Initiale langgezogen; keine eigenhändige Unterschrift
19.	1656 III 8	München	Justus Pfaler, Dor-pat	Johannes Wolf-gang Schmid		1	OÖLA	lateinisch
20.	1659 VIII 12	Radkers-burg	Justus Pfaler, Dor-pat	Johannes Baptist Julianis		1,5	OÖLA	lateinisch; ohne Unter-schrift; ehemals anhän-gendes Siegel fehlt
21.	1660 IV 21	Bingen	Conrad Philipp Friedrich, Gießen	Johannes Conrad Bender	4		HA Köln	lateinisch; orangefar-benes Siegelband
22.	1663 II 4	Linz	Justus Pfaler, Dor-pat	Erben des Apo-thekers Dorrer		2	OÖLA	ungewöhnlich breites Format

Nr.	Ausstellungs-datum	Ausstel-lungsort	Empfänger samt Herkunft	Aussteller	L	G	Aufbewahrungs-ort	Kurzbeschreibung
23.	1663 III 10	Ulm	Alexander Jacob Ditel, [o.A.]	Heinrich Berchfeld		4	GNMN*	lateinisch; schwarz-gold; schnörkelige Verzierungen; Siegel fehlt
24.	1669 IX 16	Osnabrück	Friedrich Wilhelm Gottfried, Osnabrück	Johannes Gottfried	o.A.		PB Meyer, Osnabrück	Beglaubigung von Physicus Henrich Preuzmann und Wilhelm Heinrich Schwarz
25.	1669 X 28	Nürnberg	Nicolaus Salzwedel, Frankfurt/Main	Heinrich Engelland	3		DAH	schnörkelige Initiale
26.	1672 VI 27	Regensburg	Friedrich Wilhelm Gottfried, Osnabrück	Georg Sigmund Strobelberge		1,5	PB Meyer, Osnabrück	Initiale verziert; im Text Hinweis auf Besoldung; unten handschriftlicher Vermerk, daß Geselle noch länger geblieben ist
27.	1673 IX 9	Heidelberg	Christian Burckhard Heyles, Heidelberg	Kurpfalz-Hof-Apotheker Heidelberg	4		DAH	sehr aufwendig farbig gestaltetes Zeugnis; unterzeichnet von Jacob Israel, Fried[rich] Christian Wincler und Johann Bernhard Hoffstadt

Nr.	Ausstellungs-datum	Ausstel-lungsort	Empfänger samt Herkunft	Aussteller	L	G	Aufbewahrungs-ort	Kurzbeschreibung
28.	1673 X 1	Ulm	Friedrich Wilhelm Gottfried, Osnabrück	Johann Wolfgang Gebhardt		1	PB Meyer, Osnabrück	lateinisch; nur Initiale (lat. Großbuchstabe!) und die Anfangsbuchstaben der ersten Zeile verziert; kleines rotes Siegel
29.	1676 Ostern	Zofingen	Hans Jacob Hemman, Lentzburg	Johannes Suter	2		unbekannt, Text überliefert[1]	
30.	1676 IV 12	Preßburg	Lorenz Leineker, Aarhus	Paulus Mitosch		1	DAH	rundum reich geschmückt: links zwei Figuren mit Flöten; oben Mitte Doppeladler mit Krone; große Blüten als Rahmen
31.	1678 IV 20	Leipzig	Gottfried Dietrichs, Lauben	Heinrich Linck	5		DAH	großzügig geschwungene Schnörkel über der ersten Textzeile; breites Siegelband; Siegel in Holzkapsel
32.	1681 St.Gallentag [X 16]	Zofingen	Hans Jacob Friderich, Zofingen	Johann[es] Suter	6		PB Suter, Moutier (Schweiz)	Initiale langgestreckt; Siegel fehlt

1 Vgl. FEHLMANN (1993), 325.

Nr.	Ausstellungsdatum	Ausstellungsort	Empfänger samt Herkunft	Aussteller	L	G	Aufbewahrungsort	Kurzbeschreibung
33.	1683 I 29	Kulmbach	Johann Friedrich Miltz, Schweinfurt	Dorothea Barbara Ritter, Witwe des Joh[ann] Adam Ritter		1,5	StA Kulmbach*, ehemals GNMN	langgestreckte Initiale; Versalien der ersten Zeile verziert; Siegel an zweifarbiger Kordel anhängend
34.	1685 VI 1	Norden	Rudolph Siltman, Norden	Martin Bollenius	4		unbekannt, Text überliefert[1]	
35.	1685 X 12	Mainz	Johann Antonius Krafft, Ravensburg	Johann Konrad Foelen, Hofapotheker		0,5	StA Mainz	Initiale verziert; Versalien der ersten Zeile geschmückt; keine eigenhändige Unterschrift, stattdessen große Frakturinitiale „D"
36.	1687 I 10	Köln	Jodefridus Weill, Köln	Anton Nolden		4	unbekannt, ehem. HA Köln*	
37.	1687 VII 31	Bayreuth	Johann Friedrich Oertel, Thierstein	Wolfgang Perger	5	1	GNMN*	aufwendig verziert; blaugemustertes breites Siegelband; Siegel in Holzkapsel

---

1 Vgl. BUURMANN (1990), 475.

Nr.	Ausstellungsdatum	Ausstellungsort	Empfänger samt Herkunft	Aussteller	L	G	Aufbewahrungsort	Kurzbeschreibung
38.	1687 VII 31	Bayreuth	Johann Friedrich Oertel, Thierstein	Gottfried Stein, Hofmedicus	5	1	GNMN*	Zeugnis über fünfjährige Lehr- und einjährige Gehilfenzeit bei Hof- und Stadtapotheker Perger (s.o.)
39.	1689 III 29	Straßburg	Joh[ann] Caspar Wohlgeschaffen, Ulm	Friedrich Ströhlin	3		GNMN*	schnörkelige Initiale; einfarbig; Siegel fehlt
40.	1689 IV 9	Regensburg	Johann Friedrich Oertel, Thierstein	Christian Bieler		1,5	GNMN*	braunschwarz verziert; Siegel aus grüngrauem Kordelband geknotet
41.	1689 IV 12	Mühlhausen (Thüringen)	Johann Friedrich Köhler, Angestädt	Christoph Lauprecht	4		GNMN*	reich verziert; Siegel fehlt
42.	1690 X 29	Windsheim	Johann Friedrich Köhler, Angestädt	Johann Samuel Kornetter		1,5	GNMN	wenige Ausschmückungen; Siegel fehlt
43.	1691 III 25	Rothenburg ob der Tauber	Johann Friedrich Köhler, Angestädt	Georg Schwartzmann		0,5	GNMN	schwarzgoldene, reiche Verzierungen; Frauenbüste und Blüten; Reste von gelblichem Siegelband; Siegel fehlt

Nr.	Ausstellungs-datum	Ausstel-lungsort	Empfänger samt Herkunft	Aussteller	L	G	Aufbewahrungs-ort	Kurzbeschreibung
44.	1691 V 3	Linz	Johann Friedrich Oertel, Thierstein	Sebastian Christman		2	GNMN*	schwarzbraune Schnörkel; Dokument unten teilweise abgerissen; kleines rotes Siegel
45.	1692 [o.A.]	Homberg	Johann Jacob Huber, Basel	Schönemann		0,5	PHMB	Papier; Initiale und erste Zeile verziert; durch Tinte teils zerfressen; kleines Siegel
46.	1692 IX 3	Köln	Johann Heinrich Cleuver, Blankenberg	Johannes Adolph Franck		1,5	unbekannt, ehem. HA Köln*	
47.	1693 II 28	Salzburg	Johann Wilhelm Pfäler, Linz	Christoph Mayr	4		OÖLA	verzierte Initiale; am oberen Rand stilisierte Schwäne; zweifärbige Siegelkordel
48.	1693 III 31	Würzburg	Johann Friedrich Oertel, Thierstein	Georg Bernhard Stang		0,5	GNMN*	schwungvolle Initiale; kleines rotes Siegel
49.	1694 IX 30	Baden	Johann Heinrich Cleuver, Blankenberg	Andreas Herzog		1	unbekannt, ehem. HA Köln*	

Nr.	Ausstellungs-datum	Ausstel-lungsort	Empfänger samt Herkunft	Aussteller	L	G	Aufbewahrungs-ort	Kurzbeschreibung
50.	1695 [o.A.]	Passau	Franz Ignaz Winkler, Innsbruck	Johann Georg Seyffert, Hofapotheker	2	0,25	Slg. Winkler, Innsbruck*	reiche Verzierungen; seidiges, ehemals rosa-grünes Siegelband; Siegel in Holzkapsel
51.	1695 III 15	Gießen	Johann Jacob Eckhart, Ziegenhain	David Stockhausen	5		StA Worms	rundum Verzierungen mit bunten Blüten und Schleifen; Siegel und Unterschrift außerhalb des Blütenrahmens
52.	1695 VIII 9	Neu-Hanau	Georg Friedrich Spindler, Esslingen	Johann Christoph Sommerhoff		1	unbekannt[1]	lateinisch
53.	1696 III 1	Wien	Johann Heinrich Cleuver, Blankenberg	Wenzeslaus Lavin v. Ottenfelt		1,5	HA Köln*	schwarze Schwünge; kleines rotes Siegel
54.	1696 IX 12	Koblenz	Franz Triess, Mayen	Johann Peter Bender	4	0,5	unbekannt, Text überliefert[2]	besondere Datierung: „nach unserer feindlichen Franzosen Bombardirung im achten Jahr"

Abb. vgl. ILLUSTRIERTER APOTHEKER-KALENDER (1975), 18; im November 2002 Auktionsangebot bei Ketterer Kunsthdl., Hamburg

1
2 Vgl. N.N. (1899), 652.

Nr.	Ausstellungs-datum	Ausstel-lungsort	Empfänger samt Herkunft	Aussteller	L	G	Aufbewahrungs-ort	Kurzbeschreibung
55.	1697 XII 29	München	Johann Wilhelm Pfaler, Linz	Alexander Stöckl		1	OÖLA	lateinisch
56.	1699 IV 20	Prag	Franz Ignaz Winkler, Innsbruck	Daniel Leopold Fockhy		0,5	Slg. Winkler, Innsbruck*	oben grobe florale Verzierungen; Siegel fehlt
57.	1701 I 5	Passau	Johann Georg Angerer, [o.A.]	Johann Georg Seyffert, Hofapotheker	2	1	Slg. Winkler, Innsbruck*	verzierte Initiale; Siegel in Holzkapsel
58.	1703 III 2	Augsburg	Benedikt Constantin Dittel, Nördlingen	Johann Georg Michel		2	GNMN, graph. Slg.	Schmuckinitiale; Siegel fehlt
59.	1705 IV 2	Augsburg	Johann Ludwig Neuhaußer, Kaufbeuren	Johannes Biermann	6		PB Bergmann, Wallgau	reichhaltig mit Schnörkeln verziert
60.	1707 III 9	Bayreuth	Jacob Andreas Held, Tilsit an der Memel	Michael Horn		0,5	Slg. Dörr, DAH	
61.	1711 III 15	Biel	Adam Salchli, Zofingen	Caspar Witz	3		StM Zofingen (Schweiz)	goldschwarz gestaltete Initiale; Text eingerahmt von Bordüre; Siegel in Holzkapsel

Nr.	Ausstellungs-datum	Ausstel-lungsort	Empfänger samt Herkunft	Aussteller	L	G	Aufbewahrungs-ort	Kurzbeschreibung
62.	1712 IV 14	Amberg	Mennas Menne, Ehingen	Jacob Crescencian Lang		1,6	GNMN*	aufwendig gestaltet: oben Mitte doppelköp-figer Adler, rundum große Blüten; Siegel fehlt
63.	1714 [o.A.]	Basel	Florian Techrosius, Basel	Johannes Eglin-ger	3		PHMB	Initiale und erste Zeile goldfarben verziert; Siegel fehlt
64.	1714 IV 2	Torgau	Johann Caspar Köhler, [o.A.]	Gottfried Wil-helmi		o.A.	vermißt im StM Berlin (Inv.Nr.IV 69/ 825 Q)	
65.	1714 IV 5	Darmstadt	Otto Balthasar Wagner, Friedberg	Georg Friedrich Merck	5		MD	verzierte Initiale
66.	1714 V 1	Rotenburg an der Fulda	Johann Andreas Zander, Halberstadt	Lucas Möller, Hofapotheker und Bürger-meister		2	StA Braun-schweig	Initiale und erste Zeile geschmückt; Siegel fehlt
67.	1716 III 16	Breslau	Johann Jacob Spielmann, Straß-burg	Martin Schoeps		1	Slg. Dörr, DAH	goldschwarz, rundum geschmückt; gelb-schwarzes Siegelband; Siegel in Elfenbeinkap-sel

Nr.	Ausstellungs-datum	Ausstel-lungsort	Empfänger samt Herkunft	Aussteller	L	G	Aufbewahrungs-ort	Kurzbeschreibung
68.	1716 IV 1	Regensburg	Friedrich Wilhelm Gottfried, Osna-brück	Urbanus Lind-wurm		1	PB Meyer, Osna-brück	breite Schmuckelemen-te in der Initiale und über der ersten Zeile; grüne Siegelkordel; Siegel in Elfenbeinkap-sel
69.	1717 III 26	Augsburg	Johann Balthasar Michel, Öttingen	Johann Georg Michel	6	2	GNMN*	goldschwarz; Initiale geschwungen; durch-gängig Frakturschrift
70.	1717 IV 2	Neustadt/Branden-burg	Christian Friedrich Kleinow, Senske (bei Rathenau)	Inhaber u. Provi-sor der Lehmann-schen Apotheke	4		PB Meyer, Osna-brück	unterzeichnet von Friedrich Kriele, dem Vormund von Maria Sabina Lehmann, und Johannes Jeremias Olischer, Provisor; Siegel von Johann Christian Lehmann anhängend
71.	1718 VI 4	Lindau	Friedrich Wilhelm Gottfried, Osna-brück	Otto Anton Elen-brecht aus Zell, Provisor		1,5	PB Meyer, Osna-brück	nur Initiale verziert; Siegel fehlt

194

Nr.	Ausstellungsdatum	Ausstellungsort	Empfänger samt Herkunft	Aussteller	L	G	Aufbewahrungsort	Kurzbeschreibung
72.	1719 III 14	Nürnberg	Johann Jacob Pfister, Schaffhausen	Christoph Daniel Beurer	4	1,4	unbekannt, ehem. Museum zu Allerheiligen, Schaffhausen[1]	sehr aufwendig gestaltet: unten Stadtansicht; rechts Bildelemente mit Sprüchen
73.	1719 III 27	Straßburg	Friedrich Wilhelm Gottfried, Osnabrück	Johannes Andreas Greuhm		0,5	PB Meyer, Osnabrück	großzügig ausgeführte Initiale; Siegel fehlt
74.	1720 XII 3	Troppau	Johann Josef Wagner, Grüssau	Johann Georg Noli	1,5		unbekannt, ehem. SA Breslau*	
75.	1721 [o.A.]	Hamm	Johann Wilhelm Walther, Soest	Adriana Wilhelmina Jäger	4		unbekannt[2]	Initiale langgezogen; Schnörkel oberhalb des Textes; ungewöhnlich langer Text
76.	1721 III 8	Breslau	Johann Jacob Pfister, Schaffhausen	Martin Schoeps		2	Slg. U. Münzel, Baden (Schweiz)	rundum mit dichten Schnörkeln verziert; ungewöhnliches Schriftbild
77.	1721 III 29	Harburg	Christian Nicolaus Bärner, Gronig	Heinrich Friedrich Huth		1,5	GNMN	schlichtes Papierzeugnis

---

1 Vgl. KELLER (1979), 43.
2 Vgl. BEHLMER (1929), 99.

Nr.	Ausstellungs-datum	Ausstel-lungsort	Empfänger samt Herkunft	Aussteller	L	G	Aufbewahrungs-ort	Kurzbeschreibung
78.	1721 V 1	Hof/ Vogt-land	Johann Friedrich Oertel, Bayreuth	Friedrich Edward	3		GNMN*	Pergament; aufwendig gestaltet; lilagraues Siegelband; Siegel fehlt; Initialen des Schreibers (G.K.)
79.	1721 X 30	Darmstadt	Johann Burckhardt Caspari, [Traben-]Trarbach	Johann Franz Merck	3,5		MD	Initiale ausgestaltet; Schmuck über der ersten Textzeile; Siegel fehlt
80.	1722 [o.A.]	Frank-furt/Main	Johann Wilhelm Walther, Soest	Witwe des Jo-hann Wilhelm Müller		0,5	unbekannt[1]	reich verziert; kalligra-phische Schnörkel ober- und unterhalb des Textes
81.	1722 IX 20	Schaffhau-sen	Georg Michael Megenhardt, Au-rach	Johannes Mur-bach		6	GNMN*	Pergament; Initiale verziert
82.	1722 IX 23	Augsburg	Franz Firbas, Stra-konitz	Georg Leopold Thomas		4	unbekannt[2]	

1 Vgl. BEHLMER (1929), 99.
2 Vgl. ZEKERT (1931), 23f.

Nr.	Ausstellungsdatum	Ausstellungsort	Empfänger samt Herkunft	Aussteller	L	G	Aufbewahrungsort	Kurzbeschreibung
83.	1723 I 2	Regensburg	Johann Friedrich Oertel, Bayreuth	Johann Christoph Schwenter		1	GNMN*	Pergament; schwarz mit gold; blauweiße Siegelkordel; Siegel fehlt
84.	1723 VI 15	Kassel	Johann Jacob Sander, Hofgeismar	Johann Ludwig Kraegelius	4		AM Hofgeismar, vermißt	verziert; grünes Siegelband; rotes Siegel in Holzkapsel
85.	1723 IX 22	Ulm	Johann Friedrich Oertel, [Bayreuth]	Adolph Wilhelm Leuchtenhandt		0,5	GNMN	Papier; kleines rotes Siegel
86.	1724 I 19	Wien	Johann Friedrich Oertel [Bayreuth]	Joseph Melchior Greimolt		0,25	GNMN	schlichtes Papierzeugnis
87.	1725 III 20	Innsbruck	Franz Ignaz Winkler, Innsbruck	Franz Anton Wenger, Provisor	3		Slg. Winkler, Innsbruck*	Pergament; Initialen der ersten Zeile geschmückt; Siegel in Holzkapsel
88.	1725 VIII 15	Heidelberg	Franz Bernoulli, Basel	Johann Christian Walstorff, Hofapotheker	3		PHMB*	aufwendig gearbeitet: in der Mitte großes Emblem, rechts und links unten gezeichnete Schwäne

Nr.	Ausstellungs-datum	Ausstel-lungsort	Empfänger samt Herkunft	Aussteller	L	G	Aufbewahrungs-ort	Kurzbeschreibung
89.	1726 III 3	Nürnberg	Johann Georg Stecher, Biberach	Christoph Daniel Beurer, Heilig-Geist Spital Nürnberg		2	Städt. Slg. Biberach	Initiale und erste Zeile geschmückt; blaugoldenes breites Siegelband; Siegel in Holzkapsel
90.	1726 III 30	Köln	Johann Wilhelm Heimbach, Köln	Johann Heinrich Müller	4		unbekannt, ehem. HA Köln*	
91.	1726 IV 10	Steyr	Franz Ignaz Winkler, Innsbruck	Maximilian Matthäus Tillmetz		1	Slg. Winkler Innsbruck*	langgezogene Initiale; Oblatensiegel
92.	1726 IV 24	Neuenstadt	Albrecht Ludwig Möricke, Neuenstadt	Bartholomäus Möricke, Neuenstadt, und Gabriel Reitzen, Heilbronn	6		unbekannt, ehem. PB Fam. Ellinger[1]	reich verziertes Lehrzeugnis über vier Jahre beim Vater und zwei Jahre bei Gabriel Reitzen
93.	1727 IV 12	Hanau	Conrad Hieronymus Senckenberg, Frankfurt/Main	Joh[ann] Friedrich Achatius Vogel	3	0,5	Museum Schloß Philippsruhe, Hanau	Pergament; Initialen und erste Zeile aufwendig ausgeführt; oben langgezogene Stadtansicht von Hanau; doppeltes Siegelband; Siegel anhängend

1 Vgl. WANKMÜLLER (1976), 66f.

Nr.	Ausstellungs-datum	Ausstel-lungsort	Empfänger samt Herkunft	Aussteller	L	G	Aufbewahrungs-ort	Kurzbeschreibung
94.	1728 IV 6	Linz	Franz Ignaz Winkler, Innsbruck	Johann Wilhelm Pfaler[1]		2	Slg. Winkler, Innsbruck*	Initiale und Versalien der ersten Zeile ausgeschmückt; gelbschwarze Siegelkordel; Siegel anhängend
95.	1728 IX 10	Trier	Johann Friedrich Meyer, Osnabrück	Johann Franz Fuchs		1	PB Meyer, Osnabrück	lateinisch; rot-gelbe Siegelbänder; Siegel anhängend
96.	1729 II 29	Berlin	Daniel Siegmund Brasewurm, Schöningen	Caspar Neumann, Hofapotheker	5		unbekannt, ehem. Slg. Jo Mayer, Wiesbaden*	
97.	1729 IV 4	Lennep	Gottfried Caspar Peter Schönenberg, Valbert	Heinrich Neuwerths	5	1	StA Mainz	schlichtes Papierzeugnis
98.	1731 III 14	Quedlinburg	Johann Carl Hiepe, Wetzlar	Johann Werner Deneker	6	1	PB Straberger-Schneider, Wetzlar	Initialen der ersten Zeile verziert; kleines Siegel

---

1 Im Originalzeugnis heißt es „Bfaller".

Nr.	Ausstellungsdatum	Ausstellungsort	Empfänger samt Herkunft	Aussteller	L	G	Aufbewahrungsort	Kurzbeschreibung
99.	1732 V 1	Landshut	Franz Ignaz Winkler, Innsbruck	Johann Matthäus Müller, Hofapotheker		3	Slg. Winkler, Innsbruck*	oben und an den Seiten verziert; breites, grünes, kunstvoll geknotetes Siegelband; Siegel in Holzkapsel, gezeichnete Feder unter dem Papiereinschlag
100.	1732 VIII 24	Würzburg	Franz Nikolaus Lieblein, Würzburg	Maria Sabina Schrod	4		PB Fahr-Becker, Fulda	außergewöhnlich reiche Ausstattung; dem Schreiber Wolfgang Högeler zugeschrieben[1]
101.	1732 X 30	Lindau	Johann Carl Hiepe, Wetzlar	Joh[ann] Wilhelmi		o.A.	PB Straberger-Schneider, Wetzlar	schlichtes Papierzeugnis
102.	1733 III 27	Hetstedt	Johann Gottfried Poppe, Artern	Albert Anthon Schlichteweg	5		PB Keller, Münster	rundum Schnörkelbordüren; kleines rotes Siegel
103.	1733 IV 8	Merseburg	Friedrich Pauli, [o.A.]	Johann Francke		0,5	DAH	Papier; keine Verzierungen; kleines Siegel

---

1 Vgl. BROD (1968), 42 und Abb. 31.

Nr.	Ausstellungsdatum	Ausstellungsort	Empfänger samt Herkunft	Aussteller	L	G	Aufbewahrungsort	Kurzbeschreibung
104.	1733 VI 1	Nürnberg	Johann Jacob Salzwedel, Frankfurt/Main	Hans Leonhard Kellner	3		DAH	reich verzierte Initiale; dreiteiliges Nürnberger Wappen oben Mitte; Siegel anhängend
105.	1733 XII 23	Berlin	Joh[ann] Caspar Conradi, [o.A.]	Caspar Neumann, Hofapotheker	5		unbekannt, ehem. Slg. Gelder[1]	
106.	1734 I 1	Luckau	Johann Carl Hiepe, Wetzlar	Johann Gottfried Büttner		1,5	PB Straberger-Schneider, Wetzlar	Papierdoppelbogen
107.	1734 VIII 23	Friedberg	Johann Arnold Hockelmann, Friedberg	Ferdinand Christian Engelmann	4	0,5	GNMN*	krakelige Kurrentschrift, Initiale heruntergezogen bis zur Mitte
108.	1734 IX 16	Calw	Philipp Heinrich Palm, Schorndorf	Johann Georg Gärtner		1,5	PB Palm, Schorndorf	nur Initiale und erste Zeile geschmückt; kleines Siegel
109.	1734 IX 26	Ravensburg	Adrian Möhrlin, Ravensburg	Abel Renz	4	0,5	GNMN*	handschriftl. Vermerk auf der Rückseite, daß Möhrlin eineinhalb Jahre in Augsburg bei Apotheker Köller als Geselle serviert hat

1 Vgl. GELDER (1936), 899.

Nr.	Ausstellungs- datum	Ausstel- lungsort	Empfänger samt Herkunft	Aussteller	L	G	Aufbewahrungs- ort	Kurzbeschreibung
110.	1735 IX 4	Würzburg	Johann Matthias Becher, Waiblingen	Maria Sabina Schrod, Witwe des Apothekers zum güldenen Löwen		1,5	Asta Medica, Halle/Westf.	gold-schwarz-rote langgezogene Initiale; unter dem Text und rechts Zierrahmen
111.	1736 III 20	Jena	Emanuel Christoph Heßling [o.A.]	Friedrich August Georgi, Ratsapo- theker		1,5	StM Jena	Initiale und erste Zeile ausladend geschmückt; reichhaltig verziert; Siegel fehlt; Geselle ist zum zweiten Mal in der Apotheke gewesen
112.	1736 IV 2	Mannheim	Johann Carl Hiepe, Riestalb bei Eisle- ben	Johannes Rösling		2	PB Straberger- Schneider, Wetz- lar	Initiale verziert; erste Zeile etwas größer geschrieben
113.	1736 IV 5	Brüssel	Paul Fayd, [o.A.]	Anton Joseph Burgstaller		3	unbekannt, ehem. HA Köln*	
114.	1736 IX 10	Frank- furt/Main	Johann Carl Hiepe, Eisleben	Burckhard Ludwig Roßler		0,5	PB Straberger- Schneider, Wetz- lar	Papierzeugnis; kleines Siegel

Nr.	Ausstellungs-datum	Ausstellungsort	Empfänger samt Herkunft	Aussteller	L	G	Aufbewahrungsort	Kurzbeschreibung
115.	1737 IX 20	Bremen	Diederich Christoffer Witte, Imsum	Witwe des Johannes Biermann	6	3	PB Ebermaier, Melle	Initiale bis zur Hälfte der Seite gezogen; rote Schrift; obere Hälfte verziert; oben gezeichnetes Wappen mit ‚Bremer Schlüssel'; kleines schwarzes Siegel
116.	1739 III 23	Breslau	Johann Benjamin Halbgebauer, Festenburg/Schlesien	Johann Georg Dehner	8	2	GNMN	rundum Schnörkel, Siegel fehlt, insgesamt wird Lehre bei drei verschiedenen Lehrherren in ein und derselben Apotheke bescheinigt
117.	1739 III 30	Leutkirch	Lorenz Daniel Höschell, Memmingen	Gottfried Geiger	6		unbekannt	langgezogene geschmückte Initiale, erste und zweite Zeile größer geschrieben
118.	1739 V 1	Trier	Johann Carl Hiepe, Eisleben	Cornelius Bender		2,5	PB Straberger-Schneider, Wetzlar	lateinisch, kleines Siegel

203

Nr.	Ausstellungs-datum	Ausstel-lungsort	Empfänger samt Herkunft	Aussteller	L	G	Aufbewahrungs-ort	Kurzbeschreibung
119.	1740 [o.A.]	Rudolstadt	Johann Christoph Henckel, Königsee	C.N. Krauße	3,5	o.A.	GNMN*	reich verziert: Initialen mit Schnörkelwerk; unten links und rechts je ein Löwe gezeichnet; Siegelband mit bunter Stickerei; Siegel an-hängend
120.	1740 I 2	Graz	Elias Haumblecher, Waidhofen	Anton Menrad Fetzer	3	0,25	Steierm. LA Graz	lateinisch, oben Dar-stellungen Kosmas und Damian, Mörser und Standgefäß, steierischer Panther und österrei-chischer Doppeladler
121.	1740 III 18	Basel	Abraham Frick-hard, Zofingen	Hieronymus Bernoulli	4	1	PB Siegfried, Zofingen	etwas ungewöhnliche Formulierungen: bestä-tigt, daß der Gehilfe nun bei Spielmann in Straßburg eine neue Anstellung hat; hand-schriftlicher Zusatz unten bescheinigt wei-tere Servierzeit von Ostern 1742-1743

Nr.	Ausstellungsdatum	Ausstellungsort	Empfänger samt Herkunft	Aussteller	L	G	Aufbewahrungsort	Kurzbeschreibung
122.	1740 IV 7	Bern	Johann Bartholome Sann, Tonna (Sachsen)	Bartholome Knecht		1	PHMB*	sehr aufwendig verziert: zwei Landsknechte mit Hellebarden; oben Taube mit Zweig im Schnabel; kleines Siegel
123.	1740 Ostern	Frankfurt/Main	Johann Nicolaus Lappe, Bremen	Gottlieb Christoph Dieterich		2	unbekannt, Text überliefert[1]	
124.	1740 VI 24	Aschersleben	Friedrich Leberecht Supprian, Großen-Salze	Johann Gottlob Clausius, Aschersleben	o.A.		unbekannt[2]	sehr aufwendiger Rokokorahmen, mit Putten versehen: innerhalb des Rahmens beidseitig mit Schnörkeln geschmückt
125.	1740 VIII 31	Neustadt/Mähren	Andreas Henricus Roemer, Maretschau	Johannes Matritius Michael Kosak	4		PB Sadee, Hofheim/Taunus	lateinisch; Darstellung Kosmas und Damian; unten Stadtansicht; großblütige Ranken unten und an den Seiten; lateinische Spruchbänder; Salbenbüchsen abgebildet

---

1 Vgl. REBER (1898), 545f.
2 Vgl. FABIAN (1934), unpaginierte Bildbeilage.

Nr.	Ausstellungs-datum	Ausstel-lungsort	Empfänger samt Herkunft	Aussteller	L	G	Aufbewahrungs-ort	Kurzbeschreibung
126.	1740 IX 12	Straßburg	Albrecht Sander, Herzberg am Harz	Brüder Ströhlin		4,5	GNMN*	Pergament; Initiale bis zur Hälfte gezogen; einfarbig schwarz verziert
127.	1741 III 6	Bern	Carl Amadeus Grüwel, Kremmen i. Mark	Amadeus Wyt-tenbach		2,5	StA Braun-schweig	reiche Verzierungen; Figur eines Gardisten, Vogel mit Lorbeer-zweig, Schwan; breites Siegelband
128.	1741 VII 8	Ofen (Ungarn)	Johann Joseph Richter, Bensch	Johann Joseph Kinger	4		GNMN*	aufwendige Initiale; in die Initiale ist goldener Adler eingearbeitet mit Schrift an den Krallen: „natura intria"; Abbil-dung eines Regals mit Standgefäßen und Schriftbändern; Kübel mit Pflanzen, rundher-um Pflanzenranken
129.	1742 Ostern	Berlin	Benjamin August Struve, Prenzlau	Henning Chri-stian Marggraf	5		Städt. Kunstslg. Görlitz	schnörkelig; braun-blau-gold-rot; stilisierte Blüten; Adler mit lang-bewimperten Augen; Siegel in Holzkapsel

Nr.	Ausstellungs-datum	Ausstel-lungsort	Empfänger samt Herkunft	Aussteller	L	G	Aufbewahrungs-ort	Kurzbeschreibung
130.	1743 IV 1	Franken-stein	Joseph Weber, Harka	Christian Ludwig Kuntz	5		OÖLA	reich verziert; langge-streckte Initiale; schnörkelige Schrift; oben und links Blüten-ranken; Siegel fehlt
131.	1743 IV 16	Berlin	Friederich Hart-mann, Schlopp	Carl Christian Fürcht		1	PB Büsing, Oldenburg	schnörkelig; stilisierte Blüten; braun-rot-blau-gold; kleines Siegel
132.	1743 IX 29	Berlin	Gotthilf Jordan, Prenzlau	Henning Chri-stian Marggraf	5		GNMN*	schnörkelig; braun-rot-blau-gold; stilisierte Blüten und Adler mit langbewimperten Au-gen; graues Siegel-band; Siegel in Holz-kapsel

Nr.	Ausstellungs-datum	Ausstel-lungsort	Empfänger samt Herkunft	Aussteller	L	G	Aufbewahrungs-ort	Kurzbeschreibung
133.	1744 II 4	Wiesentheid	Georg Conrad Schmid, Hammelburg	Franz Anton Niedermayer	3		StA Mainz	lateinisch; aufwendig umrahmt; verschiedene kleine Tiere, z. B. Gans, Hase, Eule; Rokokoelemente im Rahmen; oben großes Wappen; keine eigenhändige Unterschrift; siegelartiger Aufdruck des Schreibes: „Johannes Josephus Thomas Siegler von Hammelburg pinxit"!
134.	1744 Ostern	Wolfenbüttel	Caspar Justus Griepenkerl, Peine	Bodo Christoph Sander	6		StA Goslar	Initiale verziert; einfache Schnörkellinien rechts, oben und links
135.	1744 IX 28	Leipzig	Tobias Johannes Eggers, Gera	Johann Melchior Schumacher	4	0,5	GNMN*	aufwendig gestaltet: in Initiale Rose und Spinnennetz mit Spinne, unten Stadtansicht; rotgraues, geknotetes Siegelband
136.	1746 III 13	Berlin	Johann Christian Löper, Stargardt	Georg Friedrich Aschenborn	5	0,5	DAH	keine Verzierungen; kleines, rotes Siegel

Nr.	Ausstellungs-datum	Ausstellungsort	Empfänger samt Herkunft	Aussteller	L	G	Aufbewahrungsort	Kurzbeschreibung
137.	1747 IV 6	Oldenburg	Christian Jacob Berner, Leer	Witwe des Rudolph Heinrich Kelten		0,5	GNMN	schlichtes Papierzeugnis; kleines, schwarzes Siegel
138.	1747 IX 27	Stadtoldendorf	Christian Jacob Berner, Leer	Nikolaus Engelbert Becker		0,5	GNMN	schlichtes Papierzeugnis; kleines rotes Siegel
139.	1748 III 30	Dresden	Johann Justus Merck, Darmstadt	Gotthold Christian Meyer	4		MD	Initiale grob schnörkelig; oben und links Verzierungen
140.	1748 IV 23	Hann. Münden	Otto Heinrich Dinckelberg, Göttingen	Johann Andreas Kösters	5,5	1	KA Kempen	ohne Verzierungen; oben Steuerstempel; Name des Ausstellers erst vom Schreiber geschrieben, darunter von Kösters eigenhändig wiederholt
141.	1748 IV 24	Prag	Martin Wohl, „Mähren"	Matthias Wolff	4		Bischöfl. Diözesanenarchiv Aachen	keine Zierelemente; kleines Siegel
142.	1748 XII 31	Überlingen	Benedict Ignaz Liebherr, Weingarten	Franz Andreas Enroth	3		unbekannt, Text überliefert[1]	

---

1   Vgl. MUNCK (1951), 93f.

Nr.	Ausstellungs-datum	Ausstel-lungsort	Empfänger samt Herkunft	Aussteller	L	G	Aufbewahrungs-ort	Kurzbeschreibung
143.	1749 II 6	Brixen	Franz Andreas Fischer, Collmann	Christoph Michael Zoller	4,5		Slg. Winkler, Innsbruck*	lateinisch; Initiale im Quadrat eingefaßt und verziert; rundum eingerahmt von Rokokoelementen
144.	1750 [o.A.]	Regensburg	Johann Christian Michel, Augsburg	[Johann] Tobias Pflanz	3		unbekannt, ehem. PB Dietz, München[1]	stark geschmückt; durchgängig Frakturschrift in unterschiedlicher Größe
145.	1750 III 28	Nassau-Saarwerden	Johann Jacob Schnell, Königsberg	Philipp Christian Wagner		4	GNMN*	oben Mitte Oval mit Bild einer Apotheke, Hand aus Wolken hält Waage, rechts fünf weitere Ovale, rechts Säulenfiguren mit bepflanzten Schalen auf dem Kopf
146.	1750 IV 3	Mainz	Johann Christoph Hemmelmann, Adelebsen	Johann Caspar Ritter, Hofapotheker		1	StA Mainz	langgezogene Initiale; einige Verzierungen in der ersten Zeile; kleines Siegel

1   Vgl. FERCHL (1937), 9.

Nr.	Ausstellungsdatum	Ausstellungsort	Empfänger samt Herkunft	Aussteller	L	G	Aufbewahrungsort	Kurzbeschreibung
147.	1750 IV 3	Celle	Jacob Friedrich Voß, Hamburg-Ritzebüttel	Johann Samuel v. Berger, Johann Friedrich Conradt, Christian Heinrich Ruge	5		StA Cuxhaven	verziert mit Schnörkeln; oben Mitte Medaillon mit springendem Pferd; rechts Oval mit Blüte; drei Siegel in Kapseln
148.	1750 IV 10	Prag	Joseph Adalbert Svoboda, „Böhmen"	Joseph Ulbricht		3	unbekannt[1]	lateinisch; Initiale (lateinischer Buchstabe) und alle Lettern der ersten Zeile aufwendig verziert; unter dem Text Schnörkelgitter; Siegel anhängend
149.	1750 V 31	Friedberg	Heinrich Wilhelm Ulrici, Wiesbaden	Johann Friedrich Trapp, Friedberg	5		PB Bohlmann, Brauschweig*, ehemals Slg. Jo Mayer, Wiesbaden	reich geschmückt; Initiale gestreckt; darin Frauengestalt; rundum Vögel in die Bordüre eingefügt

---

1 Vgl. RUSEK (2000), 76.

Nr.	Ausstellungs-datum	Ausstel-lungsort	Empfänger samt Herkunft	Aussteller	L	G	Aufbewahrungs-ort	Kurzbeschreibung
150.	1751 IV 13	Celle	Abraham Wilhelm Wiebeking, Hamburg	Johann Samuel v. Berger, Johann Friedrich Conradt, Christian Heinrich Ruge	5		DAH	verziert rechts mit großer Blume und Storch; links Tempel, darunter Heilige; weitere kleine Motive; oben Wappen mit Spruchband; drei Siegel in Kapseln
151.	1751 VII 8	Hall	Franz Andreas Fischer, Collmann	Joh[ann] Georg Semblrock		1	Slg. Winkler, Innsbruck*	lateinisch, Oblatensiegel
152.	1751 VIII 9	Haßfurth	Caspar Zeyler, Haßfurth	Joseph Herbst	4		GNMN*	einfarbig schwarz; links große Schachbrettblume; Siegel fehlt
153.	1752 II 13	Augsburg	Franz Xaver Heinzig, Linz	Joh[ann] Christ[oph] Theoph[il] Neumeyr		6	Slg. Winkler, Innsbruck*	lateinisch, kleines Siegel
154.	1753 IV 21	Stuttgart	Johann Justus Merck, Darmstadt	Friedrich Ludwig Gmelin, Hofapotheker		1,5	MD	reich ausgeführte Initiale; über der ersten Zeile geschlossene Schnörkelreihe; kleines Siegel

Nr.	Ausstellungsdatum	Ausstellungsort	Empfänger samt Herkunft	Aussteller	L	G	Aufbewahrungsort	Kurzbeschreibung
155.	1753 V 21	München	Joseph Richard Hormannseder, [o.A.]	Franz Anton Leube	o.A.		Slg. Dörr, DAH	lateinisch, ausgestattet mit vielen Tierbildern
156.	1753 VII 8	Wertheim	Philipp Bonaventura Schaller, Wertheim	Johann Andreas Sauer, Hof- und Stadtapotheker	6		StA Wertheim	reich geschmückt; oben – umrahmt von den Wappen der Stadt und des Fürsten – das Schloß und die Stadt; verschiedene kleine Blüten rundum; stilisierte Vögel; Siegel fehlt
157.	1753 IX 4	Kassel	Johann Carl Christian Sprenger, Stadthagen	Johanna Elisabeth Schild, geb. Vogelsang, Apothekerswitwe		1	GNMN	
158.	1753 IX 24	Regensburg	Heinrich Wilhelm Ulrici, Wiesbaden	Johann Tobias Pflanz		1,5	Smithsonian Institution, Washington*[1]	verzierte Initiale; Schnörkelgitter über der ersten Zeile, Siegelreste

1 Ehem. Slg. Jo Mayer, Wiesbaden. Die Sammlung Mayers wurde nicht komplett nach Washington verkauft, denn dieses Zeugnis ist das einzige aus seinem Besitz, das im Smithonian verwahrt wird. Ein weiteres befindet sich heute in PB in Braunschweig (1750 V 31).

Nr.	Ausstellungs-datum	Ausstel-lungsort	Empfänger samt Herkunft	Aussteller	L	G	Aufbewahrungs-ort	Kurzbeschreibung
159.	1754 III 25	Vaihingen	Johann Friedrich Megenhardt, Tutt-lingen	Joseph Friderich Sigel		2,5	GNMN*	in der ersten Zeile alle Buchstaben kunstvoll verziert, besonders die Versalien und die Initiale; oben zwei mit einer Schleife zusam-mengebundene Zweige
160.	1754 Johannis [VI 24]	Frank-furt/Main	Johann Heinrich Linck, Leipzig	Caspar Conrad Rühle	3	0,25	DAH	reich geschmückt: oben Mitte Stadtansicht, eingerahmt von Engeln mit Posaunen; rechts oben Apotheke; rechts und links auf Säulen Männer mit Standarten; Unterschrift einge-rahmt mit Rokokoele-menten; Schreibersi-gnatur (Fec[it] J.M. Schirmer)
161.	1754 IX 16	Calw	Philipp Heinrich Palm, Schorndorf	Johann Georg Gärtner		1,5	PB Palm, Schorndorf	Initiale ausgeführt; kleines Siegel
162.	1756 III 31	Hildesheim	Heinrich Christoph Ebermaier, Goslar	Rat der Stadt Hildesheim	6		PB Ebermaier, Melle	Pergament; relativ klein; sechs Siegel und sechs Unterschriften

Nr.	Ausstellungs- datum	Ausstel- lungsort	Empfänger samt Herkunft	Aussteller	L	G	Aufbewahrungs- ort	Kurzbeschreibung
163.	1756 IX 11	Straßburg	Johann Carl Christian Sprenger, Stadthagen	Johannes Andreas Greuhm und Johann Friedrich Roths		1,5	GNMN	schlicht; kleines rotes Siegel
164.	1756 IX 28	Hamburg	Franz Heinrich Lohse, [o.A.]	Christian Friedrich Franck		2	GNMN	erste Zeile etwas größer geschrieben; kleines Siegel
165.	1757 IV 14	Arnstadt	Ernst Wilhelm Einert, Coburg	Wilhelm Friedrich Neubeck	4		unbekannt*[1]	reich verziert; umrahmt im Rokokostil; unten Darstellung einer Apotheke, darüber Stadtansicht
166.	1757 VI 22	Nordhausen	Heinrich Christoph Ebermaier, Goslar	Johann Christian Praetorius		1,25	PB Ebermaier, Melle	erste Zeile etwas größer geschrieben

---

1 Vgl. Ferchl (1928), 39. Dort Slg. Dr. Springer, Stettin; später Ferchl (1938), 6. Slg. Dr. Luckenbach, Stettin. Abb. siehe dort.

Nr.	Ausstellungs-datum	Ausstel-lungsort	Empfänger samt Herkunft	Aussteller	L	G	Aufbewahrungs-ort	Kurzbeschreibung
167.	1758 III 1	Naumburg	Johann Bernhard Rosenfeld, Naumburg	Gotthold Melchior Drechsler	5		GNMN*	reichhaltig verziert: viele verschiedene Motive, Tiere, Stadtansicht, Wortschlangen mit Bibeltexten; trägt Unterschrift des Schreibers: Christian Adolph Ehrhardt, Rector in Laucha!
168.	1758 VII 15	München	Maria Elisabetha Ferster, München	Franz Xaver Orthmayr	3,5		SA München	nur Initialen der ersten Zeile ein wenig ausgeführt; kleines Siegel
169.	1758 IX 6	Augsburg	Joseph Maria Neipper, Bozen	Johann Christoph Theophil Neumeyr	3	1,5	GNMN*	lateinisch; Verzierungen mit Blumen und Wappen, handschriftlicher Zusatz; daß der Geselle noch länger geblieben ist
170.	1758 IX 30	Hannover	Heinrich Christoph Ebermaier, Goslar	Eberhard Ludolph Conrad Zeidler, Provisor der Brandeschen Apotheke		0,25	PB Ebermaier, Melle	Papier, hochformatig; wahrscheinlich von Zeidler selbst geschrieben

Nr.	Ausstellungsdatum	Ausstellungsort	Empfänger samt Herkunft	Aussteller	L	G	Aufbewahrungsort	Kurzbeschreibung
171.	1759 IV [o.A.]	Lippstadt	Andreas Möllenhoff, Hamm	Arnold Curtius	6		Museum der Apotecar-Societeten, Stockholm	überladene Ausstattung in rot, blau, grün, braun; insgesamt acht Medaillons mit frommen Sprüchen und guten Ratschlägen; oben zwei Engel mit Posaune
172.	1759 III 30	Nürnberg	Heinrich Wilhelm Ulrici, Wiesbaden	Carl Gottlob Steding und Johann Daniel Schwanckhardt		5	unbekannt, ehem. Slg. Jo Mayer, Wiesbaden*[1]	aufwendige Schnörkel an der Initiale; oben dreiteiliges Nürnberger Wappen; Siegel anhängend
173.	1759 Ostern	Frankfurt/Main	Jacob Henschen, Bremen	Caspar Conrad Rühle	3	1	GNMN*	erste und zweite Zeile verziert; oben Adler mit „F" auf der Brust; ungewöhnlich geknotetes Siegelband

---

1 Abb. vgl. Ferchl (1938), 4.

Nr.	Ausstellungsdatum	Ausstellungsort	Empfänger samt Herkunft	Aussteller	L	G	Aufbewahrungsort	Kurzbeschreibung
174.	1760 III 20	Lüneburg	Heinrich Christoph Ebermaier, Goslar	August Friedrich Dempwolff		1,5	PB Ebermaier, Melle	aufwendig koloriert; große Blumen mit Blüten und Blättern; durchgängig einheitliches Schriftbild; Schreibersignatur (Constantin Christoph Jenckel scribo)!
175.	1760 Ostern	Worms	Johann Georg Schöneck, Worms	Johann Christoph Ritter	5		StA Worms	Initiale mit Rokokoelementen; eingearbeitet Mörser und Destillierofen; ersten drei Zeilen verschiedenartig geschmückt; kleines Siegel
176.	1760 VI 6	Freienwalde	Johann Ludwig Knütter, Zehden	Samuel Schmedicke	5	0,5	PB Knütter, Bornheim*	beidseitig und oberhalb der ersten Zeile Verzierungen; rot-gold-braun; kleine Blüten; Siegel anhängend
177.	1760 VII 1	Jena	Wilhelm Ludewig Christoph Hartleben, Heringen	Johann Christian Scheube	5		StA Grimma	rundum Schnörkel; in der ersten Zeile jeder Buchstabe mit Blüte versehen; breites Siegelband; Siegel anhängend

Nr.	Ausstellungs-datum	Ausstel-lungsort	Empfänger samt Herkunft	Aussteller	L	G	Aufbewahrungs-ort	Kurzbeschreibung
178.	1761 II 28	Friedberg	Ferdinand Friedrich Fockelmann, Friedberg	Christian Wilhelm Engelmann	5	2	GNMN*	Zwei Hermesfiguren mit Flügeln an den Füßen und am Hut: die eine mit Stab, die andere mit Flügeln und Stab befestigt eine Tafel mit der Aufschrift „Gott segne die Apotheckerkunst" an einer imaginären Wand
179.	1761 III 22	Berlin	Johann Ludwig Knütter, Zehden	Georg Ernst Stahl und Johann Andreas Rebelt		0,75	vermißt, ehem. PB Knütter[1]	
180.	1761 IV 5	Seidenberg	David Gottlieb Ideler, Seidenberg	Carl Gottlob Fiebiger	6		Museum Schloß Delitzsch	verzierte Initiale; Blumenschmuck oberhalb der ersten Zeile
181.	1761 IV 28	Prag	Johannes Victorini, Porzity (Böhmen)	Johannes Baptist Wokura		1,25	PB Zormaier, Passau	lateinisch; hochformatiges Papier
182.	1761 IX 15	Mainz	Johann Carl Christian Sprenger, Stadthagen	Maria Barbara Ritter, verwitwete Hofapothekerin		3,5	GNMN	schlichtes Papierzeugnis; relativ großes Siegel

[1] Vgl. KAUPITZ-PENZLIN (1901), 145f.

Nr.	Ausstellungs-datum	Ausstel-lungsort	Empfänger samt Herkunft	Aussteller	L	G	Aufbewahrungs-ort	Kurzbeschreibung
183.	1761 XI 8	Regensburg	Burkhard Ludwig Henrizi, o.A.	Johann Georg Leipold	3	0,6	StA Mainz	große, langgezogene Initiale; in der ersten Zeile Buchstaben verziert; kleines Siegel
184.	1762 Ostern	Eisenach	Johann Christoph Gotthelf Klunge, Eisenach	Samuel Gotthelf Klunge	4		Thüringer Museum Eisenach	am oberen Rand zerfetzt; reich ausgeschmückte Initiale, einige Blütenornamente, unter dem Text Schnörkel; Siegel, Schreibersignatur (Carl Fried[rich] Christ[ian] Grobecker)
185.	1762 IV 1	Frankfurt/Main	Ferdinand [Friedrich] Fockelmann, Friedberg	Johann Matthias Henrici		1	GNMN*	schnörkelige Initiale; oben Adler im Lorbeerkranz, „F" auf der Brust; rotes Siegel; evt. ursprünglich auch noch anhängendes Siegel
186.	1762 IV 10	Meisenheim	Johann Christian Arnoldi, Glan-Odernheim	Johann Christoph Schaffner	4		vermißt im GNMN*	Siegel und Unterschrift von Schaffner und dem damal. Provisor Philipp Jacob Schmid (Angaben gemäß der Karteikarte des GNMN)

Nr.	Ausstellungsdatum	Ausstellungsort	Empfänger samt Herkunft	Aussteller	L	G	Aufbewahrungsort	Kurzbeschreibung
187.	1762 IV 13	Bamberg	Johann Anton Richter, Troppau	Johann Joseph Richter	4		GNMN*	Pergament; verzierte Initiale; vereinzelt Blüten; teilweise auch rückseitig beschrieben, so, als wäre vorher geübt worden; Siegel fehlt
188.	1762 V 24	Lemgo	Heinrich Carl Overbeck, Lemgo	Rudolph Kläner	4,5	1	GNMN	Initiale und einige Buchstaben der ersten Zeile geschmückt; Siegel; Beglaubigung, daß Aussteller wirklich Krameramtsmitglied war
189.	1762 VIII 13	Spandau	Johann Friedrich Böhme, [Halle]	C.M.D. Freyern geb. Pauli, Erbin der Paulischen Offizin	6	2	Slg. Böhme, Bernau*, DAH	keine Verzierungen
190.	1762 X 1	Brixen	Franz Ignaz Winkler, Innsbruck	Franz Xaver Heinzig	3		Slg. Winkler, Innsbruck*	lateinisch; Pergament; erste und zweite Zeile größer geschrieben, breite Siegelbänder in blau und rot
191.	1763 III 29	Potsdam	Johann Friedrich Böhme, [Halle]	Johannes Franciscus Becker		0,5	Slg. Böhme, Bernau*, DAH	keine Verzierungen

Nr.	Ausstellungs-datum	Ausstel-lungsort	Empfänger samt Herkunft	Aussteller	L	G	Aufbewahrungs-ort	Kurzbeschreibung
192.	1763 IV 2	Nürnberg	Reinhold Gottlieb Lorbeer, Naumburg	Paul Canut Leincker		1,5	GNMN*	Initiale schnörkelig; breites, blaugraues, in sich gestreiftes Siegel-band; Siegel fehlt
193.	1763 IX 12	Wittstock	Johann Ludwig Knütter, Zehden	C. J. Georgi		2,5	vermißt, ehem. PB Knütter[1]	
194.	1763 X 3	Detmold	Heinrich Carl Overbeck, Lemgo	Jacob Heinrich Keiser		2	Nordrhein-Westfälisches SA Detmold	schlicht; vermutlich vom Apotheker selbst geschrieben
195.	1764 I 30	Prag	Joseph Novotny, Prag	Joseph Ulbricht	4		PB Schönbrodt, Steinenbronn	lateinisch; reich ver-ziert; Abbildung Kos-mas und Damian; ge-zeichneter Rahmen; Siegelband; Siegel anhängend
196.	1764 III 28	Zehdenick	Johann Friedrich Böhme, Halle	Joh[ann] Carl Lange		1	Slg. Böhme, Bernau*, DAH	Initiale schnörkelig verziert
197.	1764 IV 20	Hachen-burg	Friedrich Theodor Kramer, Hachen-burg	Johann Henrich Schumacher	6		StA Mainz	große Blumen rechts und links

1 Vgl. KAUPITZ-PENZLIN (1901),146.

Nr.	Ausstellungs- datum	Ausstel- lungsort	Empfänger samt Herkunft	Aussteller	L	G	Aufbewahrungs- ort	Kurzbeschreibung
198.	1765 IV 11	Karlskrona	Johann Ludwig Knütter, Zehden	Joh[ann] Henr[ich] Ferber		1	unbekannt, ehem. PB Knütter[1]	
199.	1765 IX 14	Havelberg	Johann Friedrich Böhme, Halle	Johann Ludewig Niedt		1,5	Slg. Böhme, Bernau*, DAH	keine Verzierungen
200.	1765 IX 30	Basel	Georg Wilhelm Walter, Birrstein	Joh[ann] Jacob de la Chenal		0,5	Hist. Museum Frankfurt/Main	die drei ersten Initialen verziert; kleines Siegel
201.	1766 Ostern	Eisenach	Johann Friedrich August Klunge, Eisenach	Samuel Gotthelf Klunge	4		Thüringer Muse- um Eisenach	reich verziert; Sprüche links u. am Rand; Blu- menschmuck oben und unten; Siegel und Un- terschrift, Schreibersi- gnatur (Carl Fried[rich] Christ[ian] Grobecker)
202.	1766 III 30	Berlin	Johann Heinrich Corvinius, Pritz- walk	Johann Christian Fabricius	5		StA Braun- schweig	rechts u. links langge- zogene Schnörkel; oben Verzierungen
203.	1768 III 30	Braun- schweig	Johann Julius Friedrich Röhl, Goslar	Arend Jacob Wabst	5		PB Zeruhn, Ber- lin	reiche Verzierungen: oben großes Wappen, unten doppelköpfiger Adler; überladen mit Schnörkeln und Roko- koelementen

1 Vgl. KAUPITZ-PENZLIN (1901), 146.

Nr.	Ausstellungs-datum	Ausstel-lungsort	Empfänger samt Herkunft	Aussteller	L	G	Aufbewahrungs-ort	Kurzbeschreibung
204.	1768 IV 4	Würzburg	Johann Georg Adam Reissweber, Zell a. See	Johann Baptist Adam	3		Stiftung Julius-spital, Würzburg	lateinisch; ungewöhnliche Umrahmung des Blattes; gezeichnete Wurzel
205.	1768 IX 28	Hamburg	Johann Ludwig Knütter, Zehden	Christian Friedrich Franck		0,5	unbekannt, ehem. PB Knütter[1]	
206.	1769 XII 23	Kaltern	Johann Vigil Parolar, Kaltern	N.N., Apotheker zum Goldenen Löwen	3		FA Peer, Brixen	Konzept
207.	1770 II 20	Heidelberg	Johann Albert Wilhelm Walther, Soest	Johann Wilhelm Thilo		0,5	unbekannt[2]	Initialen der ersten Zeile kalligraphisch verziert
208.	1770 Ostern	Eisenach	Heinrich Christian Gabriel Klunge, Eisenach	Samuel Gotthelf Klunge	4		Thüringer Museum Eisenach	langgestreckte, reich verzierte Initiale; erste Zeile geschmückt
209.	1770 IV 23	Posen	Johann Gottlieb Tiemaier, Posen	Johann Samuel Traugott Grosmann	5	0,5	PB Heilmann, Mainz	kleines Siegel

1 Vgl. KAUPITZ-PENZLIN (1901), 146.
2 Vgl. BEHLMER (1929), 102.

Nr.	Ausstellungs-datum	Ausstel-lungsort	Empfänger samt Herkunft	Aussteller	L	G	Aufbewahrungs-ort	Kurzbeschreibung
210.	1770 VI 1	Vilshofen	Franz Xaver Artman, Straubing	Johann Joseph Schneller	o.A.		GNMN*	lateinisch; reich verziert, u.a. Stadtansicht von Vilshofen; Schreibersignatur (Josephus Grienberger mercator scripsit)
211.	1770 XI 30	München	Tadeus Stralhans, München	Johannes Georg Ambrosius Ambach von Grienfeld	4		unbekannt[1]	großzügige Rokokoumrahmung; breites Siegelband
212.	1771 III 1	Innsbruck	Josef Benedikt Winkler, Innsbruck	Franz Ignaz Winkler	3		Slg. Winkler, Innsbruck*	lateinisch; Verzierungen über der ersten Zeile
213.	1771 III 4	Köln	Johann Jacob van der Pohl, Köln	Johannes Wilhelm Heimbach	4		HA Köln*	lateinisch; Initialen der ersten Zeile mit Ranken verziert; links Baum mit Rasen; oben Doppeladler, Zepter u. Krone; unten Schnörkel
214.	1771 IX 24	Schwaigern	Christian Gottlob Fleiner, Schwaigern	Christoph Gottlieb Mayer	5	1,5	GNMN*	Initiale geschmückt; über der ersten Zeile Schnörkel; kleines rotes Siegel

1 Vgl. MÜLLER-FASSBENDER (1970), 124.

Nr.	Ausstellungs-datum	Ausstel-lungsort	Empfänger samt Herkunft	Aussteller	L	G	Aufbewahrungs-ort	Kurzbeschreibung
215.	1772 IV 16	Berlin	Johann Friedrich Böhme, Halle	Johann Caspar Köhler		6,5	Slg. Böhme, Bernau*, DAH	hochformatig; zwei Steuerstempel
216.	1772 IV 18	Keula	Carl Gottfried Kneiff, Keula	Carl Ludwig Kneiff	4,5		PB Büsing, Oldenburg	kalligraphisch verziert; oberhalb des Textes zwei Putten, umrahmt von Wolken mit Sonne, Mond und Sternen; kleines Siegel
217.	1772 IV 19	Schievel-bein	Adam Ewald Steffen, Bärwalde	Johann Heinrich Gese	6		GNMN*	schlichtes Papierzeugnis; zwei Gebührenstempel oben
218.	1772 IV 20	Fulda	[Johann] Jacob van der Pohl, Köln	Franz Caspar Lieblein		1	vermißt im HA Köln*	
219.	1773 IV 7	Straßburg	[Johann] Jacob van der Pohl, Köln	Beucke		1	vermißt im HA Köln*	
220.	1773 „den ersten Brachmonat" [VI o.A.]	Murten/Schweiz	Friedrich Christian Reisig, Langensalza	Rat der Stadt Murten		4,25	DAH	Papier; keine Verzierungen; vom Hof- und Stadtschreiber erstellt

Nr.	Ausstellungsdatum	Ausstellungsort	Empfänger samt Herkunft	Aussteller	L	G	Aufbewahrungsort	Kurzbeschreibung
221.	1773 IX 29	Marbach	Johann Conrad Staudenmayer, Kirchberg	Johann Heinrich Walter	4		GNMN*	kunstvoll gestaltet; Schmuckelemente sehr fein gezeichnet; in der ersten Zeile alle Buchstaben filigran verziert; breites rosa-grünes Siegelband; Siegel in Holzkapsel
222.	1774 III 18	Karlsruhe	Christoph Gottfried Sachs, [o.A.]	Johann Ernst Bär	3	1	unbekannt[1]	rechts und links Verzierungen, darin Portraits; an drei Seiten eingefaßt von fünffacher Linie; oben Spruchband, gehalten von Engeln
223.	1774 IX 19	Öhringen	Georg Bernhard Roth, Weißenburg	Michael Heinrich Dietzsch	4		StA Erlangen	Initiale und Buchstaben der ersten Zeile geschmückt; links gedrehte Säule, rechts glatte Säule umrankt, klassizistische Säule; oben Rokokoschmuck; kleines Siegel

---

1 Vgl. LINDNER (1927), 32.

Nr.	Ausstellungsdatum	Ausstellungsort	Empfänger samt Herkunft	Aussteller	L	G	Aufbewahrungsort	Kurzbeschreibung
224.	1775 II 1	Rudolstadt	Philipp Christoph Luck, Rudolstadt	Dorothea Katharina Luck, geb. Filß, Witwe des Stadt- u. Landapothekers Erhard Elias Adam Luck	4	0,5	unbekannt	reich gestaltet: verschiedene Figuren, Rokokoelemente, unten Stadtansicht, eingefaßt von zwei Wächtern mit Lanze
225.	1775 III 1	Düsseldorf	Friedrich Jacob Bernago, Niederwesel	Henrich Wilhelm Schöller	4,5	0,5	StA Düsseldorf	großflächige Initiale, Versalien der ersten Zeile verziert; Siegel fehlt; Unterschrift der Witwe Schöller und des Provisors Nickhorn
226.	1775 IV 16	Dresden	Christian Friedrich Lincke, Annaburg	Christian Gottlieb Weinlig	5		GNMN*	Pergament; dreiseitig Schnörkel, oben Adler mit Wappen an den Füßen; blaue Siegelkordel; Siegel in Holzkapsel
227.	1775 IX 30	Fürth	Christian Jacob Müller, Hersbruck	Nicolaus Christoph Fleischauer		1	GNMN	in der ersten Zeile alle Buchstaben geschmückt; Initiale gestreckt, Netzwerk von Schnörkeln oberhalb des Textes

Nr.	Ausstellungs-datum	Ausstel-lungsort	Empfänger samt Herkunft	Aussteller	L	G	Aufbewahrungs-ort	Kurzbeschreibung
228.	1776 IX 28	Erlangen	Ernst Wilhelm Martius, Erlangen	Johann Adam Weiß, Ernst Wilhelm Weinl, Hofapotheker	5		BSB, Nachlaß Martius	Initiale und erste Zeile verziert
229.	1776 IX 28	Baja	Samuel Velits, [o.A.]	Antonius Rettig	o.A.		unbekannt, ehem. Slg. Orient, Klausenburg*	
230.	1776 IX 30	Kitzingen	Jacob Christian Traber, Harburg	Johann Philipp Daniel Billing	3	1,25	PB Hein, Bad Soden	außergewöhnlich reich geschmückt: unten Stadtansicht von Kitzingen, links davon Iustitia, oben Wappen der Stadt; mit Namen des Schreibers „Johann Caspar Hornschuh"
231.	1776 Herbstmesse	Frankfurt/Main	Johann Anton Merck, Darmstadt	Johann Jacob Salzwedel	4		MD	Initiale verziert; Schnörkel über dem Text; braunschwarzes Siegelband; Siegel in Elfenbeinkapsel
232.	1776 X 14	Brixen	Franz Xaver Heinzig, Brixen	Joseph Gregor Koffler	2,75		FA Peer, Brixen	Konzept

Nr.	Ausstellungs-datum	Ausstel-lungsort	Empfänger samt Herkunft	Aussteller	L	G	Aufbewahrungs-ort	Kurzbeschreibung
233.	1777 [o.A.]	Weinheim	Leonhard Anton Poh, Worms	Conrad Friedrich Thilo			unbekannt, ehem. Slg. Reber, Genf[1]	
234.	1777 II 23	Kaltern	Johannes Beer, Kurtasch	Anton Jacob Seeber	4		FA Peer, Brixen	lateinisch
235.	1777 III 28	Stuttgart	Philipp Friedrich Palm, Schorndorf	Philipp Johann Ehrengott Gmelin	4		PB Palm, Schorndorf	schön gestaltet; oben Büsten verschiedener Gelehrter, z. B. von Dioskurides, Galen, Paracelsus; Verzierungen mit Schnörkeln und Ranken
236.	1777 VIII 30	Aachen	Franz Wilhelm Dinckelberg, Köln	Reinhard Anton Hohlen	4		KA Kempen	keine Verzierungen; kleines Siegel; vermutlich von Hohlen selbst geschrieben
237.	1778 III 31	Coburg	Ernst Wilhelm Martius, Erlangen	Christian Wilhelm Prick		1	BSB, Nachlaß Martius	Initiale und erste Zeile geschmückt
238.	1778 [o.A.]	Straubing	Johann Georg Niedermayr, [o.A.]	Michael Vogl		1,5	StA München	lateinisch
239.	1779 IV 14	Kaltern	Johann Paul Peer, Kurtatsch	Anton Jacob Seeber		1	FA Peer, Brixen	lateinisch

1 Vgl. FLÜCKIGER (1894), 306.

Nr.	Ausstellungs-datum	Ausstellungsort	Empfänger samt Herkunft	Aussteller	L	G	Aufbewahrungsort	Kurzbeschreibung
240.	1779 X 1	Paderborn	Anton Joseph Henkenius, [o.A.]	Bartholome Crämer	5,5		unbekannt, zuletzt PB Krauthausen, Köln[1]	links eine Miniatur, die einen Apotheker mit gepuderter Perücke hinter seinem Rezepturtisch zeigt; oberhalb der ersten Zeile zwei Löwen, die einen Mörser mit Pistill halten
241.	1779 X 15	Frankfurt/Main	Johann Peter Ernst Loehr, Kastellaun	Johann Jacob Casimir Leonhardi		0,5	DAH	keine Verzierungen
242.	1780 IV 20	Straßburg	Jacob Christian Traber[2], Harburg	Jacob Reinbold Spielmann		1	PB Hein, Bad Soden	Vordruck, persönliche Daten von Hand eingetragen; umrahmt von Rokokoelementen; oben Stadtansicht; unten im Medaillon ein sitzender Hirsch; breites Siegelband; Siegel anhängend
243.	1780 IX 21	Karlsruhe	Christoph Gottfried Sachs, Karlsruhe	Johann Ernst Bär		0,5	GNMN	links und oben Verzierungen

1 Vgl. VIERKOTTEN (1969), 99.
2 Im Originaltext wird der Name mit D begonnen; es handelt sich jedoch offensichtlich um denselben Gehilfen, der schon das Dokument aus Kitzingen erhalten hatte (1776).

Nr.	Ausstellungsdatum	Ausstellungsort	Empfänger samt Herkunft	Aussteller	L	G	Aufbewahrungsort	Kurzbeschreibung
244.	1781 IV 5	Bayreuth	Philipp Friedrich Palm, Schorndorf	Johann Friedrich Oertel		3,5	GNMN	Zeugnisabschrift
245.	1781 IV 15	Lauf	Johann Michael Schiller, Windsheim	Johann Jacob Jergius	2		GNMN*	alle Buchstaben der ersten Zeile, besonders die Initialen, verziert; gelbschwarze Siegelkordel; Siegel anhängend; besondere Formulierung: „spreche demnach ihm[...] seiner Lehrjahre frey quitt und los"
246.	1781 VIII 31	Tondern	Johann Peter Pust, Hamburg	Carl Friedrich Wilhelm Holzendorff	7		GNMN, graph. Samml.	schnörkelig; unten Darstellung eines Apothekenlaboratoriums; oben aufgeklebte Gebührenmarke (1 Reichstaler)
247.	1782 IV 4	Militsch/Schlesien	Carl Friedrich Hieltscher, Wirschkowitz	Gottlieb Siegfried Goede	6	1	GNMN*	sehr schön verziert; alle Buchstaben der ersten Zeile geschmückt; Gebührenstempel, Siegel in Holzkapsel

Nr.	Ausstellungsdatum	Ausstellungsort	Empfänger samt Herkunft	Aussteller	L	G	Aufbewahrungsort	Kurzbeschreibung
248.	1783 IV 10	Regensburg	Ernst Wilhelm Martius, Erlangen	Conrad Christian Pflanz		1,5	BSB, Nachlaß Martius	Initiale leicht verziert; Aussteller bescheinigt Tätigkeit beim Vater und bei sich selbst
249.	1784 IV 2	Augsburg	Johann Michael Schiller, Windsheim	Johannes Biermann		2	GNMN*	insgesamt grob ausgeführt: Stab umrankt von Wein; Gestalt mit Ananas; kleines Siegel
250.	1784 X 21	Freiberg/Sachsen	Christian Friedrich Müller, Frohnau	Georg Christoph Müller	5		GNMN*	großformatig; sehr schön gestaltet; Brunnen mit Seilwinde, daran aufgewickelt Siegelkordel; Siegel anhängend
251.	1785 V 26	Ostheim	Johann Christoph Seiz, [o.A.]	Johann Joseph Heym	4		Thüringer Museum Eisenach	erste Zeile verziert; oben rechts Putte mit Salbengefäß, oben links Mörser; in der Mitte zwei Phiolen, eingerahmt von Lorbeerkranz; Siegel fehlt

Nr.	Ausstellungs-datum	Ausstel-lungsort	Empfänger samt Herkunft	Aussteller	L	G	Aufbewahrungs-ort	Kurzbeschreibung
252.	1786 Ostern	Erlangen	Johann Gottlieb Leberecht Schenck[1]	Johann Christian Frischmann	5		DAH	langgezogene geschmückte Initiale, sonst schlicht; Schrift verblaßt; breites Siegelband
253.	1786 III 10	Krimmitz-schen	Johann Christian Hellwig, Stenn b. Zwickau	Johann Gottlieb Haase	6		unbekannt[2]	Pergament; schnörkelig verziert
254.	1787 II 1	Wetzlar	Philipp Hiepe, Wetzlar	Stehtler, Stadtphysicus		o.A.	PB Straberger-Schneider, Wetzlar	
255.	1787 III 31	Oetting	[Johann] Georg Niedermayr, München	Simon Henricus Braun	3		StA München	lateinisch; in der ersten und zweiten Zeile verzierte Buchstaben; Rest schlicht
256.	1788 II 3	Weiden	Georg Martin Kron, Weiden	Johann Simon Miedel	6		PB[3]	reichhaltig gestaltet: Apothekendarstellungen, klassizistische und Rokokoelemente nebeneinander verwendet

1 Hinweis im Text auf die Herkunft des Gehilfen nicht mehr lesbar
2 Text und Beschreibung vgl. HELLWIG (1891), 460.
3 Abbildung vgl. APOTHEKER-KALENDER (1997), Blatt 3.

Nr.	Ausstellungsdatum	Ausstellungsort	Empfänger samt Herkunft	Aussteller	L	G	Aufbewahrungsort	Kurzbeschreibung
257.	1788 III 28	Xanten	Peter Bock, Eschweiler	Joh[ann] Reinh[ard] Wilhelm Schmithals		1	Nordrhein-Westfälisches HauptSA Düsseldorf	hochformatig; auf der Rückseite weitere Gehilfenzeit von 3,25 Jahren bestätigt; Gebührenstempel
258.	1788 VI 2	Straubing	Johann Georg Niedermayr, München	Jacob Ildephons Baumgartner		1,2	StA München	lateinisch
259.	1789 IV 8	Gudensberg	Johann Moritz Kunckel, Wetter	Johann Carl Jakob Ottleben	3		PB Meyer, Münster	von Ottleben selbst geschrieben
260.	1789 IV 11	Biberach	Georg Friedrich Stecher, Biberach	Johann Jacob Christian Egen	5		Städt. Slg. Biberach	reich geschmückte Initialen; oberhalb des Textes und zwischen den ersten vier Zeilen Schnörkel; Siegel in Holzkapsel
261.	1789 VII 20	München	[Johann] Georg Niedermayr, [München]	Michael Vogl		1,5	StA München	Zeugnisabschrift

Nr.	Ausstellungs-datum	Ausstel-lungsort	Empfänger samt Herkunft	Aussteller	L	G	Aufbewahrungs-ort	Kurzbeschreibung
262.	1790 II 28	Donau-wörth	Johannes Matthias Zaubzer, München	Johannes Andreas Mayer		o.A.	unbekannt, ehem. PB Fam. Fasching, München*[1]	lateinisch; mehrfarbige Rokokoumrahmung; Putten mit Destillierofen und Mörser; Familienwappen der Zaubzers
263.	1790 IX 8	Zweibrük-ken	Johann Moritz Kunckel, Wetter	Johann Emanuel Schultz		0,3	PB Meyer, Münster	Initialen geschmückt; anderer Entlaßgrund als gewöhnlich
264.	1791 IV 16	Berlin	Johann Georg Heinrich Zöpfel, Schievelbein	Johann Friedrich Bell	5	0,5	unbekannt, ehem. Slg. Gelder[2]	
265.	1791 Ostern	Jüterborg	Gotthelf Traugott Schür, Annaburg	Johann Carl Gottlieb Flemming	o.A.		PHMB	rundum grobe goldschwarze Schnörkel
266.	1792 III 1	Diepholz	Johann Ebermaier, Melle	Justus Gerhard Brauer	5		PB Ebermaier, Melle	
267.	1792 IV 17	Passau	[Johann] Georg Niedermayr, München	Johann Franz Victorini, Passau		4	StA München	lateinisch; Papier

1 Vgl. FERCHL (1938), 5.
2 Vgl. GELDER (1936), 900.

Nr.	Ausstellungsdatum	Ausstellungsort	Empfänger samt Herkunft	Aussteller	L	G	Aufbewahrungsort	Kurzbeschreibung
268.	1792 IX 28	Waslenheim	Johann Moritz Kunckel, Wetter	C.S. Geisler		1,25	PB Meyer, Münster	schlicht; von Geisler selbst geschrieben
269.	1793 IX 29	Weißenburg	Johann Andreas Fleischauer, Nürnberg	Johann Albrecht Friedrich Stöber	5	1	GNMN*	Initiale langgezogen; Versalien der ersten Zeile verschnörkelt; Siegel fehlt
270.	1793 IX 30	Grimma	Johann Carl Gottlob Born, Grimma	Johann Gottfried Gerboth	5		unbekannt, ehem. Apotheke zum Schwarzen Adler, Grimma[1]	dreiseitig mit Schnörkeln verziert, oben Stadtansicht; Siegel anhängend
271.	1794 [o.A.]	Nürnberg	Andreas Schlichting, Anspach	Johann Christoph Jacob Knopf	5		unbekannt[2]	langgezogene Initiale; oben dreiteiliges Nürnberger Wappen
272.	1794 II 6	Bozen	Franz Winkler, Innsbruck	Joseph Johann Maria Neipper	2		Slg. Winkler, Innsbruck*	lateinisch; Papier; hochformatig
273.	1794 III 9	Straßburg	Johann Moritz Kunckel, Wetter	Carl Friedrich Spielmann		1,5	PB Meyer, Münster	französisch; von Spielmann selbst verfaßtes Zwischenzeugnis

1 Vgl. [N.N.] (1930), 15.
2 Vgl. BRUNNER (1932), 17.

Nr.	Ausstellungs-datum	Ausstel-lungsort	Empfänger samt Herkunft	Aussteller	L	G	Aufbewahrungs-ort	Kurzbeschreibung
274.	1795 III 27	Brixen	Karl von Miller, Brixen	Johannes Paul Peer	3		FA Peer, Brixen	Konzept
275.	1795 IV 24	Großglogau	Ernst Benjamin Hoffmann, Lüben	Carl Gottfried Zebuhle	5	0,5	GNMN*	Initiale und alle Buchstaben der ersten Zeile verziert; Gebührenstempel (sechs Groschen)
276.	1795 IX 12	Bernau	Johann Friedrich Böhme, Bernau	Johann Friedrich Böhme	4	2	Slg. Böhme, Bernau*, DAH	hochformatig; oben zwei Steuerstempel
277.	1795 XII 12	Wusterhausen	Johann Friedrich Böhme, Bernau	Heinrich August Kermer		0,25	Slg. Böhme, Bernau*, DAH	keine Verzierungen
278.	1796 III 1	Straßburg	Johann Moritz Kunckel, Wetter	Carl Friedrich Spielmann		3,5	PB Meyer, Münster	Vordruck; persönliche Daten eingetragen
279.	1796 III 24	Wertheim	Christian Plaz, Wertheim	Fockelmann, Provisor	4		StA Wertheim	Initialen der ersten Zeile verziert; oberhalb des Textes einfache Schnörkel; kleines Siegel
280.	1797 IV 18	Gudensberg	Carl Friedrich Sander, Gudensberg	Joh[ann] Carl Jacob Ottleben	4		AMH	Papier; vom Apotheker selbst geschrieben

Nr.	Ausstellungs- datum	Ausstel- lungsort	Empfänger samt Herkunft	Aussteller	L	G	Aufbewahrungs- ort	Kurzbeschreibung
281.	1797 V 1	Mülheim/ Ruhr	Benedikt Overham, Werden/Ruhr	Johann Friedrich Künzel	5		unbekannt; Text überliefert[1]	
282.	1797 V 14	Bruneck	Johannes Peer, [Brixen]	Johann Baptist Zieglauer		3,25	FA Peer, Brixen	keine Verzierungen
283.	1798 IX 24	Schneeberg	Carl Christian Lorenz, Schwar- zenberg	Johann Friedrich Benedikt Breuel	6	3,5	Heimatmuseum Greußen	rechts, links und oben einfache runde Schnör- kel; Initialen verziert; Siegel in Holzkapsel
284.	1799 IV 4	Bernau	Johann Friedrich Böhme, Bernau	Johann Friedrich Böhme		3,5	Slg. Böhme, Bernau*, DAH	keine Verzierungen
285.	1801 IX 27	Berlin	Johann Friedrich Böhme, Bernau	Johann Christian Carl Schrader		2	Slg. Böhme, Bernau*, DAH	keine Verzierungen
286.	1804 I 1	Ochsenhau- sen	Johann Michael Grozer, [o.A.]	Marcus Egenho- fer		2	Slg. Dörr, DAH	lateinisch
287.	1806 Ostern	Grimma	Gustav Riedel, Grimma	Joh[ann] Gottfried Gerboth	6		PB Jansen-Balke, Wuppertal- Cronenberg	erste Zeile verschnör- kelt; Siegel fehlt
288.	1807 [o.A.]	Berlin/ Tiefensee	Georg Wilhelm Möhring [o.A.]	Heinrich Daniel Friedrich		0,75	GNMN	keine Verzierungen

1 Vgl. INGENDOH (1985), 67.

Nr.	Ausstellungs-datum	Ausstellungsort	Empfänger samt Herkunft	Aussteller	L	G	Aufbewahrungsort	Kurzbeschreibung
289.	1807 III 22	Gera	Carl Heinrich Kuntze, Zeulenroda	Carl Christian Kirchhoff	5		StA Herborn	
290.	1811 I 15	Brixen	Franz Robel, Bozen	Johann Peter Paul Peer	3		Slg. Winkler, Innsbruck*[1]	lateinisch; Oblatensiegel
291.	1811 I 29	Stuttgart	Herr Palm, Schorndorf	August Reuß		1,25	PB Palm, Schorndorf	Papier; hochformatig
292.	1812 Ostern	Aschersleben	Friedrich Franz Tuchnen, Lehburg	Gottlieb Günther	5		DAH	hochformatig; oben zwei Bildnisse als Verzierungen; gezeichnete Umrahmung; kleines Siegel
293.	1814 IX 30	Straßburg	[Heinrich] Emanuel Merck, Darmstadt	Carl Friedrich Spielmann		1	MD	Vordruck; persönliche Daten eingetragen
294.	1819 IX 19	Innsbruck	Franz Robel, Bozen	Franz Ignaz Winkler		7	Slg. Winkler, Innsbruck*	lateinisch

1 Das Konzept zu diesem Zeugnis befindet sich im FA Peer, Brixen.

Nr.	Ausstellungsdatum	Ausstellungsort	Empfänger samt Herkunft	Aussteller	L	G	Aufbewahrungsort	Kurzbeschreibung
295.	1819 IX 29	Oelsnitz/ Vogtland	Christoph Carl Schwalbe, Regnitzlosau	Ernst Gottlob Bauer	6		GNMN*	rechts und links je eine Schlange um einen Stab gewickelt; Siegel von Apotheker und Stadtphysicus; Gebührenstempel (zwei Groschen)
296.	1826 X 19	Brixen	Franz Winkler, Innsbruck	Johann Peter Paul Peer	4		Slg. Winkler, Innsbruck*	lateinisch
297.	1827 IV 30	Bozen	Franz Winkler, Innsbruck	Franz Xaver Eberlin		0,5	Slg. Winkler, Innsbruck*	
298.	1827 XI 1	Innsbruck	Franz Winkler, Innsbruck	Franz Robel, Provisor		0,5	Slg. Winkler, Innsbruck*	
299.	1833 X 1	Berlin	Johann Friedrich Ferdinand Böhme, Bernau	Lezius, Stadtapotheker	4		Slg. Böhme, Bernau*, DAH	keine Verzierungen
300.	1834 III 30	Züllichau	Johann Friedrich Ferdinand Böhme, Bernau	H.L. Berend		0,5	Slg. Böhme, Bernau*, DAH	keine Verzierungen
301.	1836 X 1	Potsdam	Johann Friedrich Ferdinand Böhme, Bernau	Scherlemmer, Hofapotheker		2,5	Slg. Böhme, Bernau*, DAH	keine Verzierungen

9.2. Tabelle der Empfänger in alphabetischer Reihenfolge

Die folgende Tabelle listet alle Empfänger der untersuchten Dokumente in alphabetischer Reihenfolge auf. Die zugeordnete Nummer verweist auf die entsprechende Zeile in Tabelle 9.1.

Familienname	Vorname								
Angerer	Johann Georg	57							
Arnoldi	Johann Christian	186							
Artman	Franz Xaver	210							
Bärner	Christian Nicolaus	77							
Becher	Johann Matthias	110							
Beer	Johannes	234							
Beere	David	3							
Bernago	Friedrich Jacob	225							
Berner	Christian Jacob	137	138						
Bernoulli	Franz	88							
Biran	Johann Melchior	16							
Birnbaum	Caspar	11							
Bock	Peter	257							
Böhme	Johann Friedrich	189	191	196	199	215	276	277	284	285
Böhme	Johann Friedrich Ferdinand	299	300	301					
Born	Johann Carl Gottlob	270							
Brasewurm	Daniel Siegmund	96							
Caspari	Johann Burckhardt	79							
Cleuver	Johann Heinrich	46	49	53					
Conradi	Joh[ann] Caspar	105							
Corvinius	Johann Heinrich	202							
Dietrichs	Gottfried	31							
Dinckelberg	Franz Wilhelm	236							
Dinckelberg	Otto Heinrich	140							
Ditel	Alexander Jacob	23							
Dittel	Benedikt Constantin	58							
Ebermaier	Heinrich Christoph	162	166	170	175				
Ebermaier	Johann	266							
Eckhart	Johann Jacob	51							
Ecklin	Daniel	1	2						

Eggers	Tobias Johannes	135						
Einert	Ernst Wilhelm	165						
Fayd	Paul	113						
Ferster	Maria Elisabetha	168						
Firbas	Franz	82						
Fischer	Franz Andreas	143	151					
Fleiner	Christian Gottlob	214						
Fleischauer	Johann Andreas	269						
Fockelmann	Ferdinand Friedrich	178	185					
Frickhard	Abraham	121						
Friderich	Hans Jacob	32						
Friedrich	Conrad Philipp	21						
Gottfried	Friedrich Wilhelm	24	26	28	68	71	73	
Gottfried	Johannes	12						
Griepenkerl	Caspar Justus	134						
Grozer	Johann Michael	286						
Grüwel	Carl Amadeus	127						
Halbgebauer	Johann Benjamin	116						
Hartleben	Wilhelm Ludewig Christoph	177						
Hartmann	Friederich	131						
Haumblecher	Elias	120						
Heimbach	Johann Wilhelm	90						
Heinzig	Franz Xaver	153	232					
Held	Jacob Andreas	60						
Hellwig	Johann Christian	253						
Hemman	Hans Jacob	29						
Hemmelmann	Johann Christoph	146						
Henckel	Johann Christoph	119						
Henkenius	Anton Joseph	240						
Henrizi	Burkhard Ludwig	183						
Henschen	Jacob	173						
Heßling	Emanuel Christoph	111						
Heyles	Christian Burckhard	27						
Hieltscher	Carl Friedrich	247						
Hiepe	Johann Carl	98	101	106	112	114	118	
Hiepe	Philipp	254						
Hockelmann	Johann Arnold	107						

Hoffmann	Ernst Benjamin	275						
Hormannseder	Joseph Richard	155						
Höschell	Lorenz Daniel	117						
Huber	Johann Jacob	45						
Ideler	David Gottlieb	180						
Jordan	Gotthilf	132						
Kleinow	Christian Friedrich	70						
Klunge	Heinrich Christian Gabriel	208						
Klunge	Johann Christoph Gotthelf	184						
Klunge	Johann Friedrich August	201						
Kneiff	Carl Gottfried	216						
Knütter	Johann Ludwig	176	179	193	198	205		
Köhler	Johann Caspar	64						
Köhler	Johann Friedrich	41	42	43				
Krafft	Johann Antonius	35						
Kramer	Friedrich Theodor	197						
Kron	Georg Martin	256						
Kunckel	Johann Moritz	259	263	268	273	278		
Kunze	Carl Heinrich	289						
Lappe	Johann Nicolaus	123						
Lavater	Johann Conrad	14	15					
Leineker	Lorenz	30						
Liebherr	Benedict Ignaz	142						
Lieblein	Franz Nikolaus	100						
Linck	Johann Heinrich	160						
Lincke	Christian Friedrich	226						
Loehr	Johann Peter Ernst	241						
Lohse	Franz Heinrich	164						
Löper	Johann Christian	136						
Lorbeer	Reinhold Gottlieb	192						
Lorenz	Carl Christian	283						
Luck	Philipp Christoph	224						
Martius	Ernst Wilhelm	228	237	248				
Megenhardt	Georg Michael	81						
Megenhardt	Johann Friedrich	159						

Menne	Mennas	62							
Merck	[Heinrich] Emanuel	293							
Merck	Johann Anton	231							
Merck	Johann Justus	139	154						
Meyer	Johann Friedrich	95							
Michel	Johann Balthasar	69							
Michel	Johann Christian	144							
Miller	Karl von	274							
Miltz	Johann Friedrich	33							
Möhring	Georg Wilhelm	288							
Möhrlin	Adrian	109							
Möllenhoff	Andreas	171							
Möricke	Albrecht Ludwig	92							
Müller	Christian Friedrich	250							
Müller	Christian Jacob	227							
Neipper	Joseph Maria	169							
Neuhaußer	Johann Ludwig	59							
Niedermayr	Johann Georg	238	255	258	261	267			
Novotny	Joseph	195							
Oertel	Johann Friedrich	37	38	40	44	48	78	83	85	86
Overbeck	Heinrich Carl	188	194						
Overham	Benedikt	281							
Palm	Herr	291							
Palm	Philipp Friedrich	235	244						
Palm	Philipp Heinrich	108	161						
Parolar	Johann Vigil	206							
Pauli	Friedrich	103							
Peer	Johann Paul	239							
Peer	Johannes	282							
Pfaler	Johann Wilhelm	47	55						
Pfaler	Justus	17	18	19	20	22			
Pfister	Johann Jacob	72	76						
Plaz	Christian	279							
Poh	Leonhard Anton	233							
Pohl	Johann Jacob van der	213	218	219					
Poppe	Johann Gottfried	102							
Pust	Johann Peter	246							

Reisig	Friedrich Christian	220	
Reissweber	Johann Georg Adam	204	
Richter	Johann Anton	187	
Richter	Johann Joseph	128	
Riedel	Gustav	287	
Robel	Franz	290	294
Roemer	Andreas Henricus	125	
Röhl	Johann Julius Friedrich	203	
Rosenfeld	Johann Bernhard	167	
Roth	Georg Bernhard	223	
Sachs	Christoph Gottfried	222	243
Saladin	Johann Carl	13	
Salchli	Adam	61	
Salzwedel	Johann Jacob	104	
Salzwedel	Nicolaus	25	
Sander	Albrecht	126	
Sander	Carl Friedrich	280	
Sander	Johann Jacob	84	
Sann	Johann Bartholome	122	
Schaller	Philipp Bonaventura	156	
Schenck	Johann Gottlieb Leberecht	252	
Schiller	Johann Michael	245	249
Schilling	Bartholomeus	4	
Schlichting	Andreas	271	
Schmid	Georg Conrad	133	
Schmidt	Johannes	9	
Schnell	Johann Jacob	145	
Schöneck	Johann Georg	175	
Schönenberg	Gottfried Caspar Peter	97	
Schür	Gotthelf Traugott	265	
Schwalbe	Christoph Carl	295	
Schwarz	Wilhelm	6	7
Seiz	Johann Christoph	251	
Senckenberg	Conrad Hieronymus	93	
Siltman	Rudolph	34	

Spielmann	Johann Jacob	67							
Spindler	Georg Friedrich	52							
Sprenger	Johann Carl Christian	157	163	182					
Staudenmayer	Johann Conrad	221							
Stecher	Georg Friedrich	260							
Stecher	Johann Georg	89							
Steffen	Adam Ewald	217							
Stöberl	Leonhart	5							
Stralhans	Tadeus	211							
Struve	Benjamin August	129							
Supprian	Friedrich Leberecht	124							
Svoboda	Joseph Adalbert	148							
Techrosius	Florian	63							
Tiemaier	Johann Gottlieb	209							
Traber	Jacob Christian	230	242						
Triess	Franz	54							
Tuchnen	Friedrich Franz	292							
Ulrici	Heinrich Wilhelm	149	158	172					
Unfriedt	Georg Conrad	10							
Velits	Samuel	229							
Victorini	Johannes	181							
Voß	Jacob Friedrich	147							
Wagner	Johann Josef	74							
Wagner	Otto Balthasar	65							
Walter	Georg Wilhelm	200							
Walther	Johann Albert Wilhelm	207							
Walther	Johann Wilhelm	75	80						
Weber	Joseph	130							
Weill	Jodefridus	36							
Weiße	Melchior	8							
Wiebeking	Abraham Wilhelm	150							
Winkler	Franz	272	296	297	298				
Winkler	Franz Ignaz	50	56	87	91	94	99	190	
Winkler	Josef Benedikt	212							
Witte	Diederich Christoffer	115							

Wohl	Martin	141							
Wohlgeschaffen	Joh[ann] Caspar	39							
Zander	Johann Andreas	66							
Zaubzer	Johannes Matthias	262							
Zeyler	Caspar	152							
Zöpfel	Johann Georg Heinrich	264							

9.3. Tabelle der Aussteller in alphabetischer Reihenfolge

Die folgende Tabelle listet alle Aussteller der untersuchten Dokumente in alphabetischer Reihenfolge auf. Die zugeordnete Nummer verweist auf die entsprechende Zeile in Tabelle 9.1.

Familienname	Vorname			
Aboedt	Adam	18		
Adam	Johann Baptist	204		
Aschenborn	Georg Friedrich	136		
Augsburg	Rat der Stadt	6		
Bär	Johann Ernst	222	243	
Bauer	Ernst Gottlob	295		
Baumgartner	Jacob Ildephons	258		
Becker	Johannes Franciscus	191		
Becker	Nikolaus Engelbert	138		
Bell	Johann Friedrich	264		
Bender	Cornelius	118		
Bender	Johann Peter	54		
Bender	Johannes Conrad	21		
Berchfeld	Heinrich	23		
Berend	H.L.	300		
Berger	Johann Samuel v.	147	150	
Bernoulli	Hieronymus	121		
Beucke		219		
Beurer	Christoph Daniel	72	89	
Beyer	Johann	16		
Bieler	Christian	40		
Biermann	Johannes	59	249	
Biermann	Witwe des Johannes	115		

Billing	Johann Philipp Daniel	230	
Böhme	Johann Friedrich	276	284
Bollenius	Martin	34	
Brauer	Justus Gerhard	266	
Braun	Simon Henricus	255	
Breuel	Johann Friedrich Benedikt	283	
Breutigam	Michael	17	
Burgstaller	Anton Joseph	113	
Büttner	Johann Gottfried	106	
Chenal	Joh[ann] Jacob de la	200	
Christman	Sebastian	44	
Clausius	Johann Gottlob	124	
Crämer	Bartholome	240	
Curtius	Arnold	171	
Dehner	Johann Georg	116	
Dempwolff	August Friedrich	174	
Deneker	Johann Werner	98	
Dieterich	Gottlieb Christoph	123	
Dietzsch	Michael Heinrich	223	
Dorrer	Erben des Apothekers	22	
Drechsler	Gotthold Melchior	167	
Eberlin	Franz Xaver	297	
Edward	Friedrich	78	
Egen	Johann Jacob Christian	260	
Egenhofer	Marcus	286	
Eglinger	Johann Friedrich	14	
Eglinger	Johannes	63	
Elenbrecht	Otto Anton	71	
Engelland	Heinrich	25	
Engelmann	Christian Wilhelm	178	
Engelmann	Ferdinand Christian	107	
Enroth	Franz Andreas	142	
Fabricius	Johann Christian	202	
Ferber	Joh[ann] Henr[ich]	198	
Fetzer	Anton Menrad	120	
Fiebiger	Carl Gottlob	180	
Fleischauer	Nicolaus Christoph	227	
Flemming	Johann Carl Gottlieb	265	
Fockelmann		279	
Fockhy	Daniel Leopold	56	
Foelen	Johann Konrad	35	
Franck	Christian Friedrich	164	205

Franck	Johannes Adolph	46	
Francke	Johann	103	
Freyern geb. Pauli	C.M.D.	189	
Friedrich	Heinrich Daniel	288	
Frischmann	Johann Christian	252	
Fuchs	Johann Franz	95	
Fürcht	Carl Christian	131	
Gärtner	Johann Georg	108	161
Gebhardt	Johann Wolfgang	28	
Geiger	Gottfried	117	
Geisler	C.S.	268	
Georgi	C.J.	193	
Georgi	Friedrich August	111	
Gerboth	Johann Gottfried	270	287
Gese	Johann Heinrich	217	
Gmelin	Friedrich Ludwig	154	
Gmelin	Philipp Johann Ehrengott	235	
Goede	Gottlieb Siegfried	247	
Gottfried	Johannes	24	
Gredus	Sigmund	2	
Greimolt	Joseph Melchior	86	
Greuhm	Johannes Andreas	73	163
Grienfeld	Johannes Georg Ambrosius Ambach von	211	
Grosmann	Johann Samuel Traugott	209	
Günther	Gottlieb	292	
Haase	Johann Gottlieb	253	
Hahn	Friedrich	11	
Heidelberg	Kurpfalz-Hof-Apotheker	27	
Heimbach	Johannes Wilhelm	213	
Heinzig	Franz Xaver	190	
Henrici	Johann Matthias	185	
Herbst	Joseph	152	
Herzog	Andreas	49	
Heym	Johann Joseph	251	
Hildesheim	Rat der Stadt	162	
Hingeler	Carl	9	
Hohlen	Reinhard Anton	236	
Holzendorff	Carl Friedrich Wilhelm	246	
Horn	Michael	60	
Huth	Heinrich Friedrich	77	
Jacob	Johann Christoph	271	

Jäger	Adriana Wilhelmina	75		
Jergius	Johann Jacob	245		
Julianis	Johannes Baptist	20		
Keiser	Jacob Heinrich	194		
Kellner	Hans Leonhard	104		
Kelten	Witwe des Rudolph Heinrich	137		
Kermer	Heinrich August	277		
Kinger	Johann Joseph	128		
Kirchhoff	Carl Christian	289		
Kläner	Rudolph	188		
Klunge	Samuel Gotthelf	184	201	208
Knecht	Bartholome	122		
Kneiff	Carl Ludwig	216		
Koffler	Joseph Gregor	232		
Köhler	Johann Caspar	215		
Kornetter	Johann Samuel	42		
Kosak	Johannes Mauritius Michael	125		
Kösters	Johann Andreas	140		
Kraegelius	Johann Ludwig	84		
Krauße	C.N.	119		
Kuntz	Christian Ludwig	130		
Künzel	Johann Friedrich	281		
Lang	Jacob Crescencian	62		
Lange	Joh[ann] Carl	196		
Lauprecht	Christoph	41		
Lehmannschen Apotheke	Inhaber u. Provisor	70		
Leincker	Paul Canut	192		
Leipold	Johann Georg	183		
Leonhardi	Johann Jacob Casimir	241		
Leube	Franz Anton	155		
Leuchtenhandt	Adolph Wilhelm	85		
Lezius		299		
Lieblein	Franz Caspar	218		
Linck	Heinrich	31		
Lindwurm	Urbanus	68		
Luck	Dorothea Katharina	224		
Marggraf	Henning Christian	129	132	
Mayer	Christoph Gottlieb	214		
Mayer	Johannes Andreas	262		
Mayr	Christoph	47		
Merck	Georg Friedrich	65		
Merck	Johann Franz	79		

Meyer	Antonius	3	
Meyer	Gotthold Christian	139	
Michel	Johann Georg	58	69
Miedel	Johann Simon	256	
Mitosch	Paulus	30	
Moeys	Jacobus	12	
Möller	Lucas	66	
Möricke	Bartholomäus	92	
Mozer	Johannes	15	
Müller	Georg Christoph	250	
Müller	Johann Heinrich	90	
Müller	Johann Matthäus	99	
Müller	Witwe des Johann Wilhelm	80	
Münsterberg	Bürgermeister und Ratsmannen der Stadt	8	
Murbach	Johannes	81	
Murten	Rat der Stadt	220	
N.N.		206	
Neipper	Joseph Johann Maria	272	
Neubeck	Wilhelm Friedrich	165	
Neumann	Caspar	96	105
Neumeyr	Johann Christoph Theophil	153	169
Neuwerths	Heinrich	97	
Niedermayer	Franz Anton	133	
Niedt	Johann Ludewig	199	
Nolden	Anton	36	
Noli	Johann Georg	74	
Oertel	Johann Friedrich	244	
Orthmayr	Franz Xaver	168	
Ottenfelt	Wenzeslaus Lavin v.	53	
Ottleben	Johann Carl Jakob	259	280
Peer	Johann Peter Paul	290	296
Peer	Johannes Paul	274	
Perger	Wolfgang	37	
Pfaler	Johann Wilhelm	94	
Pflanz	Conrad Christian	248	
Pflanz	Johann Tobias	144	158
Praetorius	Johann Christian	166	
Prick	Christian Wilhelm	237	
Rebelt	Johann Andreas	179	
Reitzen	Gabriel	92	
Renz	Abel	109	

Rettig	Antonius	229	
Reuß	August	291	
Rhedi	Nicolaus	4	
Richter	Johann Joseph	187	
Ritter	Dorothea Barbara	33	
Ritter	Johann Caspar	146	
Ritter	Johann Christoph	175	
Ritter	Maria Barbara	182	
Robel	Franz	298	
Rösling	Johannes	112	
Roßler	Burckhard Ludwig	114	
Roths	Johann Friedrich	163	
Rühle	Caspar Conrad	160	173
Saladin	Johann Georg	9	10
Salzwedel	Johann Jacob	231	
Sander	Bodo Christoph	134	
Sauer	Johann Andreas	156	
Schaffner	Johann Christoph	186	
Scherlemmer		301	
Scheube	Johann Christian	177	
Schild	Johanna Elisabeth	157	
Schlichteweg	Albert Anthon	102	
Schmedicke	Samuel	176	
Schmid	Johannes Wolfgang	19	
Schmithals	Joh[ann] Reinh[ard] Wilhelm	257	
Schneller	Johann Joseph	210	
Schoeps	Martin	67	76
Schöller	Henrich Wilhelm	225	
Schönemann		45	
Schrader	Johann Christian Carl	285	
Schrod	Maria Sabina	100	110
Schultz	Johann Emanuel	263	
Schumacher	Johann Henrich	197	
Schumacher	Johann Melchior	135	
Schwanckhardt	Johann Daniel	172	
Schwartzmann	Georg	43	
Schweinfurt	Rat der Stadt	7	
Schwenter	Johann Christoph	83	
Seeber	Anton Jacob	234	239
Semblrock	Joh[ann] Georg	151	
Seyffert	Johann Georg	50	57
Sigel	Joseph Friderich	159	

Sommerhoff	Johann Christoph	52		
Spielmann	Carl Friedrich	273	278	293
Spielmann	Jacob Reinbold	242		
Stahl	Georg Ernst	179		
Stang	Georg Bernhard	48		
Steding	Carl Gottlob	172		
Stehtler		254		
Stein	Gottfried	38		
Stöber	Johann Albrecht Friedrich	269		
Stockhausen	David	51		
Stöckl	Alexander	55		
Strobelberge	Georg Sigmund	26		
Ströhlin	Brüder	126		
Ströhlin	Friedrich	39		
Suter	Johannes	29	32	
Thilo	Conrad Friedrich	233		
Thilo	Johann Wilhelm	207		
Thomas	Georg Leopold	82		
Tillmetz	Maximilian Matthäus	91		
Trapp	Johann Friedrich	149		
Ulbricht	Joseph	148	195	
Uschall	Lukas	1		
Victorini	Johann Franz	267		
Vogel		93		
Vogl	Michael	238	261	
Wabst	Arend Jacob	203		
Wagner	Philipp Christian	145		
Waldtman	Bartholomäus	5		
Walstorff	Johann Christian	88		
Walter	Johann Heinrich	221		
Weinlig	Christian Gottlieb	226		
Welsch	Caspar	13		
Weiß	Johann Adam	228		
Wenger	Franz Anton	87		
Wilhelmi	Gottfried	64		
Wilhelmi	Joh[ann]	101		
Winkler	Franz Ignaz	212	294	
Witz	Caspar	61		
Wokura	Johannes Baptist	181		
Wolff	Matthias	141		
Wyttenbach	Amadeus	127		
Zebuhle	Carl Gottfried	275		

Zeidler	Eberhard Ludolph Conrad	170	
Zieglauer	Johann Baptist	282	
Zoller	Christoph Michael	143	

9.4. Tabelle der Ausstellungsorte in alphabetischer Reihenfolge

Die folgende Tabelle listet alle Ausstellungsorte der untersuchten Dokumente in alphabetischer Reihenfolge auf. Die zugeordnete Nummer verweist auf die entsprechende Zeile in Tabelle 9.1.

Ausstellungsort											
Aachen	236										
Amberg	62										
Arnstadt	165										
Aschersleben	124	192									
Augsburg	6	13	58	59	69	82	153	169	249		
Baden	49										
Baja	229										
Bamberg	187										
Basel	14	63	121	200							
Bayreuth	37	38	60	244							
Berlin	96	105	129	131	132	136	179	202	215	264	285	299
Berlin/ Tiefensee	288										
Bern	122	127									
Bernau	276	284									
Biberach	260										
Biel	61										
Bingen	21										
Bozen	272	297									
Braunschweig	203										
Bremen	115										
Breslau	67	76	116								

Brixen	143	190	232	274	290	296					
Bruneck	282										
Brüssel	113										
Calw	108	161									
Celle	147	150									
Coburg	237										
Darmstadt	16	65	79								
Detmold	194										
Diepholz	266										
Donauwörth	262										
Dresden	139	226									
Düsseldorf	225										
Eisenach	184	201	208								
Erlangen	228	252									
Frankenstein	130										
Frankfurt/Main	80	114	123	160	173	185	231	241			
Freiberg/ Sachsen	250										
Freienwalde	176										
Friedberg	107	149	178								
Fulda	218										
Fürth	227										
Gera	289										
Gießen	51										
Graz	120										
Grimma	270	287									
Großglogau	275										
Gudensberg	259	280									
Hachenburg	197										
Hall	151										
Hamburg	164	205									
Hamm	75										
Hanau	93										
Hann. Münden	140										
Hannover	170										

Harburg	77									
Haßfurth	152									
Havelberg	199									
Heidelberg	27	88	207							
Hetstedt	102									
Hildesheim	3	162								
Hof/ Vogtland	78									
Homberg	45									
Innsbruck	1	87	212	294	298					
Jena	111	177								
Jüterborg	265									
Kaltern	206	234	239							
Karlskrona	198									
Karlsruhe	222	243								
Kassel	84	157								
Keula	216									
Kitzingen	230									
Koblenz	54									
Köln	36	46	90	213						
Krimmitzschen	253									
Kulmbach	33									
Landshut	99									
Lauf	245									
Leipzig	31	135								
Lemgo	188									
Lennep	97									
Leoben	18									
Leutkirch	117									
Lindau	101	71								
Linz	22	44	94							
Lippstadt	171									
Luckau	106									
Lugano	15									
Lüneburg	174									

Mainz	35	146	182					
Mannheim	112							
Marbach	221							
Meisenheim	186							
Merseburg	103							
Militsch/ Schlesien	247							
Minden	12							
Mühlhausen (Thüringen)	41							
Mülheim/ Ruhr	281							
München	19	55	155	168	211	261		
Münsterberg	8							
Murten/ Schweiz	220							
Nassau-Saarwerden	145							
Naumburg	167							
Neuenstadt	92							
Neu-Hanau	52							
Neustadt/ Brandenburg	70							
Neustadt/ Mähren	125							
Norden	34							
Nordhausen	166							
Nürnberg	25	72	89	104	172	192	271	
Ochsenhausen	286							
Oelsnitz/ Vogtland	295							
Oetting	255							
Ofen (Ungarn)	128							
Öhringen	223							
Oldenburg	137							
Osnabrück	24							
Ostheim	251							
Paderborn	240							
Passau	50	57	267					
Posen	209							

Potsdam	191	301									
Prag	4	56	141	148	181	195					
Preßburg	2	30									
Quedlinburg	98										
Radkersburg	20										
Ravensburg	109										
Regensburg	26	40	68	83	144	158	183	248			
Rotenburg an der Fulda	66										
Rothenburg ob der Tauber	43										
Rudolstadt	119	224									
Salzburg	47										
Schaffhausen	81										
Schievelbein	217										
Schleiz	11										
Schneeberg	283										
Schwaigern	214										
Schweinfurt	7										
Seidenberg	180										
Spandau	189										
Stadtoldendorf	138										
Steyr	91										
Straßburg	9	10	39	73	126	163	219	242	273	278	293
Straubing	238	258									
Stuttgart	154	235	291								
Tondern	246										
Torgau	64										
Trier	95	118									
Troppau	74										
Überlingen	142										
Ulm	23	28	85								
Vaihingen	159										
Vilshofen	210										
Waslenheim	268										

Weiden	256			
Weinheim	233			
Weißenburg	269			
Wertheim	156	156		
Wetzlar	254			
Wien	5	53	86	
Wiesentheid	133			
Windsheim	42			
Wittstock	193			
Wolfenbüttel	134			
Worms	175			
Würzburg	48	100	110	204
Wusterhausen	277			
Xanten	257			
Ybbs	17			
Zehdenick	196			
Zofingen	29	32		
Züllichau	300			
Zweibrücken	263			

10. Verzeichnisse

10.1. Abbildungsverzeichnis

Abb. 1:   Führungszeugnis für Apotheker Christian Müller. Mark-Breidt, 8. August 1710. [aus: Stadtarchiv Worms] 20
Abb. 2:   Totenschein. Wien, 14. Februar 1795.
          [aus: Provinzialat der Barmherzigen Brüder, Wien] 21
Abb. 3:   Wappen. Detailaufnahmen aus:
          a: Lehrbrief für Tobias Johann Eggert. Leipzig 1744.
          [aus: Hein [1960), 123]
          b: Lehrbrief für Johann Jacobus van der Pohl. Köln 1777.
          [aus: Schmidt (1931), Abb. XXVI]
          c: Lehrbrief für Johann Jacob Salzwedel. Nürnberg 1732.
          [aus: Deutsches Apothekenmuseum Heidelberg]
          d: Lehrbrief für Johannes Matthias Zaubzer. Donauwörth 1790.
          [aus: Ferchl (1927), 50] 41
Abb. 4:   Gehilfenbrief für Wilhelm Schwarz. Augsburg 1613.
          [aus: Privatbesitz Meyer, Osnabrück] 44
Abb. 5:   Lehrbrief für Johann Gottfried Poppe. Hetstedt 1733.
          [aus: Privatbesitz Keller, Münster] 45
Abb. 6:   Gehilfenbrief für Heinrich Christoph Ebermaier. Nordhausen 1757. [aus: Privatbesitz Ebermaier, Melle] 46
Abb. 7:   Lehrbrief für Georg Friedrich Stecher. Biberach 1789.
          [aus: Städtische Sammlungen, Biberach] 47
Abb. 8:   Lehrbrief für Franz Nikolaus Lieblein. Würzburg 1732.
          [aus: Hein (1962), 35] 66
Abb.9:   Lehrbrief für Joseph Novotny. Prag 1764.
          [aus: Privatbesitz Schönbrodt, Steinenbronn] 68
Abb. 10: Lehrbrief für Philipp Friedrich Palm. Stuttgart 1777.
          Ausschnitt. [aus: Privatbesitz Palm, Schorndorf] 73
Abb. 11: Lehrbrief für Conrad Hieronymus Senckenberg. Hanau 1727.
          Ausschnitt. [aus: Museum Schloß Philippsruhe, Hanau] 75
Abb. 12: Gehilfenbrief für Carl Amadeus Grüwel. Bern 1741.
          [aus: Stadtarchiv Braunschweig] 79
Abb. 13: Zeugnis für Johann Jacob Eckhart. Gießen 1695.
          [aus: Stadtarchiv Worms] 86

Abb. 14: Gehilfenbrief für Heinrich Christoph Ebermaier. Lüneburg 1760. [aus: Privatbesitz Ebermaier, Melle] 88
Abb. 15: Lehrbrief für Ignaz Winkler. Passau 1695.
[aus: Privatbesitz Winkler, Innsbruck] 91
Abb. 16: Offizin der Nürnberger Stern-Apotheke um 1710 als Beispiel für eine Apotheke des 18. Jahrhunderts.
[aus: Stafski (1956), Abb. 14] 93
Abb.17: Gehilfenbrief für Johann Moritz Kunckel. Straßburg 1796.
[aus: Privatbesitz Meyer, Münster] 103
Abb. 18: Gehilfenbrief für Heinrich Emanuel Merck. Straßburg 1814.
[aus: Firmenarchiv Merck, Darmstadt] 104
Abb. 19: Lehr- und Gehilfenzeugnis für Johann Ludwig Knütter.
Freienwalde 1760.[aus: Privatbesitz Knütter, Bornheim] 110
Abb. 20: Johann Friedrich Meyer.[aus: Meyer (1995), 14] 141
Abb. 21: Vorexamenszeugnis für Monika Rehkop. Osnabrück 1965.
[aus: Privatbesitz Schöne, Selm] 176
Abb. 22: Arbeitszeugnis für Gisela Holtkamp. Bocholt 1955.
[aus: Privatbesitz Holtkamp, Münster] 177

10.2. Karten- und Diagrammverzeichnis

Karte 1: Geographische Lage der von den Gehilfen bevorzugten Städte ... 133
Karte 2: Wanderung des Gesellen Justus Pfaler von 1649 bis 1659
(Teil 1) 136
Karte 3: Wanderung des Gesellen Justus Pfaler von 1649 bis 1659
(Teil 2) 137
Karte 4: Wanderung des Gesellen Heinrich Christoph Ebermaier von
1750 bis 1760 138
Karte 5: Wanderung des Gesellen Johann Friedrich Meyer von 1726
bis 1737 142
Karte 6: Wanderung des Gesellen Johann Ludwig Knütter von 1755
bis 1776 (Übersicht) 145
Karte 7: Wanderung des Gesellen Johann Ludwig Knütter von 1755
bis 1776 (Detail) 146

Diagramm 1: Verweildauer der Lehrlinge in ein und derselben Apotheke. Berücksichtigter Zeitraum: 1572 – 1833..............................120

Diagramm 2: Verweildauer der Gehilfen in ein und derselben Apotheke. Berücksichtigter Zeitraum: 1552 – 1836............................124

10.3. Literaturverzeichnis

ADLUNG, Alfred: Alte Apothekerfamilien und ihre Apotheken. In: Pharmazeutische Zeitung 73 (1928),1453-1460, 1505-1507; 74 (1929), 592-596; 75 (1930), 251-255, 473f.

ADLUNG, Alfred/ URDANG, Georg: Grundriß der Geschichte der deutschen Pharmazie. Berlin 1935.

APOTHEKER-KALENDER. Hrsg. von Wolfgang-Hagen Hein und Werner Dressendörffer. 57. Jahrgang 1997. Stuttgart 1996.

BADER, Wolfgang: Die Verbindung von Rhein und Donau. Zur Geschichte eines bemerkenswerten Wasserstraßenprojektes. München 1982.

BALDINGER, E.G.: Johann Christian Wiegleb`s, Apothekers in Langensalza, kleine chymische Abhandlungen von dem großen Nutzen der Erkenntniß des Acidi pinguis bey der Erklärung vieler chymischer Erscheinungen, nebst einer Vorrede, worinnen Herrn Meyers Leben erzählt und von dessen Verdiensten gehandelt wird. 2. Aufl. Langensalza 1771.

BALKE, Klaus Konrad: Über das Medizinalwesen im Gebiet von Osnabrück zur Zeit des dreißigjährigen Krieges. Münster 1976.

BARTELS, Karl-Heinz: Drogenhandel und apothekenrechtliche Beziehungen zwischen Venedig und Nürnberg. Frankfurt am Main 1966 (Quellen und Studien zur Geschichte der Pharmazie, 8).

BARTELS, Karl-Heinz: Apotheker-Dienstbriefe. In: Perspektiven der Pharmaziegeschichte. Festschrift für Rudolf Schmitz zum 65. Geburtstag. Hrsg. von Peter Dilg unter Mitarbeit von Guido Jüttner/ Wolf-Dieter Müller-Jahncke/ Paul Ulrich Unschuld. Graz 1983. S.1-12.

BECK, Johann Georg: Reisebuch für junge Professionisten auf ihrer Wanderschaft. o.O. 1794.

BEHLMER, Gerd Hinrich: Geschichte der Apotheker und Apotheken im alten Soest. Mittenwald 1929.

BENDA, Dorothea Elisabeth: Ananas und Rizinus. Heilpflanzen Brasiliens im Spiegel ausgewählter Reiseberichte des 16. und 17. Jahrhunderts. Berlin 2000 (Spektrum Kulturwissenschaften, 5).

BEYERLEIN, Berthold: Die Entwicklung der Pharmazie zur Hochschuldisziplin (1750-1875). Ein Beitrag zur Universitäts- und Sozialgeschichte. Stuttgart 1991 (Quellen und Studien zur Geschichte der Pharmazie, 59).

BÖHME, Horst: Sechs Generationen Böhme und die Pharmazie. Ein nicht nur pharmaziegeschichtlicher Überblick mit autobiographischen Erinnerungen. Stuttgart 1988.

BRANDT, A[hasver] von: Werkzeug des Historikers. 13. Aufl. Stuttgart/ Berlin/ Köln 1992.

BRESSLAU, Harry: Handbuch der Urkundenlehre für Deutschland und Italien. 2 Bde. 2. Aufl. Leipzig 1912 [Neudruck Berlin 1958].

BROD, Walter M.: Fränkische Schreibmeister und Schriftkünstler. Würzburg 1968 (Mainfränkische Hefte, 51).

BRUNNER, L[udwig]: Festschrift vom Apothekerverein Nürnberg und Umgebung zur Erinnerung an die vor 300 Jahren erfolgte Gründung des „Collegium Pharmaceuticum Norimbergense". Hrsg. vom Apothekerverein Nürnberg und Umgebung und von der Gesellschaft für Geschichte der Pharmazie. Stuttgart 1932.

BÜCHMANN, Georg: Geflügelte Worte. Der klassische Zitatenschatz. Neu bearb. Ausgabe. Berlin 1993.

BÜSING, Wolfgang: Ein Berliner Gehilfenbrief von 1743. In: Pharmazeutische Zeitung 140 (1995), 4490f.

BUSECK, Sabine: Die historische Apotheke. Das Deutsche Apotheken-Museum und andere pharmazeutische Sammlungen im deutschen Sprachgebiet. Eschborn 1997.

BUURMANN, Heinrich: Die Apotheken Ostfrieslands von den Anfängen bis zur Gründung des Deutschen Reiches 1871. Aurich 1990.

CAESAR, Wolfgang: Zwei Lehr- und Gehilfenbriefe aus dem 17. Jahrhundert im Deutschen Apothekenmuseum. In: Pharmazeutische Zeitung 130 (1985), 2866-2869.

CONERMANN, Klaus (Hrsg.): Der Fruchtbringenden Gesellschaft geöffneter Erzschrein. Das Köthener Gesellschaftsbuch Fürst Ludwig I. von Anhalt-Köthen 1617-1650. 3 Bde. Weinheim 1985.

DADDER, Hans: Das Apothekenwesen von Stadt und Erzstift Mainz. Frankfurt am Main 1961 (Quellen und Studien zur Geschichte der Pharmazie, 2).

DANN, Georg Edmund: Der Bildungsgang des preußischen Apothekers im Wandel der Zeit. In: Apotheker-Zeitung 41 (1926), 1117-1119.

DILG, Peter: Theriaca – die Königin der Arzneien. In: Deutsche Apotheker-Zeitung 126 (1986), 2677-2682.

DILG, Peter: Panakeia – Panacea: Göttin und Allheilmittel. In: Geschichte der Pharmazie [Beilage zur Deutschen Apotheker-Zeitung] 52 (2000), 38-44.

DOEDE, Werner: Schönschreiben, eine Kunst – Johann Neudörffer und seine Schule im 16. und 17. Jahrhundert. München 1957.

DÖRR, Walter: Goethe und Apotheker Spielmann. In: Süddeutsche Apotheker-Zeitung 89 (1949), 628-634.

DORVEAUX, Paul: Essai sur les lettres testimoniales. Dijon 1901.

DRESSENDÖRFER, Werner: Christoph Fabius Brechtels „Nomenclatura pharmaceutica" aus dem Jahr 1603. In: Geschichte der Pharmazie [Beilage zur Deutschen Apotheker-Zeitung] 47 (1995), 49-55.

DÜLMEN, Richard van: Kultur und Alltag in der frühen Neuzeit. 3 Bde. München 1999.

ENDRES, Rudolf: Ausbildung und gesellschaftliche Stellung der Schreib- und Rechenmeister in den fränkischen Reichsstädten. In: Schreiber, Magister, Lehrer. Hrsg. von Johann Georg Prinz von Hohenzollern/ Max Liedtke. Bad Heilbrunn/ Obb. 1989. S. 144-159.

EWALD, Wilhelm: Siegelkunde. München/ Berlin 1914.

FABIAN, Alexander: Apothekerversippungen im mitteldeutschen Raum 1632-1789. In: Ekkehard. Mitteilungsblatt deutscher genealogischer Abende 10 (1934),112f.

FAHR, Bernhard und Alfred: Die privilegierte Hof-Apotheke zum Schwan in Fulda. Fulda 1959.

FEHLMANN, Hans-Rudolf: Apotheker-Lehrbriefe. In: Österreichische Apotheker-Zeitung 47 (1993), 325.

FEHLMANN, Sabine Irene: Deutsche Apotheker in der Schweiz. Zum Phänomen einer bedeutungsvollen Migration im 19. Jahrhundert und deren Einfluß auf die Schweizer Pharmazie; demographische, kausale, entwicklungs- und wissenschaftsbezogene Aspekte. Bern 1997 (Veröffentlichungen der Schweizerischen Gesellschaft für Geschichte der Pharmazie, 16).

FERCHL, Fritz: Münchens älteste Apotheke. Stuttgart o. J. [1927].

FERCHL, Fritz: Apotheker- Lehr- und Gehilfenbriefe aus drei Jahrhunderten. O.O. und o. J. [Berlin 1928].

FERCHL, Fritz: Aus der Geschichte der Engel-Apotheke zu Augsburg. In: Zur Geschichte der Deutschen Apotheke [Beilage zur Deutschen Apotheker-Zeitung] (1937), 9-16.

FERCHL, Fritz: Apotheker- Lehr- und Gehilfenbriefe. In: Zur Geschichte der Deutschen Apotheke [Beilage zur Deutschen Apotheker-Zeitung] (1938), 1-8.

FLÜCKIGER, F[riedrich]A[ugust]: Die historische pharmaceutisch-medicinische Sammlung des Apothekers Burkhard Reber in Genf. In: Apotheker-Zeitung 9 (1894), 305-307.

FRELLER, Thomas: Terra Melitensis. Geschichte eines berühmten frühneuzeitlichen Antidots. In: Geschichte der Pharmazie [Beilage zur Deutschen Apotheker-Zeitung] 49 (1997), 17-26.

FREYTAG, Otto: Regensburger Lehr- und Gesellenbriefe. In: Kultur des Handwerks 1 (1927), 338-343.

FRIEDRICH, Christoph: Apotheke von innen gesehen. Frankfurt am Main 1995.

FRIEDRICH, Christoph: Autobiographien von Apothekern als Quelle für die Wissenschaftsgeschichte. In: Berichte zur Wissenschaftsgeschichte 18 (1995), 115-129.

GALEN, Hans: Postrouten in Deutschland. In: 30jähriger Krieg, Münster und der Westfälische Frieden. Hrsg. von Hans Galen. Münster 1998. S. 96f.

GELDER, Hermann: Zum 150jährigen Bestehen des Berliner Apothekervereins. In: Pharmazeutische Zeitung 70 (1925), 108-111, 471-473, 1794f.

GELDER, Hermann: Zur Altberliner Apothekengeschichte. In: Deutsche Apotheker-Zeitung 51 (1936), 899-901.

GENSTHALER, Gerhard: Das Medizinalwesen der Freien Reichsstadt Augsburg bis zum 16. Jahrhundert. Augsburg 1973 (Abhandlungen zur Geschichte der Stadt Augsburg. Schriftenreihe des Stadtarchivs Augsburg, 21).

GOSSMANN, Heinz: Das Collegium pharmazeuticum Norimbergense und sein Einfluß auf das Nürnbergische Medizinalwesen. Frankfurt am Main 1966 (Quellen und Studien zur Geschichte der Pharmazie, 9).

GRASS, Ulrich: Zu Leben und Werk von Jacob Reinbold Spielmann (1722-1783). Stuttgart 1983 (Quellen und Studien zur Geschichte der Pharmazie, 20).

GROTEFEND, H[ermann]: Taschenbuch der Zeitrechnung des deutschen Mittelalters und der Neuzeit. Hannover/ Leipzig 1898.

HABRICH, Christa: Apothekengeschichte Regensburgs. München 1970 (Neue Münchner Beiträge zur Geschichte der Medizin und Naturwissenschaften: Medizinhistorische Reihe, 1)

HÄFLIGER, J[osef] A[nton]: Beitrag zur Heraldik in der Pharmazie. In: Die Vorträge der Jubiläums-Hauptversammlung in Salzburg vom 12. bis 16. September 1951. [Hrsg. von der Österreichischen Gesellschaft für Geschichte der Pharmazie] o.O. [Wien] 1952. S. 33-61.

HAUPTMANN, Felix: Wappenkunde. München/ Berlin 1914.

HEIN, Wolfgang-Hein: Die deutsche Apotheke. Bilder aus ihrer Vergangenheit. Stuttgart 1960.

HEIN, Wolfgang-Hagen: Die pharmaziehistorische Sammlung Hein. In: Geschichte der Pharmazie [Beilage zur Deutschen Apotheker-Zeitung] 48 *(*1996), 2-6.

HEIN, Wolfgang-Hagen: Eine Chiemgauer Bildgruppe Christi als Apotheker. In: Deutsches Apothekenmuseum [Beilage zur Pharmazeutischen Zeitung] 143 (1998),6-8.

HEIN, Wolfgang-Hagen/ SCHWARZ, Holm-Dietmar (Hrsg.): Deutsche Apothekerbiographie. 2 Bde und 2 Erg.-Bde. Stuttgart 1975-1997 (Veröffentlichungen der Internationalen Gesellschaft für Geschichte der Pharmazie, Neue Folge, 43, 46, 54, 60).

HEIN, Wolfgang-Hagen/ WITTOP-KONING, Dirk Arnold: Bildkatalog zur Geschichte der Pharmazie. 2 Bde. Stuttgart 1969 und 1994 (Veröffentlichungen der Internationalen Gesellschaft für Geschichte der Pharmazie, Neue Folge, 33, 59).

HEIN, Wolfgang-Hagen/ WITTOP-KONING, Dirk Arnold: Pharmazie und Graphik. Frankfurt am Main 1991 (Monographien zur pharmazeutischen Kulturgeschichte, 8).

HEISINGER, Hans: Die Schreib- und Rechenmeister des 17. und 18. Jahrhunderts in Nürnberg. Erlangen 1927.

HEISS, Friedrich Carl: Das Zunftwesen in Straßburg. Geschichtliche Darstellung, begleitet von Urkunden und Aktenstücken. Straßburg 1856.

HELLWIG, F.: Ein alter Lehrbrief. In: Pharmazeutische Zeitung 36 (1891), 460.

HELMER, Karl: Weltordnung und Bildung. Frankfurt am Main 1982 (Paideia. Studien zur systematischen Pädagogik, 7).

HELMSTÄDTER, Axel/ HERMANN, Jutta/ WOLF, Evemarie: Leitfaden der Pharmaziegeschichte. Eschborn 2001.

HENKEL, Arthur/ SCHÖNE, Albrecht (Hrsg.): Emblemata. Handbuch zur Sinnbildkunst des XVI. und XVII. Jahrhunderts. Stuttgart 1967 (Taschenausgabe Stuttgart 1996).

HOMANN, Hans-Dieter: Die Gilden. Berufsgenossenschaften, Sozialverbände, Standesverbände. Münster 1982 (Geschichte original - am Beispiel der Stadt Münster, 8).

HORNSCHUCH: Johann Caspar Hornschuch - Selbstzeugnisse und Briefe. Schriftensammlung des Familienarchivs Hornschuch. Schorndorf/Württ. o. J..

HUNGER, Herbert: Lexikon der griechischen und römischen Mythologie. 5., erw. Aufl. Wien 1959.

HWDA: Handwörterbuch des deutschen Aberglaubens. Hrsg. von Hanns Bächtold-Stäubli. 10 Bde. Berlin/ Leipzig 1927-1942 [Neudruck Berlin/ New York 1987].

ILLUSTRIERTER APOTHEKER-KALENDER. Hrsg. von Wolfgang-Hagen Hein. 21. Jahrgang 1962. Stuttgart o.J.[1961].

ILLUSTRIERTER APOTHEKER-KALENDER. Hrsg. von Wolfgang-Hagen Hein. 34. Jahrgang 1975. Stuttgart o.J. [1974].

INGENDOH, Hans-Heino: Zur Geschichte des Apothekenwesens auf dem Gebiet des Herzogtums Berg.Von den Anfängen bis zur Einführung der Personalkonzession im Jahre 1894. Stuttgart 1985 (Quellen und Studien zur Geschichte der Pharmazie, 30).

JESSEN, Peter: Meister der Schreibkunst aus drei Jahrhunderten. Stuttgart 1923.

JULIEN, Pierre: Illustration de la vie et du martyre des saints Come et Damien dans un breviaire francais du XVe siecle. In: Beiträge zur Geschichte der Pharmazie [Beilage zur Deutschen Apotheker-Zeitung] 23 (1971), 13-15.

JÜTTNER, Guido: Wegbereiter der akademischen Apotheker-Ausbildung: Das collegium medico-chirurgicum (1724-1809) und die Hofapotheke des Berliner Stadtschlosses. In: Pharmazie in Berlin. Hrsg. von Peter Dilg und Michael Engel. Berlin 2003 (Stätten pharmazeutischer Praxis, Lehre und Forschung, 2). S.7-14.

KAPR, Albert: Johann Neudörffer d.Ä.. Der große Schreibmeister der Renaissance. Leipzig 1956.

KAPR, Albert: Deutsche Schriftkunst. 2., verb. Aufl. Dresden 1959.

KAUPITZ-PENZLIN, W.: Von unseren Altvorderen. In: Apotheker-Zeitung 16 (1901),127f., 145f.

KEIM, Josef: Die Straubinger Bürgermatrikel von 1798. In: Jahresbericht des Historischen Vereins von Straubing und Umgebung 37 (1934), 19-51.

KEIM, Josef: Die Herdstättenbeschreibung der Stadt Straubing vom Jahre 1767. In: Jahresbericht des Historischen Vereins von Straubing und Umgebung 41 (1938), 24-41.

KELLER, C. C.: Zürcher Apotheker und Apotheken. In: Festschrift zur Erinnerung an die fünfzigjährige Stiftungsfeier am 16. und 17. August 1893. Hrsg. vom Schweizerischen Apothekerverein. Zürich 1893. S. 147-209.

KELLER, Otto: Apotheken und Apotheker der Stadt Schaffhausen. In: Schaffhauser Beiträge zur Geschichte 56 (1979), 29-142.

KIRCHDORFER, Anton Maria: Ginseng: Legende und Wirklichkeit. München 1981.

KITTEL, Erich: Siegel. Braunschweig 1970.

KLEIN, Eva-Maria: Die Bilderwelt des Daniel Pfisterer. In: Pfisterer, Daniel: Barockes Welttheater. Ein Buch von Menschen, Tieren, Blumen, Gewächsen und allerlei Einfällen. Geschrieben und gemalt von M. Daniel Pfisterer, Pfarrer zu Köngen, begonnen im Jahre 1716. Hrsg. vom Württembergischen Landesmuseum und dem Geschichts- und Kulturverein Köngen e. V.. Bd 2. Stuttgart 1996. S. 263-289.

KLUGE, Friedrich: Etymologisches Wörterbuch der deutschen Sprache. 23., erw. Aufl. Berlin 1999.

KOCH, Heinrich P.: „Moly"- der Zauberlauch der griechischen Mythologie. In: Geschichte der Pharmazie [Beilage zur Deutschen Apotheker-Zeitung] 47 (1995), 34-44.

KRAFFT, Fritz: Die Arznei kommt vom Herrn und der Apotheker bereitet sie. Biblische Rechtfertigung der Apothekerkunst im Protestantismus: Apotheken-Auslucht in Lemgo und Pharmako-Theologie. Stuttgart 1999 (Quellen und Studien zur Geschichte der Pharmazie, 76).

KREMER, Bruno P. : Wiesenblumen. Kennenlernen - Erleben - Schützen. München 1991.

LAW: Lexikon der Alten Welt. Hrsg. von Carl Andresen. Zürich 1965.

LCI: Lexikon der christlichen Ikonographie. Hrsg. von Engelbert Kirschbaum. 8 Bde. Freiburg 1968-1976.

LEBERECHT, Franz: Die sächsischen Schreibmeister im 17. und 18. Jahrhundert. Leipzig/ Berlin 1925.

LEXMA: Lexikon des Mittelalters. 9 Bde. München 1980-1998.

LGRM: Ausführliches Lexikon der griechischen und römischen Mythologie. Hrsg. von Wilhelm Heinrich Roscher. 6 Bde. Leipzig 1884-1937.

LIETZMANN, Hans: Zeitrechnung der römischen Kaiserzeit, des Mittelalters und der Neuzeit für die Jahre 1-2000 n.Chr. 4., durchgesehene Aufl. Berlin/ New York 1984.

LINDNER, Fritz: 200 Jahre im Dienste der Kranken. Geschichte der Internationalen Apotheke, der ältesten Stadt-Apotheke Karlsruhes mit Beiträgen zur Geschichte der Pharmazie des XVIII. Jahrhunderts. Karlsruhe 1927 [Neudruck Karlsruhe 1977].

LÖW, Carl: Heinrich Emanuel Merck. Darmstadt 1951.

MARTIUS, Ernst Wilhelm: Erinnerungen aus meinem neunzigjährigen Leben. Leipzig 1847 [unveränd. Neudruck Berlin 1932] (Veröffentlichungen der Gesellschaft für Geschichte der Pharmazie).
MARZELL, Heinrich: Die Pflanzen im deutschen Volksleben. Jena 1925.
MARZELL, Heinrich: Die Pflanzen des ‚Hortulus'. In: Des Walahfried von der Reichenau Hortulus. Gedichte über die Kräuter seines Klostergartens vom Jahre 827. München 1926 [Neudruck Reichenau 1974].
MARZELL, Heinrich: Geschichte und Volkskunde der deutschen Pflanzen. 2. Aufl. Stuttgart 1938.
MARZELL, Heinrich: Zauberpflanzen, Hexentränke. Stuttgart 1964.
MEDICINALEDICT und Verordnung, königliches preußisches und churfürstl[ich] Brandenburgisches. Berlin 1725 [Neudruck o.O. u. o.J.].
MEDICINALORDNUNG, hochfürstliche Braunschweig[isch]-Wolfenbüttelsche. Braunschweig 1721 [Neudruck Köln/ Berlin 1968].
MEDICINALORDNUNG, hochfürstl[iche] Münsterische. Auf gnädigsten Befehl Ihro Churfürstl[iche] Durchleucht zu Cölln u[nd] u[nd] Bischoffen zu Münster u[nd] u[nd] Unseres gnädigsten Fürsten und Herrens. Münster 1749 [Neudruck Münster 1983].
MEISNER, Heinrich Otto: Archivalienkunde vom 16. Jahrhundert bis 1918. Göttingen 1969.
MEISSNER, W[ilhelm]: Abhandlung, die Verhältnisse und Pflichten der Apotheker im bürgerlichen Leben betreffend. Einige Worte über herrschende Mißstände bey Ausstellung der Zeugnisse abgehender Apothekergehülfen. In: Berlinisches Jahrbuch für die Pharmacie und die damit verbundenen Wissenschaften 28 (1826), 17-25.
MEYER, Klaus: Einige Lehr- und Dienstbriefe des Apothekergehilfen J. M. Kunckel. In: Geschichte der Pharmazie [Beilage zur Deutschen Apotheker-Zeitung] 49 (1997), 49-55.
MEYER, Rudolf: 450 Jahre Hirsch-Apotheke am Nicolaiort. Osnabrück 1995.
MEYER VON FROREICH, Hartmut: Zur Geschichte des Apothekenwesens der Grafschaft und des Fürstentums Lippe. Nat.wiss. Diss. Marburg 1979.
MOHR, Daniela: Alte Apotheken und pharmaziehistorische Sammlungen. München 1992 (Das Reiselexikon).
MÜLLER-FASSBENDER, Gerd-Bolko: Das Apothekenwesen der bayerischen Haupt- und Residenzstadt München von seinem Anfang bis zum Ende des bayerischen Fürstentums. München 1970 (Neue Schriftenreihe des Stadtarchivs München, 39).

MUNCK, Alexander: Das Medizinalwesen der Freien Reichsstadt Überlingen. Stuttgart 1951.

MUNDING, Franz: Mörike-Apotheke Neuenstadt. Neuenstadt 1978.

NEUBECKER, Ottfried: Heraldik. Wappen, ihr Ursprung, Sinn und Wert. Frankfurt am Main 1977.

[N.N.]: Ein pharmaceutischer Lehrbrief aus dem Jahre 1696. In: Pharmazeutische Zeitung 44 (1899), 652.

[N.N.]: Aus Württemberg. In: Pharmazeutische Zeitung 55 (1910), 547.

[N.N.]: Hundert Jahre Löwen-Apotheke zu Frankfurt /Main. Frankfurt am Main 1926.

[N.N.]: Die Apotheke „Zum Schwarzen Adler" zu Grimma, gegründet 18. April 1627. Festschrift zum 300jährigen Jubiläum des Ratsprivilegs. O.O. und o. J. [1930].

[N.N.]: Ein Lehrzeugnis aus Neustadt in Mähren aus dem Jahre 1740. In: Beiträge zur Geschichte der Pharmazie [Beilage zur Deutschen Apotheker-Zeitung] 22 (1970), 22f.

[N.N.]: Hauptapotheke Kurt Hiepe Wetzlar. O.O.[Wetzlar] und o.J..

NOWOTNY, Otto: Das Leben des Apothekers Justus Pfaler. In: Österreichische Apotheker-Zeitung 10 (1956), 588-590.

PFEIFFER, Gerhard: Nürnberg – Geschichte einer europäischen Stadt. München 1971.

PFISTERER, Daniel: Barockes Welttheater. Ein Buch von Menschen, Tieren, Blumen, Gewächsen und allerlei Einfällen. Geschrieben und gemalt von M. Daniel Pfisterer, Pfarrer zu Köngen, begonnen im Jahre 1716. Hrsg. vom Württembergischen Landesmuseum und dem Geschichts- und Kulturverein Köngen e. V.. 2 Bde. Stuttgart 1996.

PHILIPP, Egon: Das Medizinal- und Apothekenrecht in Nürnberg. Zu seiner Kenntnis von den Anfängen bis zur Gründung des Collegium pharmazeuticum (1632). Frankfurt am Main 1962 (Quellen und Studien zur Geschichte der Pharmazie, 3).

POECKERN, Hans-Joachim: Die Hallischen Waisenhaus-Arzeneyen. Kommentar, Glossar und Transkription. Zürich 1985.

POTTHAST, August: Geschichte der Buchdruckerkunst zu Berlin. Berlin 1926.

RANKENBURG, Heinz: Die Apothekerausbildung im Spiegel der deutschen Prüfungs- und Approbationsordnungen von 1875 bis 1989. Frankfurt am Main 1996 (Pharmaziehistorische Forschungen, 1).

REINHARD, Friedhelm: Apotheken in Berlin. Von den Anfängen bis zur Niederlassungsfreiheit 1957. Eschborn 1998.

RENKER, Armin: Das Buch vom Papier. Wiesbaden 1950.

RITTERSHAUSEN, Peter: Studien zur Geschichte des älteren Apothekenwesens der Freien Reichsstadt Frankfurt von den Anfängen bis zum Jahre 1500. Nat.wiss. Diss. Marburg 1970.

ROHRMAYR, Hanns: Straubinger Häusergeschichte. Haus Nr. 260 = Fraunhoferstr. 23. Straubing o. J.

ROTHFUß, Stefan: Die Württembergischen Pharmakopöen des 18. Jahrhunderts. Entstehungs- und Rezeptionsgeschichte. Nat.wiss. Diss. Tübingen 1997.

RÜCK, Peter (Hrsg.): Pergament. Geschichte, Struktur, Restaurierung, Herstellung. Sigmaringen 1991.

RUSEK, Vaclav/ SMECKA, Vladimir: Ceske Lekarny. Prag 2000.

SARTORI, Paul: Sitte und Brauch. 3 Bde. Leipzig 1910-1914 (Handbücher zur Volkskunde, 5-8).

SCHÄFER, Dietrich: Die deutsche Hanse. Bielefeld/ Leipzig 1932.

SCHALL, Kurt: Die Genannten in Nürnberg. Nürnberg 1971 (Nürnberger Werkstücke zur Stadt- und Landesgeschichte. Schriftenreihe des Stadtarchivs Nürnberg, 6).

SCHELENZ, Hermann: Zur Geschichte der pharmazeutisch-chemischen Destilliergeräte. Hildesheim 1964.

SCHLENKRICH, Elke: Der Alltag der Lehrlinge im sächsischen Zunfthandwerk des 15. bis 18. Jahrhunderts. Krems 1995 (Medium Aevum Quotidianum, 4)

SCHLESSMANN, Hein: Das Arbeitszeugnis. 10., überarb. Aufl. Heidelberg 1988 (Schriften des Betriebsberaters, 27).

SCHMIDT, Alfred: Die Kölner Apotheken. 2. Aufl. Köln 1931 (Veröffentlichungen des Kölnischen Geschichtsvereins, 6).

SCHMIDT, Heinrich und Margarethe: Die vergessene Bildsprache christlicher Kunst. 3. Aufl. München 1984.

SCHMITZ, Rudolf: Das Medizinalwesen von Stadt- und Kurtrier. Frankfurt am Main 1960 (Quellen und Studien zur Geschichte der Pharmazie, 1).

SCHMITZ, Rudolf: Geschichte der Pharmazie. Bd.1: Von den Anfängen bis zum Ausgang des Mittelalters. Eschborn 1998.

SCHNABEL, Rainer: Pharmazie in Wissenschaft und Praxis dargestellt an der Geschichte der Klosterapotheken Altbayerns vom Jahre 800 bis 1800. München 1965.

SCHNEIDER, Karin: Berufs- und Amateurschreiber. Zum Laienschreibbetrieb im spätmittelalterlichen Augsburg. In: Johannes Janota/ Werner Williams-Krapp (Hrsg.): Literarisches Leben in Augsburg während des 15. Jahrhunderts. Tübingen 1995 (Studia Augustana, 7). S.8-26.

SCHÖNFELDER, Peter und Ingrid: Der Kosmos-Heilpflanzenführer. Europäische Heil- und Giftpflanzen. 6., neubearb. Aufl. Stuttgart 1995.

SCHOENLANK, Bruno: Zur Geschichte des altnürnbergischen Gesellenwesens. In: Jahrbücher für Nationalökonomie und Statistik, N. F., 19 (1889), 337-395 und 588-615.

SCHOUTEN, Jan: The Rod and Serpent of Asklepios. Symbol of Medicine. Amsterdam/ London/ New York 1967.

SCHULZ, Gerhard: Rabodus Kremer, der erste Stadtapotheker der Stadt Frankfurt am Main. In: Zur Geschichte der Pharmazie [Beilage zur Deutschen Apotheker-Zeitung] 12 (1960), 26-28.

SCHULZ, Otto: Die Frankfurter Apothekerfamilie Salzwedel. In: Frankfurter Beiträge, Arthur Richel gewidmet. Hrsg. von Theodor Schwisow. Frankfurt am Main 1933. S. 58-64.

SCHWARZ, Gunnar-Werner: Zur Entwicklung des Apothekerberufs und der Ausbildung des Apothekers vom Mittelalter bis zur Gegenwart. Diss. Frankfurt am Main 1976.

SCHWEMMER, Wilhelm: Nürnberger Kunst im 18. Jahrhundert. Nürnberg 1974.

SIEVEKING, Heinrich: Grundzüge der neueren Wirtschaftsgeschichte vom 17. Jahrhundert bis zur Gegenwart. 5., verb. Aufl. Leipzig/ Berlin 1928.

SPRENGER, Kai-Michael: Zug um Zug. Die Schreibmeister und ihre Kunst. Mainz 1998.

STAFSKI, Heinz: Aus alten Apotheken. München 1956 (Bibliothek des Germanischen National-Museums zur Deutschen Kunst- und Kulturgeschichte, 1).

STOPP, Klaus: Die Handwerkskundschaften mit Ortsansichten. Beschreibender Katalog der Arbeitsattestate wandernder Handwerksgesellen. 17 Bde. Stuttgart 1982-1992.

STRIGL, J.: Ein Beitrag zur Geschichte der Apothekengesetze 1657. In: Süddeutsche Apotheker-Zeitung 66 (1926), 364f., 372f.

STÜRZBECHER, Manfred: Beiträge zur Berliner Medizingeschichte. Quellen und Studien zur Geschichte des Gesundheitswesens vom 17.-19. Jahrhundert. Berlin 1966 (Veröffentlichungen der Historischen Kommission zu Berlin beim Friedrich-Meinecke-Institut der Freien Universität Berlin, 18).

STURM, Heribert: Unsere Schrift. Einführung in die Entwicklung ihrer Stilformen. Neustadt an der Aisch 1961.
TROST, Vera: Skriptorium. Die Buchherstellung im Mittelalter. Stuttgart 1991.
TSCHICHOLD, Jan: Geschichte der Schrift in Bildern. Hamburg 1961.
TSCHUPP, Christoph Peter: Hypericum perforatum L. Vom Hexenkraut zum modernen Arzneimittel. Pharm. Diss. Bern 1998.
VEIT, Ludwig: Handel und Wandel mit aller Welt. Aus Nürnbergs großer Zeit. München 1960.
VIERKOTTEN, Ursula: Zur Geschichte des Apothekenwesens von Stadt und Fürstbistum Münster i.W.. Nat.wiss. Diss. Marburg 1969.
VOIGT, Fritz: Verkehr. Die Entwicklung des Verkehrssystems. 2 Bde. Berlin 1965.
WANKMÜLLER, Armin: Die Apothekerfamilie Mörike. Tübingen 1976 (Beiträge zur Württembergischen Apothekengeschichte, 11).
WANKMÜLLER, Armin: Die Tätigkeiten deutscher Apotheker-Gehilfen in der Schweiz im 19. Jahrhundert. In: Beiträge zur Geschichte der Pharmazie [Beilage zur Deutschen Apotheker-Zeitung] 35 (1983), 41-43.
WANKMÜLLER, Armin: Württembergische Apothekergehilfen in der Schweiz im 18. Jahrhundert. In: Hans-Rudolf Fehlmann/ Francois Ledermann (Hrsg.): Festschrift für A. Lutz und J. Büchi. Zürich 1983 (Veröffentlichungen der Schweizerischen Gesellschaft für Geschichte der Pharmazie, 2). S.139-148.
WECZERKA, Hugo: Hansische Landverbindungen. In: Transit Brügge - Novgorod. Eine Straße durch die europäische Geschichte. Ausstellungskatalog des Ruhrlandmuseums Essen. Hrsg. von Ferdinand Seibt, Ulrich Borsdorf und Heinrich Theodor Grütter. Essen 1997. S. 260-264.
WERTZ, Anne Geertje: Bildwelt der Pharmazie. Zur Titelblatt-Ikonographie von Arznei- und Kräuterbüchern des 16. bis zum Ende des 18. Jahrhunderts. Nat.wiss. Diss. Marburg 1993.
WILL, Fritz: Eine Apothekerordnung vom Jahre 1616. In: Deutsche Apotheker-Zeitung 51 (1936), 897-899.
WINKLER, L[udwig]: F[ranz] Winkler's Stadtapotheke zu Innsbruck. [Hrsg. von der Gesellschaft für Geschichte der Pharmazie]. o. O. und o. J. (1929).
WISSEL, Rudolf: Des alten Handwerks Recht und Gewohnheit. 2., erw. Aufl.. Hrsg. von Ernst Schraepler. 6 Bde. Berlin 1971-1988.
WITTMANN, Anneliese: Kosmas und Damian. Kultausbreitung und Volksdevotion. Berlin 1967.

ZEKERT, Otto: Eine altösterreichische Apothekerfamilie. Wien 1931 (Veröffentlichungen der Gesellschaft für Geschichte der Pharmazie).

ZOBEL, Ernst Friedrich: Gemeinnütziges Hand- und Reisebuch für junge Leute aller Stände, in zwey Abtheilungen. Ganz neu umgearbeitet und zum bequemern Gebrauch mit einem dreyfachen Register vermehrt von Johann Ferdinand Roth. Nürnberg 1794.

11. Personenregister

Zu den nicht im Text genannten Personennamen siehe die Tabellen 9.2 und 9.3

Andromachos   72
Anhalt-Köthen, Fürst Ludwig I. von   89
Antonia, Maria   38
Apollo   69, 72
Artman, Franz Xaver   54, 59, 96
Aschenborn, Georg Friedrich   111
Barck   144
Baurenfeind, Michael   42, 43
Bell, Johann Friedrich   111
Berger   32
Bergfelten, Henricus   139
Bernoulli, Franz   79, 123, 153
Bernoulli, Hieronymus   153
Beurer, Christoph Daniel   113, 116, 118
Bieler, Christian   33, 126
Biermann, Johannes   105, 106, 107, 153, 156
Billing, Johann Philipp Daniel   39, 53
Binnius, Johann Gottfried   32
Bischoff, Redemptus   21, 22
Bock, Peter   34, 133
Böhme, Johann Christian   158
Böhme, Johann Friedrich   111, 127, 158
Böhme, Johann Friedrich Ferdinand   111, 158
Born, Carl Gottlob   98
Brasewurm, Daniel Siegmund   111, 112
Brauer, Justus Gerhard   33
Brechtel, Christoph Fabius   42, 43
Brennicke, Anne Caroline   158
Breutigam, Michael   134
Brod, Walter   56
Brückner, W.   172
Burghoff, Georg Conrad   32
Caspari, Johann Burckhard   151
Caspari, Johann Franz   151

Celsus, Aulus Cornelius 72
Christman, Sebastian 32
Conrad, Johann Friedrich 32
Conradi, Johann Caspar 111, 112
Corvinius, Johann Heinrich 109, 111
Damian 37, 65, 67, 90
Dempwolff, August Friedrich 55, 138
Deneker, Johann Werner 157
Dern, Anna Sophie Adolphine 152
Dieterich, Gottlieb Christoph 127
Dinckelberg, Franz Wilhelm 122
Diokletian 65
Dioskurides 72
Dittel, Benedikt Constantin 105, 106
Dorrer 135
Drague, La 144
Ebermaier, Heinrich Christoph 45, 46, 55, 87, 88, 129, 138, 153
Ebermaier, Johann Christoph 31
Eckhart, Johann Jacob 86
Egen, Johann Jacob Christian 33
Eggers, Tobias Johannes 37, 59, 72, 82, 95
Eglinger, Johann Friedrich 156
Ehrhardt, Christian Adolph 54
Einert, Ernst Wilhelm 72, 94, 96
Eisenach, Johann Nikolaus 52, 166
Engelland, Heinrich 113, 118, 150
Engelmann, Friedrich Christian 155
Eresos, Theophrast von 72
Fabricius, Johann Christian 109, 111
Ferber, Johann Henr. 143
Ferster, Maria Elisabeth 155
Fiedler, Joannes Conradus 52
Firbas, Franz 105, 106
Fleischauer, Johann Andreas 155
Fockelmann 25, 62, 69, 155
Fockhy, Daniel Leopold 147
Foelen, Johann Conrad 23
Fortuna 60, 69, 70, 78
Frank, Christian Friedrich 144
Freyern, C.M.D. 111
Frickhard, Abraham 151

Frickhard, David 151
Fürcht, Carl Christian 108, 109
Furck, Sebastian 96
Galen 72
Gebhard, Johannes Wolfgang 26
Gellert, Christian Fürchtegott 132
Gerken, Friederich 31
Gluer, Johann Jobst 150
Gmelin, Friedrich Ludwig 152
Gmelin, Philipp Johann Ehrengott 38, 153
Goethe, Johann Wolfgang von 100
Gottfried, Agnesa Maria 142
Gottfried, Friedrich Wilhelm 26, 43, 99, 102, 126, 139, 143, 150
Gottfried, Friedrich Wilhem 150
Gottfried, Johann 32, 33, 45, 139, 150
Greimoldt, Joseph Melchior 128
Greuhm, Johann Andreas 99
Greuhm, Johannes Andreas 32, 99, 102, 103
Grienberger, Joseph 54
Griepenkerl, Caspar Justus 24, 25
Grobecker 55, 85
Grüwel, Carl Amadeus 75, 78, 79
Gurnell 52
Halbgebauer, Johann Benjamin 119
Hanau-Rieneck, Johann Reinhard zu 38, 74
Hartleben, Wilhelm Ludwig Christoph 87
Hartmann, Friederich 108, 109
Haumblecher, Elias 61, 64, 67, 82, 90
Heinzig, Franz Xaver 105, 107, 147
Henrici, Johann Matthias 127
Henschen, Jacob 62, 122, 123
Hermes 69
Hessen, Joseph I. Landgraf von 107
Heßling, Emanuel Christoph 87
Heyles, Christian Burckhard 86
Hieltscher, Carl Friedrich 34
Hiepe, Johann Carl 157
Hiepe, Johann Gottfried 157
Hingeler, Carl 99, 102
Hippokrates 65, 72
Hoffmann, Ernst Benjamin 34

Högler, Wolfgang   56
Holtorff, Johannes Nicolaus   110
Holzapfel   105
Hoppe   143
Horaz   63
Hornschuch, Anna Dorothea   53
Hornschuch, Johann Caspar   53, 54
Hornschuch, Johann Jacob   53
Hornschuh   53
Jenckel, Constantin Christoph   55, 87
Jergius, Johann Jacob   156
Jordan, Gotthilf   108, 109
Julianis, Johann Baptist   135
Kaiser Karl VI.   162
Kellner, Hans Leonhard   113, 115, 118
Kisselbach, Louise Friederike   157
Kleinow, Caspar   153
Kleinow, Christian Friedrich   153
Klunge, Johann Christoph Gotthelf   55, 85
Klunge, Johann Friedrich August   55, 62, 85
Klunge, Samuel Gotthelf   122, 152
Knoll, Maria Christina Charlotta   53
Knopf, Johann Christoph Jacob   113, 116
Knütter, Johann Ludwig   108, 109, 110, 111, 112, 133, 143, 144, 145, 146
Köhler, Johann Caspar   111, 127
Köhler, Johann Friedrich   153
Kosmas   37, 65, 67, 90
Kraegelius, Johann Ludewig   157
Krafft, Johann Antonius   23
Kramer, Friedrich Theodor   38, 82
Kron, Georg Martin   69, 70, 92, 158
Kunckel, Johann Moritz   80, 99, 101, 103, 122, 157
Kunze, Carl Hinrich   122
Kurfürst Ferdinand Maria   15
Lavater, Hans Conrad   156
Leincker, Paul Canut   113, 116, 118
Leineker, Lorenz   74, 84
Leonhard, Johann Jacob Casimir   127
Leydermann   144
Lezius   111
Lieblein, Franz Nikolaus   55, 65, 66

Linck, Johann Heinrich 55, 59, 76, 92, 96, 122, 123, 152
Lindwurm, Urbanus 126, 139
Löper, Johann Christian 111, 112
Lorbeer, Reinhold Gottlieb 113, 116
Lorenz, Carl Christian 47
Luck, Dorothea Katharina 38, 129
Luck, Erhard Elias Adam 38
Luck, Philipp Christoph 76, 97, 129
Männer, Eva Felicitas 135
Marggraf, Andreas Sigismund 100
Marggraf, Henning Christian 108, 109, 155
Martius, Ernst Wilhelm 126, 127, 128, 133, 158
Mayer, Johann Andreas 40
Mayr, Christoph 151
Megenhardt, Johann Friedrich 32
Melchers, Christoph 52
Menne, Mennas 84
Merck, Heinrich Emanuel 80, 99, 100, 101, 104
Merck, Johann Anton 152
Merck, Johann Justus 123, 152
Merian, Maria Sibylla 117
Merkur 69
Meyer, Gotthold Christian 152
Meyer, Johann Friedrich 139, 141, 142, 143
Michel, Johann Balthasar 105, 106, 156
Michel, Johann Christian 122, 156
Michel, Johann Georg 105, 106, 156
Miedel, Johann Simon 158
Minderer 105
Mittosch, Paulus 74
Moench, Conrad 100
Möhrlin, Adrian 156
Möhrlin, Tobias 156
Möllenhoff, Andreas 60, 63, 122
Möricke, Bartholomäus 151
Mulerth, Johann Heinrich Gottlieb 169
Müller, Christian Friedrich 20, 37, 89, 97
Müller, Daniel 134
Müller, Johann Wilhelm 127
Münch, Katharina 150
Muth, Walther Friedrich 171, 172

Naumann, M. 172
Neipper, Anton 107
Neipper, Joseph Maria 40, 85, 105, 107
Nero 73
Neudörffer, Johann 42, 51
Neuhaußer, Johann Ludwig 105, 106
Neumann, Caspar 111, 112
Neumeyr, Johann Christoph Theophil 40, 105
Niedermayer, Franz Anton 55
Novotny, Joseph 68
Oertel, Johann Friedrich 32, 33, 55, 126, 154
Ortmayr, Franz Xaver 155
Ottenfeldt, Wenceslaus Lavin von 128
Ottleben, Johann Carl Jacob 122
Ovid 63
Palm, Philipp Friedrich 38, 72, 73, 84, 153
Palm, Philipp Johann 153
Peer 123, 147
Peer, Johann Peter Paul 147
Perger, Wolfgang 154
Pfaler, Fide Justus 134
Pfaler, Johann Wilhelm 147, 151
Pfaler, Justus 87, 133, 134, 135, 136, 137, 144, 147, 151
Pfister, Alexander 114
Pfister, Johann Jacob 59, 62, 64, 79, 88, 95, 113, 114, 123
Pflanz, Tobias 122, 126
Plaz, Christian 25
Plume, Melchior 166
Pohl, Johannes Jacobus van der 39
Poppe, Johann Gottfried 33, 45
Pott, Anna 139
Praetorius, Johann Christoph 138
Pust, Johann Peter 34, 91, 123
Radsiwill, Fürst Janus 134
Rebelt, Johann Andreas 111
Reeber, Andreas 21, 22
Reisig, Friedrich Christian 52
Reissweber, Johann Georg Adam 89
Retzius, Andreas Johann 139
Richter, Johann Joseph 92
Riedel, Carl Gottfried 48

Robel, Franz 147
Röhl, Johann Julius Friedrich 38
Rolinck, Paul Ludolf 52
Rollenburg, Hans Bartholomäus 105, 139
Römer, Andreas Henricus 61, 67, 90
Rosenfeld, Johann Bernhard 54, 61, 62, 70, 72, 74, 78, 92, 96
Roßler, Burckhard Ludwig 33, 127
Rost, Albert Henrich 52
Roth, Georg Bernhard 82
Roths, Johann Friedrich 99, 102
Ruge, Christian Heinrich 32, 122
Rühle, Caspar Conrad 122, 127, 152
Sachs, Christoph Gottfried 60, 154
Sachs, Johann Christian 154
Saladin, Johann Carl 105, 106
Saladin, Johann Georg 99, 102
Salchli, Adam
Salzwedel, Johann Jacob 113, 115, 123, 127
Salzwedel, Nicolaus 113, 115, 150
Sander, Albrecht 99, 102
Sander, Bodo Christoph 24, 25
Sander, Carl Friedrich 122, 158
Sander, Gabriel 157
Sander, Georg Wilhelm 158
Sander, Johann Jacob 77, 157
Sann, Johann Bartholome 75, 77
Sayn und Wittgenstein, Graf Wilhelm Georg zu 38
Schaller, Philipp Bonaventura 78, 85, 95, 98
Schild, Johanna Elisabeth 33
Schiller, Johann Michael 105, 107, 156
Schiller, Johann Wilhelm 156
Schirmer, Johann Franz 52, 55
Schlichteweg, Albert Anton 33
Schlichting, Andreas 113, 116
Schmedicke, Samuel 108, 143
Schmid, Georg Conrad 55, 62, 79
Schmid, Johann Valentin 97
Schmid, Laurentius 97
Schmidt, Johann Wolfgang 135
Schmidt, Johannes 99, 102
Schnell, Johann Jacob 93

Schneller, Johannes Joseph   38, 54
Schöneck, Johann Georg   91
Schrader, Johann Christian Carl   111, 127
Schrod, Maria Sabina   65
Schumacher, Johann Henrich   38
Schumacher, Johann Melchior   37
Schwalbe, Christoph Carl   35
Schwankhardt, Johann Daniel   113, 118
Schwarz, Wilhelm   22, 43, 44, 105, 139
Schwenter, Johann Christoph   126
Seiz, Johann Christoph   60, 90
Senckenberg, Conrad Hieronymus   74, 75, 95, 98, 154
Senckenberg, Johann Christian   154
Seyffert, Johann Georg   147
Siegler, Johann Joseph Thomas   55
Sigel, Joseph Friedrich   32
Sißaula   52
Sokrates   27
Spielmann   99, 100, 102
Spielmann, Carl Friedrich   99, 101
Spielmann, Jacob Reinbold   99, 100, 101
Sprenger, Johann Carl Christian   32, 33, 99, 102
Stahl, Georg Ernst   111
Staudenmeier, Johann Conrad   39
Stecher, Georg Friedrich   32, 46, 47
Stecher, Johann Georg   33, 85, 113, 114
Steding, Carl Gottlob   113, 115
Steffen, Adam Ewald   34
Stöberl, Leonhart   128
Stopp, Klaus   35
Ströhlin, Friedrich   99, 102, 103
Ströhlin, Georg Friedrich   102
Ströhlin, Johann Friedrich   102
Ströhlin, Philipp Jacob   102
Struve, Benjamin August   108, 109, 155
Struve, Ernest Gotthold   155
Sump, Anna Sophie   144
Supprian, Friedrich Leberecht   59, 64, 151
Supprian, Johann Wilhelm   151
Syring, Christian Heinrich   32
Thomas, Georg Leopold   105

Tillmetz, Maximilian Matthäus 147
Traber, Jacob Christian 38, 53, 60, 68, 69, 71, 80, 87, 97, 99, 100
Tyche 69
Tyroff 117
Ulrici, Heinrich Wilhelm 70, 80, 113, 115, 116
Unfriedt, Georg Conrad 99, 102
Vergil 63
Vischer, Franz Andreas 27
Vogel, Johann Friedrich Achatius 38
Vollmann, Friedrich Wilhelm 32
Vortmann, Christian 31
Voß, Jacob Friedrich 80
Wabst, Arend Jacob 38
Waldtman, Bartholomäus 128
Walter, Johann Heinrich 39
Walther, Johann Wilhelm 122
Weber, Joseph 84
Weigel, Christoph 117
Weinl, Ernst Wilhelm 158
Weinl, Regina 158
Weinlig, Christian Gottlieb 37
Weinmann, Georg Conrad 168
Welsch, Caspar 105, 106
Wenger, Franz Anton 147
Wersky, Johann Michael 166
Westermeyer, Maria Elisabeth 54
Wiebeking, Abraham Wilhelm 32, 70, 80, 81
Wiegleb, Johann Christian 156
Winkler, Franz 147
Winkler, Ignaz 77, 87, 91, 123, 147, 148, 151
Winkler, Josef Benedikt 147
Witte, Diederich Christoffer 138, 153
Wohlgeschaffen, Johann Caspar 99, 102
Wolf, Michael 134
Wollersdorf, Anna Benedicta 158
Wolters, Maria Christine 151
Worlicek, Hans 174
Zaubzer, Johannes Matthias 39, 60, 88, 91
Zeyler, Caspar 87
Zielke, 171
Zobel 168

Zoller, Christoph Michael 27
Zöpfel, Johann Georg Heinrich 111

Pharmaziehistorische Forschungen

Herausgegeben von Peter Dilg

Band 1   Heinz Rankenburg: Die Apothekerausbildung im Spiegel der deutschen Prüfungs- und Approbationsordnungen von 1875 bis 1989. 1996.

Band 2   Sabine Knoll Schütze: Friedrich Hoffmann (1832-1904) in New York und die 'Pharmaceutische Rundschau'. Ein Beitrag zu den deutsch-amerikanischen Beziehungen in der Pharmazie. 1996.

Band 3   Sabine Bernschneider-Reif: Laboranten, Destillatores, Balsamträger: Das laienpharmazeutische Olitätenwesen im Thüringer Wald vom 17. bis zum 19. Jahrhundert. 2001.

Band 4   Silvia Rau: Vom Coffein zum Furosemid: Entdeckung, Erforschung und Entwicklung der Diuretika im 19. und 20. Jahrhundert. 2001.

Band 5   Susanne Keller: Pharmazeutische Lehr- und Gehilfenbriefe aus dem 17. und 18. Jahrhundert. 2004.

Sabine Bernschneider-Reif

Laboranten, Destillatores, Balsamträger: Das laienpharmazeutische Olitätenwesen im Thüringer Wald vom 17. bis zum 19. Jahrhundert

Frankfurt am Main, Berlin, Bern, Bruxelles, New York, Oxford, Wien, 2001.
564 S., zahlr. Abb. u. Tab.
Pharmaziehistorische Forschungen. Herausgegeben von Peter Dilg. Bd. 3
ISBN 3-631-37848-3 · br. € 86.–*

In diesem Buch werden Ursprung, Entwicklung und Bedeutung des Laborantenwesens und des Olitätenhandels im Thüringer Wald vom Beginn des 17. bis zum Ende des 19. Jahrhunderts untersucht. Neben der Betrachtung der wirtschaftlichen Verhältnisse und der Situation im Rahmen der Medizinalgesetzgebung bestimmen medizinsoziologische Aspekte sowie insbesondere die Analyse pharmazeutischer Fakten und deren Einordnung in naturwissenschaftstheoretische Konzeptionen die ebenso breite wie differenzierte Darstellung dieses laienpharmazeutischen Gewerbes, die unsere Kenntnisse über die Geschichte der arzneilichen Therapie des ‚gemeinen Mannes' um eine Reihe neuer Facetten bereichert. Die kritische Auswertung von bislang unveröffentlichtem Quellenmaterial aus Archiven und privaten Sammlungen führte dabei nicht zuletzt zu einer Korrektur früherer inadäquater Einschätzungen, so dass die Untersuchung zugleich den aktuellen Forschungsstand auf diesem Gebiet wiedergibt.

Aus dem Inhalt: Anfänge und Entwicklung der Olitätenherstellung im Spannungsfeld medizinischer Lehren · Kritik der publizierten Daten · Provenienz der Rezepturen · Materia medica · Laboratorien · Arzneiformen – Problematik einer Typisierung · Präparate · Behandelte Krankheiten und Therapiekonzepte · Öffentliche und ärztliche Kritik · Medizinalgesetzgebung · Konsolidierung der Berufe Laborant und Balsamträger · Medizinalhandel als nationalökonomische Frage · Entwicklung im 19. Jahrhundert

Frankfurt am Main · Berlin · Bern · Bruxelles · New York · Oxford · Wien
Auslieferung: Verlag Peter Lang AG
Moosstr. 1, CH-2542 Pieterlen
Telefax 00 41 (0) 32 / 376 17 27

*inklusive der in Deutschland gültigen Mehrwertsteuer
Preisänderungen vorbehalten
Homepage http://www.peterlang.de